L'OFFRE DES SOINS EN FAVEUR DES POPULATIONS DÉPLACÉES DE KIDAL (MALI) EN PÉRIODE DE CRISE

Mohamed AG ERLESS

L'OFFRE DES SOINS EN FAVEUR DES POPULATIONS DÉPLACÉES DE KIDAL (MALI) EN PÉRIODE DE CRISE

L'Harmattan
Mali

5-7, rue de l'École-Polytechnique ; 75005 Paris

http://www.librairieharmattan.com

ISBN: 978-2-343-18487-6
EAN: 9782343184876

Sommaire

PREFACE 11
SIGLES ET ABREVIATIONS 13
REMERCIEMENTS 17
AVERTISSEMENT 19
INTRODUCTION 21

PREMIERE PARTIE : LE MILIEU PHYSIQUE 25

CHAPITRE I : PRESENTATION DU CADRE DE L'ETUDE 27
I.1. Caractéristiques géographiques, démographiques et administratives
I.2. Situation économique et sociale
I.3. Situation politique
I.4. Situation sanitaire
I.5. L'environnement physique et géographique
I.6. La flore et la faune
I.7. L'économie
I.8. Le transport et le tourisme

CHAPITRE II : SITES ET POPULATION D'ETUDE 47
II.1. Site de Gao
II.2. Bamako
II.3. Commune rurale de Kalaban-coro

CHAPITRE III : L'ACCES AUX SOINS DES INDIGENTS ET COUCHES VULNERABLES EN MILIEU KEL-TAMASHEQ DE KIDAL 55
III.1. Sciences sociales et domaine de la santé
III.2. La démarche interactionniste
III.3. La démarche psychosociale
III.4. Revue de la littérature

DEUXIEME PARTIE : ETUDE DE L'INDIGENCE ET DES CONCEPTS DE LA RESILIENCE ET DE LA VULNERABILITE 71

CHAPITRE I : LES CAUSES PROFONDES DE LA VULNERABILITE ET LES ENJEUX AUTOUR DES COUCHES VULNERABLES ET DES INDIGENTS 73
I.1. Le constat
I.2. Les actions de mobilisation et de sensibilisation
I.3. Les motivations personnelles

CHAPITRE II : ANALYSE CONCEPTUELLE DE LA MALADIE, DE L'INDIGENCE, DE LA VULNERABILITE, DE LA RESILIENCE, DES CAPABILITIES ET DE L'AUTONOMISATION 83
II.1. Définition des concepts
II.2. L'Autonomisation
II.3. Le rôle de la réadaptation dans l'autonomisation
II.4. Typologie et caractéristiques des concepts
II.5. La santé

TROISIEME PARTIE : LES CONCEPTIONS PHILOSOPHIQUES DES KEL-TAMASHEQ EN MATIERE DE SANTE 95

CHAPITRE I : LES CONCEPTIONS FACE AU RISQUE, A LA SOUFFRANCE ET A LA MALADIE 97

CHAPITRE II : LES KEL-TAMASHEQ ET LA SANTE 105

CHAPITRE III : LE SYSTEME DE SOINS MODERNE 113

CHAPITRE IV : POLITIQUE DE SANTE ET DECENTRALISATION 137
IV.1. La protection sociale au Mali
IV.2. La politique nationale de solidarité
IV.3. Politique de santé, de la gratuité au recouvrement
IV.4. La décentralisation du système de santé
IV.5. Historique de la mise en place des stratégies

CHAPITRE V : PRISE EN CHARGE DES COUCHES VULNERABLES 157

CHAPITRE VI : PRISE EN CHARGE SOCIALE DES PAUVRES DANS LA REGION DE KIDAL 159
VI.1. Les indigents et les couches vulnérables
VI.2. Composante développement social du PRODESS II
VI.3. L'accès des couches vulnérables aux soins de santé modernes
VI.4. Typologie des familles vulnérables déplacées
VI.5. Politiques nationale et prise en charge des indigents et couches vulnérables

REFERENCES BIBLIOGRAPHIQUES 211

ANNEXE DES PLANCHES PHOTOS 221

Liste des illustrations

Figure 1 : Guérisseuse traditionnelle Kidal (Photo Ag Erless, 2015)
Figure 2 : Paysage de Brousse-secteur Etambar en saison sèche (Photo-Ag Erless 2016)
Figure 3 : Campement nomade, vallée Etambar en saison sèche (Photo-Ag Erless 2015)
Figure 4 : Personnel soignant de la maternité CSRéf Kidal (Photo-Ag Erless 2015)
Figure 5 : Grand-mère, guérisseuse kel-tamasheq de Kidal (Photo-Ag Erless 2016)
Figure 6 : Les femmes de la vallée d'Alkit (Kidal) lors d'un entretien sur la santé (Photo-Ag Erless 2016)
Figure 7 : Patients en attente d'une consultation médicale dans le CSCOM à ANEFIF (Photo-Ag Erless 2016)
Figure 8 : Groupe d'enfants qui venaient d'être vaccinés dans un campement nomade dans la commune rurale d'Anefif (Photo-Ag Erless 2016)
Figure 9 : Guérisseuse kel-tamasheq de Gao fabriquant des médicaments traditionnels (Photo-Ag Erless 2016)
Figure 10 : Guérisseuse kel-tamasheq de Gao fabriquant des médicaments traditionnels en boules (Photo-Ag Erless 2016)

Liste des cartes

Carte 1 : Région de Kidal
Carte 2 : Carte sanitaire de la région de Kidal

Liste des tableaux

Tableau I : Répartition des zones d'ancrage des éleveurs de la Région de Kidal
Tableau II : Répartition des structures de santé selon le niveau de découpage administratif dans la région de Kidal en 2011
Tableau III : Répartition des facteurs de protection à la résilience des individus

Préface

Longtemps laissés à eux-mêmes, loin de tout service de santé, les Kel-tamasheq ont acquis un savoir traditionnel en matière de santé, largement diffusé au sein des communautés, seule parade contre certaines maladies aussi bien des enfants que des adultes.

Les quelques structures de santé existantes se trouvent implantées dans les chefs-lieux de communes et très souvent tenues par un personnel paramédical.

Le Mali, après son indépendance en 1960, a opté pour un système de santé gratuit, qui a très vite montré ses limites eu égard non seulement à ses faibles ressources financières, matérielles et humaines mais aussi à l'accroissement démographique et l'émergence de nouvelles pathologies.
Malgré l'adoption de la politique sectorielle de santé et de population en 1990, les structures de santé communautaires mises en place n'ont pas été à mesure d'assurer le recouvrement des coûts. La crise politico-sociale qui éclate en 2012 fragilise les populations nomades, dont le mode de vie ne favorise pas leur accès aux services de santé.

Mohamed AG ERLESS, un natif de la région de Kidal avec un parcours atypique, s'est longtemps passionné pour le modèle de santé traditionnel en milieu Kel-tamasheq, notamment de sa région natale. Enseignant et artiste, il commence sa carrière professionnelle au niveau de l'Institut des Sciences Humaines, puis se passionne très tôt pour la recherche dans le domaine des sciences sociales. Il collectionne les diplômes de Master à l'Ecole des Hautes Etudes en Sciences Sociales (EHESS) d'Aix-Marseille en France, de DEA puis de PhD à l'Institut Supérieur de Formation et de la Recherche Appliquée (ISFRA) au Mali.

Les principaux travaux de recherche de Mohamed AG ERLESS sont orientés vers l'offre de soins de santé traditionnelle des Kel-tamasheq. En publiant en 2010 aux éditions la Sahélienne-l'Harmattan son travail sur « la grossesse et le suivi de l'accouchement chez les Kel-tamasheq de Kidal », il marque d'une trace indélébile sa passion et son empreinte comme spécialiste de la valorisation du savoir médical traditionnel des Kel-tamasheq en général et de l'Adagh, (région de Kidal) en particulier. Ses recherches en thèse doctorale l'on conduit, une fois de plus, à s'intéresser aux mécanismes de prise en charge des populations nomades en période de crise. C'est ainsi qu'il consacre sa thèse de doctorat au thème de ***« Dynamique des choix préférentiels en matière de santé chez les populations Kel-tamasheq vulnérables déplacées de Kidal ».***

Le conflit qui a frappé le Mali en 2012 a été fortement ressenti par les populations Kel-tamasheq de la région de Kidal qui, de par la stigmatisation dont elles ont été victimes, a poussé Mohamed AG ERLESS à orienter ses recherches sur les couches les plus vulnérables (femmes et enfants déplacées internes).

Le mérite de Mohamed AG ERLESS est d'avoir abordé une question très sensible, à savoir la santé de la reproduction dans un milieu qui s'ouvre difficilement à ces questions.

L'importance de son travail est d'avoir montré non seulement la grande capacité de résilience des populations, mais aussi, de mettre en exergue le comportement des professionnels de santé dans l'exercice de leur sacerdoce en lien avec les aspects éthiques.

Mohamed AG ERLESS met l'accent sur la situation sanitaire de ces groupes vulnérables qui, du fait de la crise sécuritaire, ont été abandonnés à eux-mêmes, donc n'ont pas bénéficié efficacement des services de soins adéquats. Le présent ouvrage ***« l'Offre de soins en faveur des populations déplacées de Kidal (Mali) en période de crise »*** retrace aussi le parcours de soins de ces populations Kel-tamasheq déplacées à Gao et Bamako.

Ce travail, tout en mettant en lumière la capacité de résilience de ces populations déplacées, montre l'assistance et la solidarité des communautés d'accueil dont elles ont bénéficié. L'ouvrage reste un outil adapté à la prise de décision en matière d'offre de soins des populations en période de crise, singulièrement les plus vulnérables.

Professeur Akory AG IKNANE
Professeur titulaire de santé publique-nutrition, Directeur Général de l'Institut National de Santé Publique (INSP) Bamako (Mali)

Sigles et Abréviations

A/C : Arrondissement Central.
Acc. : Accouchement.
ACF : Action Contre la Faim.
ADIN : Agence pour le Développement Intégré du Nord.
AE : Académie d'Enseignement.
AEN : Aide de l'Eglise Norvégienne.
AGR : Activités Génératrices de Revenus.
AMO : Assurance Maladie obligatoire
ANICT : Agence Nationale d'Investissement pour les Collectivités Territoriales.
AOF : Afrique Occidentale Française.
ASACO : Association de Santé Communautaire.
ASACOBA : Association de Santé Communautaire de Banconi.
AT : Accoucheuse Traditionnelle.
ATAS : Agent Technique des Affaires Sociales.
ATH : Agent Technique d'Hygiène.
ATR : Accoucheuse Traditionnelle Recyclée.
ATRS : Accoucheuse Traditionnelle Recyclée Suivie.
ATS : Agent Technique de Santé.
Arrdt. : Arrondissement.
CAAJ : Conseiller aux Affaires Administratives et Juridiques.
CC : Consultation Curative.
CAFO : Collectif des Associations et ONG Féminines.
CMA : Coordination des mouvements de l'Azawad.
CAR-NORD : Consolidation des Acquis de la Réinsertion au Nord Mali.
CRDI : Centre de Recherche en Développement International.
CRM : le Conseil de recherches médicales du Canada.
CERPOD : Centre d'Etudes et de Recherches sur la Population et le Développement.
CRSH : Conseil de recherches en sciences humaines du Canada.
CRSNG : Conseil de recherches en sciences naturelles et en génie du Canada.
CCC : Centre de Conseils Communaux.
CPN : Consultation Prénatale.
CPN1 : Consultation Prénatale 1ère visite.
CPN3 : Consultation Prénatale 3e visite.
CPoN : Consultation Post-Natale.
CLSP : Cadre Stratégique de Lutte Contre la Pauvreté.
Consult. : Consultation.

CPS : Cellule de Planification et de Statistique.
COGES : Comité de Gestion.
CS : Centre de Santé.
CSRéf : Centre de Santé de Référence.
CSCOM : Centre de Santé Communautaire.
CSLP : Cadre Stratégique de Lutte contre la Pauvreté.
CT : Collectivités Territoriales.
CTSP : Comité de Transition pour le Salut du Peuple.
CUEVA : Centre Universitaire d'Etudes Virtuelles.
DEA : Diplôme d'Etudes Approfondies.
DCI : Dénomination Commune Internationale.
CNESS : Comité National d'Ethique pour les Sciences de la vie et la Santé.
DRPS : Direction Régionale du Plan et de la Statistique.
DRPSK : Direction Régionale du Plan et de la Statistique – Kidal.
DRS : Direction Régionale de la Santé.
DRT : Direction Régionale des Transports.
DTCP : Diphtérie, Tétanos, Coqueluche, Poliomyélite.
EDSM : Enquête Démographique et de Santé au Mali.
EF : Education Familiale.
EHESS : Ecole des Hautes Etudes en Sciences Sociales.
EMEP : Enquête Malienne sur l'Evaluation de la Pauvreté.
ENI : Ecole Nationale d'ingénieurs.
ENMPM : Ecole Nationale de Médecine et de Pharmacie du Mali.
ENSup : Ecole Normale Supérieure.
EPA : Etablissement Public à caractère Administratif.
FAC : Fonds d'Aide de Coopération.
FCFA : Franc de la Communauté Financière Africaine.
FED : Fonds Européen et de Développement.
FNUAP : Fonds des Nations Unies pour les Activités de Population.
FERASCom : Fédération Régionale des Associations de Santé Communautaire.
FIDA : Fonds International du Développement Agricole.
GATIA : Groupe autodéfense touareg Imghad et alliés.
Ges. : Gestionnaire.
Habt : Habitant.
HCUA : Haut Conseil de l'Unité de l'Azawad.
HCR : Haut-Commissariat de Région ou Haut-Commissariat des Réfugiés.
IE : Infirmier d'Etat.
IEC : Information Education Communication.
ISFRA : Institut Supérieur de Formation et de la Recherche Appliquée.

IO : Infirmier (e) Obstétricien (ne).
IREMAM : Institut de Recherche et d'Etudes sur le Monde Arabe et Musulman.
Ki : Kidal.
Labo : Laboratoire.
LASDEL : Laboratoire d'Etudes et Recherches sur les Dynamiques Sociales et le Développement Local.
MATCL : Ministère de l'Administration Territoriale et des Collectivités Locales.
MDM-B : Médecins du Monde Belgique.
MDSSPA : Ministère du Développement Social, de la Solidarité et des Personnes Agées.
Nbre : Nombre.
MNLA : Mouvement National de Libération de l'Azawad.
MINUSMA : Mission Multidimensionnelle Intégrée des Nations Unies pour la stabilisation au Mali.
MUJAO : Mouvement pour l'Unicité de la Jihad en Afrique Occidentale.
NV : Naissance Vivante.
OCHA : (OCHA acronyme anglais pour Office for the Coordination of Humanitarian Affairs) Le Bureau de la coordination des affaires humanitaires.
ODHD : Observatoire du Développement Humain Durable.
ONG : Organisation Non Gouvernementale.
OMS : Organisation Mondiale de la Santé.
PAS : Poste Avancé de Santé.
PDCS : Programme de Développement de Santé Communautaire.
PF : Planning Familial.
PEV : Programme Elargie de Vaccination.
PIDRK : Programme de développement Intégré de la Région de Kidal.
PIB : Produit Intérieur Brut.
PMA : Paquet Minimum d'Activités.
PMI : Protection Maternelle Infantile.
PNUD : Programme des Nations Unies pour le Développement.
PTME : Prévention Traumatisme Mère-Enfant.
Pop. : Population.
PSL : Paix Soit sur Lui.
RGPH : Recensement Général de la Population et de l'Habitat.
RNDHDM : Rapport National sur le Développement Humain Durable au Mali.
RNCTN : Recensement Général du Cheptel Transhumant et Nomade.
SHADYC : Sciences Humaines Anthropologie et Dynamiques Culturelles.
SIDA : Syndrome Immuno Déficient Acquis.

Sing. : Singulier.
Sce Eau : Source d'Eau.
SSP : Soins de Santé Primaires.
SSSR : Service de Santé Sexuelle et Reproductive.
SSR : Soins de Santé Sexuelle et Reproductive.
TA : Tension Artérielle.
TDR : Termes de Référence.
TSA : Technicien de Santé.
TDS : Technicien de Développement Sanitaire.
TSU : Technicien Supérieur.
TSOdo : Technicien Supérieur d'Odontologie.
TSRéa : Technicien Supérieur de Réanimation.
UE : Union Européenne.
USAID : Agence Américaine pour le Développement International.
UNESCO : United Nations Education Scientific and Culltural Organisation (Organisation des Nations Unies pour l'Education, la Science et la Culture).
UNICEF : Fonds des Nations Unies pour l'Enfance.
VAT : Vaccin Antitétanique.

Remerciements

J'adresse mes plus chaleureux remerciements, d'une part, à toute la population de la région de Kidal et, plus particulièrement, aux femmes et aux hommes qui n'ont ménagé aucun effort, malgré leurs occupations quotidiennes, pour répondre à mes nombreuses questions. Toute ma gratitude est également acquise aux groupes cibles et à tous mes informateurs.

Un grand merci sincère aux personnes suivantes à qui je réitère aussi toute mon amitié :

- Monsieur Ibramima Songoré, Secrétaire Général de l'ISFRA, pour son soutien moral et ses précieux conseils le long de ma recherche ;
- le Professeur Akory Ag Iknane, mon Directeur de DEA ;
- le Professeur Samba Diop, mon Directeur de thèse de doctorat ;
- Monsieur Ousmane Konaté, mon lecteur ;
- mes collègues de l'Institut des Sciences Humaines, du Ministère de la Réconciliation Nationale et de la Cohésion Sociale et ceux de la Mission d'Appui à la Réconciliation Nationale (MARN).

Je voudrais également remercier mes frères et tous mes amis pour leurs encouragements.

Un tout grand merci à mon épouse Aicha et mes enfants qui ont souffert de mon absence prolongée suite à mes recherches.

Enfin, pour conclure, les personnes ci-après (ainsi que celles que j'aurais malheureusement oubliées) m'ont apporté une aide et un soutien inestimables. Qu'elles trouvent ici l'expression de mon plus profond et sincère attachement et de toute mon amitié.

Les Familles :

- Feu Marceau Gast à Aix-en-Provence ;
- Feu Stéphane Hessel à Paris ;
- Jean-Pierre Olivier de Sardan (France) ;
- Feu Alfred Garçon à Méricourt (Nord-Pas-de-Calais) ;
- Claud-Henri Bauer à Valence ;
- Jean-Jacques Cheymol à Montpellier ;
- Michel Raimbault à Saint-Rémèze (Pierrelatte) ;
- Garçon et Phillipoff à Méricourt (Nord-Pas-de-Calais) ;
- Madeleine Bénoit et Fakossa Konaté à Colombes.

Avertissement

Dans le présent travail, au lieu de la transcription phonétique en français, nous avons choisi d'écrire tous les mots et expressions du tamasheq en conformité avec l'alphabet national en vigueur au Mali. Ainsi, la lecture est rendue plus accessible au lecteur initié en la matière.

Nous avons choisi l'usage des mots 'Kel-tamasheq' (un tamasheq, des tamasheq, une femme tamasheq) et un 'Targui' des 'Touareg'. Retenons que dans la région de Kidal les Touaregs se nomment eux-mêmes aujourd'hui Kel-tamasheq 'U-tamasheq' au singulier'.

La présente étude s'intéresse principalement aux couches vulnérables et indigents kel-tamasheq de la région de Kidal en général et les déplacés à Gao et Bamako en particulier.

Elle est extraite de la thèse que nous avons soutenue à l'ISFRA en juin 2017 et dont le thème était «Dynamique des choix préférentiels en matière de soins de santé chez les populations Kel-tamasheq vulnérables déplacées de Kidal (Mali. » Nous l'avons contractée en gardant toutefois les grandes lignes qui en constituent l'ossature. Pour les détails et les aspects secondaires, nous prions le lecteur de se référer à la thèse elle-même. Nous n'avons gardé ici que les principales conclusions auxquelles ont conduit nos recherches.

Introduction

Le Mali est le quatrième pays le plus défavorisé au monde avec une dette très lourde (IDH, PNUD, 2002). Dans son classement basé sur l'IDH (Indice de Développement Humain), le classement du PNUD, le Mali est classé 175ème sur 187 pays en 2011[1].

La population malienne était estimée à 15 840 000 habitants en 2011 selon les résultats des projections issues de la révision 2010 des perspectives mondiales de la population de la Division Population des Nations Unies »[2].

Seulement près de la moitié de la population du Mali a à peine accès à l'éducation, à l'eau potable, aux soins de santé, à l'électricité, au transport adéquat et aux communications.

Le taux de mortalité maternelle reste élevé. Il passe de 582 pour 100 000 naissances vivantes en 2001, à 464 pour 100 000 naissances vivantes en 2006 et 368 pour 100 000 naissances vivantes en 2012. La proportion d'enfants souffrant de retard de croissance était de 38% en 2001, 43% en 2006 et 38,3% en 2012. Celle liée à la malnutrition aiguë était de 11% en 2011, 15% en 2006 et 16,4% en 2012 (EDSM V, 2012-2013).

Selon le Rapport National sur le Développement Humain (RNDH)[3] la situation globale de l'état de santé des populations se caractérise par une mortalité infantile élevée, un état nutritionnel des enfants et des femmes enceintes toujours préoccupant. L'accessibilité à des soins de santé de qualité reste un problème. Les taux d'accès au Paquet Minimum d'Activités (PMA) sanitaires dans un rayon de 5 km et 15 km n'ont augmenté respectivement que de 1 et 2 points de pourcentage entre 2012 et 2014.

Les soins de santé primaires et la santé maternelle ont constitué de vrais enjeux pour les politiques nationales. L'accès aux soins de santé des populations en général et les couches les plus défavorisées en particulier demeure cependant un problème de santé publique.

Entre 2012 et 2013, les effets de la crise semblent avoir contribué à accroître la situation de pauvreté de 42,7% à 47,1%. La pauvreté en milieu urbain est passée de 20% à 30%. En milieu rural, le taux est passé de 49,5 à 54,5%. Selon EMOP 2014 l'incidence de la pauvreté en 2014 est estimée à 46,9% soit

1. *http://hdr.undp.org/sites/default/files/rndh_edition_2016_version_du_30_mai_2016.pdf, consulté le 20 juillet 2016.*

2. *Selon le Journal L'Indépendant n° 4009 du vendredi 10 juin 2016, le dernier RAVEC a recensé 15 160 644 maliens dont 14 679679 sont détenteurs du numéro d'identification nationale. Actualisée la population du Mali est estimée en 2016 à 18 904 011 habitants.*

3. *hdr.undp.org/sites/default/files/rndh_edition_2016_version_du_30_mai_2016.pdf, consulté le 20 juillet 2016.*

une légère baisse par rapport à celle de 2013 (47,1%)

Selon le rapport de l'étude sur les tendances et déterminants de la pauvreté (2001-2006), le nombre de personnes pauvres a tendance à s'accroître. Le rapport national de l'ODHD sur le développement humain durable édition 2012 montre que « malgré une croissance économique constante, le niveau de pauvreté reste élevé et la capacité des plus pauvres à se prendre en charge laisse encore beaucoup à désirer ».

L'accès des populations aux soins en général, des indigents et des couches vulnérables[4] en particulier semble être lié à un problème de santé publique qui, depuis plusieurs décennies a été une préoccupation des pays africains au sud du Sahara (Ag Erless, 2007 : 16)[5].

Les soins de santé primaires et la santé maternelle ont constitué de vrais enjeux pour les politiques nationales (Ag Erless, 2013). Le Mali a bien compris qu'il est difficile voire impossible d'imaginer un bon décollage économique pour un paysan une bonne santé des populations mais il reste beaucoup à faire et à parfaire.

Dès la première décennie de son indépendance, l'Etat malien a été confronté à une crise économique qui l'a obligé à changer sa politique en matière de santé en commençant par supprimer la gratuité de soins et en adoptant une stratégie d'appui à la redynamisation des soins de santé primaires (Ag Erless, 2013). La crise économique, au lieu de s'atténuer s'est plutôt généralisée poussant le gouvernement à se désengager progressivement en privatisant les professions médico-pharmaceutiques (Loi 85-41/ANRM), avec pour conséquences :

- la baisse de la fréquentation des structures socio-sanitaires publiques notamment par les couches les plus vulnérables ;

- la prise en main par les populations de leur destin en matière de santé en s'organisant en associations de santé communautaires.

C'est dans ce contexte de crise que la 37e session de l'OMS, tenue à Bamako en 1987, a décidé de la revitalisation de soins de santé primaire, consacrant ainsi une nouvelle initiative dite Initiative de Bamako. D'autres initiatives communautaires ont vu le jour après la naissance de la première association de Santé Communautaire du pays : l'Association de Santé Communautaire de Banconi qui veut dire en Bambara « *An sago bala* » (notre santé en main)[6].

4. Les concepts «indigent» et «couches vulnérables» sont étudiés plus loin. Par le premier il faut comprendre la catégorie de personnes qui ne possède rien et par le deuxième, celle des personnes exposées au risque.

5. Ag Erless, M. : Grossesse et suivi de l'accouchement en milieu touareg, région de Kidal, Mémoire de l'EHESS, Marseille, 2007, 500 p.

6. Cette information nous a été donnée par le Professeur Akory Ag Iknane, premier Responsable de l'ASACOBA.

La Déclaration de Politique Sectorielle de Santé et de Population[7], élaborée le 15 décembre 1990 est le fruit d'un long processus de réflexion.
Elle vise à améliorer l'état de santé des populations afin qu'elles participent plus activement au développement socio-économique du pays, à étendre la couverture sanitaire, tout en rendant les services accessibles à la population, et à rendre le système de santé viable et performant. Globalement, elle est la politique de santé et de population du Gouvernement de la République du Mali qui sert de cadre à la réalisation des plans, projets et stratégies de développement du secteur.

Avec l'avènement de la politique de décentralisation dans les années 1990 (La loi 93-008/AN-RM du 11 février 1993 consacrant la décentralisation administrative), on assista à une redistribution des rôles et responsabilités des différents acteurs intervenant dans le secteur socio-sanitaire (l'Etat et les Collectivités Territoriales).

Dans le cadre de cette recherche, nous avons essayé de comprendre les pratiques des couches vulnérables et des indigents de la région de Kidal en général et des déplacés en particulier, le contexte social et structurel de leurs actions, leurs décisions et leurs recours thérapeutiques, les motivations de leur choix, ainsi que les freins à leur accès aux soins et leur résilience. Ainsi, nous nous sommes attachés à interroger les populations sur leurs pratiques quotidiennes et à analyser leurs motivations au niveau individuel, de la famille et de la communauté et les mécanismes de solidarité pour faire face aux soins. C'est à partir de cette étude que nous avons tenté d'appréhender les problèmes récurrents de l'accès des couches vulnérables et des indigents aux soins de santé modernes.

Nous avons proposé ici d'étudier les approches théorique et méthodologique sur la question. Ensuite nous avons fait une analyse conceptuelle de la vulnérabilité, de l'indigence et de la résilience. Nous avons présenté le milieu concerné par la recherche avant de faire l'état des lieux de la santé au Mali en général et chez les Kel-tamasheqs de la région de Kidal en particulier.
Nous avons terminé par des propositions de solutions afin que les couches défavorisées en général, particulièrement celles qui sont en situation de catastrophe, aient accès aux soins de santé moderne.

7. Je rappelle ici que cette déclaration a été précédée de deux plans décennaux de développement sanitaire (de 1966 à 1976 et de 1981 à 1990). C'est à partir des résultats de l'application de cette déclaration qu'a été élaboré le troisième plan décennal de 1998 à 2007.

Première partie :
LE MILIEU PHYSIQUE

Chapitre I : Présentation du cadre de l'étude

Dans le cadre du présent travail, il nous semble inopportun de nous attarder sur les généralités concernant le Mali car suffisamment traitées dans d'autres ouvrages qui ont étudié divers domaines de la géographie et des sciences sociales au nombre desquelles nous pouvons citer Ag Erless, « La grossesse et le suivi de l'accouchement chez les Touaregs Kel-Adagh, l'Harmattan et la Sahélienne, 2010 » p.63-67).

Cependant, pour l'intérêt de la présente étude, il n'est pas inintéressant de rappeler rapidement quelques aspects susceptibles d'apporter un éclairage précieux au lecteur non avisé.

I.1. Caractéristiques géographiques, démographiques et administratives

Situé au cœur de l'Afrique de l'ouest, le Mali est un pays continental avec une superficie de 1.241.238 km^2. Il s'étend du Nord au Sud sur 1.500 km et d'Est en Ouest sur 1.800 km. Il partage 7.200 km de frontière avec l'Algérie et la Mauritanie au nord, le Niger à l'Est, le Burkina Faso et la Côte d'Ivoire au Sud, la Guinée Conakry au Sud-Ouest et le Sénégal à l'Ouest. Le climat est tropical alternant une saison sèche et une saison des pluies d'une durée moyenne de 5 mois au sud et moins de 3 mois au nord ainsi que des écarts de température très élevés.

On distingue quatre zones de climat et de végétation qui se succèdent du sud au nord : la zone soudano-guinéenne, la zone nord-soudanienne, la zone sahélienne et la zone saharienne. Les températures sont comprises entre 24 et 32°C dans le sud du pays et s'élèvent progressivement quand on va vers le Nord où elles atteignent 45°C. Les précipitations annuelles varient d'environ 1 120 mm à Bamako à moins 127 mm dans le Sahara.

Le réseau hydraulique constitué par deux grands fleuves, le Niger et le Sénégal, dessert principalement le Sud du pays et une partie du Nord.

Le Mali, dans sa majeure partie, se situe dans la vallée du Niger et se caractérise par des plaines basses et des bassins sédimentaires.

Selon les résultats définitifs du 4ème Recensement Général de la Population et de l'Habitat(RGPH), la population résidante était de 14.528.662 habitants en 2009 avec une légère prédominance des femmes : 50,4% de la population soit un rapport de 98 hommes pour 100 femmes. L'espérance de vie à la naissance est estimée à 55 ans.

«Cette population a atteint les 15 840 000 habitants en 2011 selon les résultats des projections issues de la révision 2010 des perspectives mondiales de la population de la Division Population des Nations Unies »[8].

Dans sa très grande majorité, la population malienne est sédentaire. Les populations nomades représentent 0,92% de la population. La population malienne vit essentiellement en milieu rural. Le milieu urbain compte 3.274.727 résidants (soit 22,5%) contre 11.253.935 (soit 77,5%) pour le milieu rural. La densité du pays est d'environ 12 habitants au Km^2. Cette moyenne nationale cache de très fortes disparités régionales. Le Mali a connu une augmentation rapide de l'effectif de sa population entre 1976 et 2009. En effet, estimé à 1,7% en moyenne entre 1976 et 1987, le taux de croissance de la population a atteint 3,6% de 1998 à 2009. A ce rythme, la population malienne doublera presque tous les 20 ans avec les conséquences qui pourraient en résulter quant à l'amélioration du bien-être des individus.

La population du Mali se caractérise par son extrême jeunesse. Les moins de 15 ans représentent 46,6% de la population, la tranche d'âge de15-64 ans représente 48,4% et la population âgée de 65 ans et plus est de 5%.

Le Mali comprend huit régions administratives, 49 cercles, le district de Bamako (la capitale) et 703 communes. Ces dernières sont administrées par des organes élus .

I.2. Situation économique et sociale

L'économie malienne est à vocation agropastorale. Globalement elle est basée sur l'agriculture, la pêche et l'élevage, tous fortement dépendants de la pluviométrie qui reste très aléatoire et insuffisante.

L'agriculture, « nerf » de l'économie malienne, est essentiellement basée sur les cultures vivrières auxquelles s'ajoutent les cultures industrielles (coton, arachide, tabac, canne à sucre, thé...) destinées à l'exportation. L'élevage,

8. Selon le Journal L'Indépendant n° 4009 du vendredi 10 juin 2016, le dernier RAVEC a recensé 15 160 644 maliens dont 14 679679 sont détenteurs du numéro d'identification nationale. Le PNUD et les Nations Unies estiment la population du Mali à 14, 5 million d'habitants en 2015 Source : http://www.ml.undp.org/content/mali/fr/home/operations/undp_un.html consulté le 17 janvier 2017.

seconde richesse du pays, occupe plus de 30% de la population. Les ressources minières sont le phosphate, l'or, l'uranium, le sel gemme de Taoudenni... Les échanges commerciaux portent sur les importations (biens d'équipement, produits manufacturés, produits pétroliers...) et les exportations (coton, or, arachide, bétail, poisson...). La balance commerciale du Mali est déficitaire, ce qui explique sa place parmi les pays les plus pauvres de la planète. Il faut souligner que l'économie malienne est fortement affectée par l'enclavement du pays.

Au cours de la période 2012-2014, l'économie malienne a connu une croissance moyenne annuelle de 3% environ pour une prévision initiale de CSCRP (2012-2017) de 5,5 %. Au Mali toutes les formes de pauvreté (monétaire, conditions de vie, potentialités) se conjuguent ensemble dans la vie quotidienne.

Selon les résultats des différentes Enquêtes Modulaires et Permanentes auprès des Ménages (EMOP), après une baisse continue de la pauvreté de 55,6% en 2001 à 47,4% en 2006, à 43 ,6% en 2010 et à 41,5% en 2011 sur la base d'un seuil de pauvreté en termes réels de 165 431 FCFA par an, la pauvreté a légèrement augmenté d'un point de pourcentage en 2012. La baisse enregistrée dans l'incidence de la pauvreté monétaire au cours de la dernière décennie a été plus favorable au secteur rural (de 65% à 51%). Malgré cette baisse, l'extrême pauvreté (incapacité de satisfaire aux besoins nutritionnels de base) touche encore 22% de la population.

Entre 2012 et 2013, les effets de la crise semblent avoir contribué à accroître la situation de pauvreté de 42,7% à 47,1%. L'augmentation a été deux fois plus importante en milieu urbain par rapport au milieu rural déjà fortement impacté par la pauvreté. La pauvreté en milieu urbain est passée de 20% à 30%. En milieu rural, le ratio est passé de 49,5 à 54,5%. Selon EMOP 2014 l'incidence de la pauvreté en 2014 est estimée à 46,9% soit une légère baisse par rapport à celle de 2013 (47,1%)

Selon le rapport de l'étude sur les tendances et déterminants de la pauvreté (2001-2006), le nombre de personnes pauvres a tendance à s'accroître. Le rapport national de l'ODHD sur le développement humain durable édition 2012, confirme cette tendance et montre que « malgré une croissance économique constante, le niveau de pauvreté reste élevé et la capacité des plus pauvres à se prendre en charge laisse encore beaucoup à désirer ».

Le rapport 2011 de mise en œuvre du CSCRP 2007-2011 montre : secteur primaire 36,5%, secondaire 18,4% et tertiaire 38. Dans son classement basé sur l'IDH (Indice de Développement Humain), le PNUD a classé le Mali 175ème sur 187 pays en 2011[9].

---

9. L'indice du développement humain (IDH) établi par les Nations Unies pour le Mali ressort à 0,407 en 2014, ce qui place le pays dans le bas du classement, au 176e rang sur 187 pays et territoires. Source : http://www.banquemondiale.org/fr/country/mali/overview, consulté le 18 janvier 2017.

Selon le rapport de la Banque mondiale et de l'Organisation Mondiale de la Santé (BM-OMS) sur le handicap publié en 2011, le nombre de PH est estimé à 15% soit environ un milliard de la population mondiale et à 15,5% soit environ 2 247 500 Personnes handicapées pour le Mali. Une autre source rapporte qu'en 2015 le Mali compte un peu plus d'un million de personnes handicapées sur un total de 17,3 millions d'habitants. Alors que 43,6% de la population se trouve en situation de pauvreté[10].

I.3. Situation politique

Le pays était divisé en 8 régions administratives : Kayes, Koulikoro, Ségou, Sikasso, Mopti, Tombouctou, Gao, Kidal auxquelles s'ajoute le district de Bamako. Depuis le 19 janvier 2016, le nombre de régions du Mali est passé de 8 à 10 sur décision du conseil des ministres après que Ménaka et Taoudéni eurent érigés en région[11].

Signalons que la vie de la République du Mali a été marquée par des événements importants depuis le début de ces deux dernières décennies : la démocratisation de la vie publique, la décentralisation[12] et les rébellions.

Il faut relever que le Mali, depuis l'éclatement de la crise politico sécuritaire et institutionnelle en janvier 2012, a sombré dans une insécurité quasi permanente surtout dans sa partie septentrionale. En effet, cette situation qui prévalait au nord depuis le début de la crise s'est installée dans toute la région de Kidal et s'est rependue progressivement dans les régions de Gao, Tombouctou et une bonne partie de celle de Mopti. Une grande menace d'extension de

---

10. http://www.handicap-international.fr/sites/fr/files/country/files/handicap-international-mali.pdf, consulté le 18 janvier 2017.

11. www.maliweb.net/.../apres-creation-regions-de-menaka-taoudeni- consulté le le27 juillet 2016.

12. La démocratisation de la vie publique et la bonne gouvernance furent une des préoccupations affichées des dirigeants de la troisième république du Mali. Cette politique censée apporter des changements de comportement dans l'appareil administratif prônait clarté, transparence et participation collective dans les actions publiques. Rappelons que c'est le Président Amadou Toumani Touré, au moment de la transition (1991-92), qui a été le premier à lancer le concept de 'Kô ka Jè' (laver propre) pour lutter contre la corruption et instaurer la bonne gestion des services publics et parapublics.

Selon l'Observatoire du Développement Humain Durable et de lutte contre la pauvreté au Mali (ODHD) (2003 : 8) « la décentralisation est un système par lequel l'Etat vise « par la loi à accorder à des organes élus par une collectivité personnalisée comme la commune, un pouvoir de décision sur tout ou partie des affaires locales. » Selon cette même source, l'Etat malien, « invite dans ses orientations à 'prendre les mesures indispensables pour faire de la décentralisation une vraie stratégie de développement' à travers, notamment, la promotion de la participation des populations, l'accroissement des capacités en matière de gestion de développement régional et local, et les appuis-conseils nécessaires au développement des communes. » Source : Observatoire du Développement Humain Durable et de Lutte contre la Pauvreté au Mali : « Décentralisation et Réduction de la pauvreté. Rapport National sur le développement humain durable au Mali. », Ministère du Développement Social, de la Solidarité et des Personnes Agées, Bamako, 2003, 66 p.

ce phénomène pèse sur le Centre et le Sud du pays.

Notons que la situation sécuritaire reste de nos jours encore très volatile, assez complexe et très fragile avec comme conséquence un impact sur la situation socio-économique de la population, situation déjà précaire avant la crise.

I.4. Situation sanitaire

Pour l'intérêt de cette étude, nous présentons quelques données actualisées de la situation sanitaire de la population du Mali. En effet, le Mali, à l'instar de la communauté internationale, s'est engagé dans le processus de réalisation des OMD. Les autorités et leurs partenaires ont déployé d'importants efforts pour l'atteinte des 8 OMD, en particulier ceux relatifs à la réduction de la mortalité infantile, à l'amélioration de la santé maternelle ainsi qu'à la lutte contre le paludisme et le Vih-sida.

Grâce à ces efforts, notre pays enregistre des résultats encourageants dans le combat contre la mortalité maternelle, néonatale, et infantile. Selon les EDSM V (2012-2013), le taux de mortalité néonatale est passé de 57 pour mille en 2001 à 46 pour mille en 2006 et à 35 pour mille en 2012. En ce qui concerne la mortalité infantile, le taux est baissé de 113 pour mille en 2001 à 96 pour mille en 2006 et à 58 pour mille en 2012. Quant au taux de mortalité infanto-juvénile, il a régressé de 229 pour mille naissances en 2001 à 191 pour mille en 2006 et à 98 pour mille naissances en 2012 pour un objectif de 83 pour mille en 2015 selon les OMD[13]. Le taux de mortalité maternelle, lui, reste élevé. Il passe de 582 pour 100 000 naissances vivantes en 2001, à 464 pour 100 000 naissances vivantes en 2006 et 368 pour 100 000 naissances vivantes en 2012. La proportion d'enfants souffrant de retard de croissance était de 38% en 2001, 43% en 2006 et 38,3% en 2012. Celle liée à la malnutrition aiguë était de 11% en 2011, 15% en 2006 et 16,4% en 2012[14].

Malgré les progrès réalisés, le taux de prévalence contraceptive reste toujours faible : 10,3% en 2012 selon l'EDSM V[15].

Sur le plan de la santé, la situation reste très précaire. A Kidal, l'Etat du Mali reste complètement absent et l'accès aux soins de santé de la population a été davantage hypothéqué par le retrait de certaines ONG qui travaillaient dans la région suite à la dégradation des conditions sécuritaires comme ce fut le cas de Médecins du Monde Belgique (MDM-B). Aujourd'hui certains acteurs sont de retour à Kidal mais les conditions d'accès à l'écrasante majorité de

---

13. www.maliweb.net › Accueil › Santé, consulté le 18 juillet 2015.

14. www.maliweb.net › Accueil › Santé, consulté le 18 juillet 2015.

15. Source : Données EDSM V Santé, consulté sur le net le 18 juillet 2015.

la population et de travail restent problématiques.

Ainsi, dans tout le septentrion on relève l'accroissement de la vulnérabilité alimentaire et nutritionnelle des populations pauvres, suite à la crise politico-militaire et la faiblesse des productions agro pastorales de 2013.
Selon l'évaluation de la sécurité alimentaire réalisée en 2013 par le SAP, le PAM et la FAO au Nord du Mali, 3 /4 des ménages étaient vulnérables à l'insécurité alimentaire sévère ou modérée, la malnutrition aigüe était de 12 % à Gao et 12,4% à Tombouctou[16].

Comme annoncé plus haut, la présente étude concerne les populations vulnérables de la région de Kidal. Pour les raisons que nous avons déjà évoquées, particulièrement d'ordre sécuritaire, nous avons choisi de travailler surtout sur les populations déplacées vers le sud du Mali. Cependant, des données indispensables à la recherche ont été collectées auprès des cibles qui n'ont pas effectué de déplacement ou qui ont fui l'insécurité et les affrontements ou qui sont revenues après un court séjour hors de la région de Kidal.
Ainsi, nous considérons toujours Kidal, la huitième région de la République du Mali comme notre zone d'étude et focalisons notre recherche sur sa population.

Ceci étant, il n'est pas inintéressant, nous semble-t-il, avant de présenter les résultats de notre recherche « *les dynamiques des choix préférentiels en matière de soins des couches vulnérables déplacées* », d'étudier la région de l'Adagh, dans son environnement physique, géographique, historique et quelques aspects socioculturels de la société pour une meilleure compréhension de l'environnement de l'étude et de la population qui y vit.

I.5. L'environnement physique et géographique

La région de Kidal est située au Nord-est du Mali entre le 18° et le 21° de latitude Nord, 4° 3 de longitude Est et 1° 9 de longitude Ouest. Elle est limitée au nord par l'Algérie, à l'est par le Niger, au sud par la Région de Gao et à l'ouest par la région de Tombouctou. La superficie totale de la région est estimée à 260 000 km², soit 21,7% du territoire national. Elle est la région la plus vaste après Tombouctou avec laquelle elle partage la quasi-totalité du Sahara malien.

Pour rappel, Kidal comptait 72 596 habitants (RGPH de 2009). En 2002[17] elle était estimée à 53 356 habitants et au dernier recensement (RAVEC

---

16. A cause de l'insécurité et de la guerre, la région de Kidal n'a pas été couverte par cette étude.
17. Source : sur le Kidal. Info: http://www.kidal.info/index.php le Ministère de l'Administration Territoriale et des Collectivités Locales révèle que la population totale de la région de Kidal s'élève à 85 695 habitants. (MATCL, avril 2005).
Il faut signaler que le dernier Recensement Général de la population et de l'Habitat (RGPH) au Mali date de 1998.

2011) à 80 000 habitants. Actualisée, cette population est estimée en 2016 à 86 639 habitants soit une densité de 3 hbt/km^2.

Kidal a été érigée en région par l'ordonnance n° 91-039/P CTSP du 18 août 1991.

Avec le nouveau découpage politique issu de la décentralisation, la région est subdivisée en quatre (4) cercles (Kidal, Tessalit, Abeibara, Tinessako) totalisant onze (11) communes dont une urbaine (Kidal).
Les chefs-lieux des dix communes rurales sont de petits villages[18].

La commune de Kidal qui se confond avec l'ancien Arrondissement Central de Kidal couvre une superficie de 93 000 km^2 et abrite une population globale de 14 140 habitants, soit une densité de 1,3 hab. /km^2. Cette population est repartie entre 144 fractions[19] et le village de Kidal (DRPSK 2002).

Chaque commune est composée de secteurs qui lui servent de limites, car jusqu'ici, aucune commune ne connaît sa délimitation de façon précise. Les secteurs sont des zones de pâturages et d'eau vaguement définis, issus de la décentralisation où nomadisent des clans ou des familles touarègues.

Les éleveurs de la Région de Kidal se retrouvent autour de leurs terroirs d'ancrage répartis entre les différentes communes (Ag Erless, 2010 : 70).

Les éleveurs de la Région de Kidal se retrouvent autour de leurs terroirs d'ancrage dont la répartition par commune est la suivante :

Tableau I : Répartition des zones d'ancrage des éleveurs de la Région de Kidal.

Communes	Secteurs d'éleveurs
TESSALIT	
Timtăɣen Tənkar	Tənkar, Inăbăgg, Tawhoten
Tessalit	Terəst, Abanco, Telăkăkt, Awil, Tajojămăt, Inxalil
Adjelhoc	Tasəjdəmt, Ukənək, Tălabit, Inăkəffel, Tamukăst, Matăḷmen, Taɣărăbbat, Sorăn, Lăwăy-lăwăy, Aslăɣ, Inămzəl, Taɣlit, Tajnut, ubankort, Intəbdoq
ABEIBARA	
Bouressa	Intăheq, Toxəmen I, Toxəmen II, Tăseyalt, Talahăndaq,
Abéibara	Tăsisat, Intəwəke, Inthăggaren, Ahjăr, Anhăr, Aɣli, Jumət, Tədinaməst,
Tinzawaten	ẓakak, Tanɣamer
TINESSAKO	
Tinessako	Abəyu, Inbulal, Guiljiyat, Inăkărot
Tamesna-Achibagho	Tăgorast, Inbalăɣăn, Infălfălăn,
KIDAL	
Kidal	Tintersen, Aɣarus, Tănaynayt, Sindiman, Intădăyne, Junhan, Aɣəlhək, Aɣarus Alkət, Kannăy, Aɣăbo, Takăllot, Tassək, Intəbẓaẓ, Amasine, Inkuffe
Essuk	Tanăẓruft, Dăhej, Jărhen, Tinăẓraf, Intăšdayt, šajjam,
Anafis	Tăboraq, Dădet, Jănšăše,

18. Kidal, Tessalit, Abeybara, Tinessako, chefs-lieux de cercles sont les plus gros villages de la région. Adjelhoc, Tinzawaten, Essouk, Anefif, sont aussi des villages, chefs-lieux de communes, mais plus petits que ceux précédemment cités.

19. Par fraction il faut comprendre clan, ou, (comme se désignent les populations elles-mêmes tawset et tiwsaten au pluriel.)Aujourd'hui on estime le nombre de fractions à plus de 250.

Les habitants de Kidal appellent cette région Adagh (Adrar) qui signifie, en tamasheq rocher, montagne, terrain pierreux, est un plateau dont l'altitude est voisine de 800 m et quelques-uns de ses blocs granitiques atteignent 1 000 m (mont Atikiane à Bouressa).

Le relief est accidenté dans son ensemble car près de 150 000 km^2 de sa surface sont couverts de massifs montagneux et, dans ses parties sud et est, on signale la présence de quelques plaines couvertes de dunes.

La région de Kidal repose essentiellement sur un socle précambrien granitique et métamorphique avec des terrains sédimentaires des vallées du Telemsi, du Tamasna et du Tanezrouft. Les sols sont sableux et limono-sableux, argileux limoneux. Ils ne sont généralement pas épais (environ 50 cm), ce qui explique leur fragilité et leur non résistance à l'effet de l'érosion.

Le vent et le soleil, agents d'érosion très importants dans la région, affectent gravement la stabilité des sols. La zone est caractérisée par une végétation d'épineux, d'arbustes et d'herbes très résistantes au manque d'eau.

Le climat de la région, dit sahélien, est en réalité de type sahélo-saharienne. Les précipitations sont faibles et disproportionnées dans le temps et dans l'espace. La région de Kidal souffre du manque d'eau à cause de la faible pluviométrie et de la nature du relief qui favorise l'absorption rapide des eaux de surface. En réalité, ce sont les oueds qui favorisent l'existence des pâturages dans le Tamasna et les nombreuses vallées d'écoulement des eaux de ruissellement.

Il faut souligner que les Kel-tamasheqs divisent l'année en deux grandes périodes, sèche et pluvieuse, et en quatre saisons. Ainsi nous avons :

- ***Tajrəst*** : saison froide qui va de novembre à février. Cette saison correspond à la circulation de l'alizé continental. Elle se caractérise par des nuits très longues et des températures qui baissent considérablement, jusqu'à 10°C le soir.

- ***Ewelăn*** : saison sèche et chaude qui va de mars à juin. Elle est caractérisée par l'harmattan *(ahoḍăn)*, vent sec et chaud à l'origine de l'élévation des températures (elles atteignent souvent 45°C le jour).

- ***Akăsa*** : saison des pluies ou hivernage, allant de juillet à septembre, correspond à la montée de la mousson. Cette période se traduit par des pluies irrégulières et des vents de sable souvent violents. Dès les premières pluies tout reverdit, c'est la saison de la renaissance pour les hommes et les bêtes. Les nomades déchargés des longues journées d'abreuvage se livrent à des manifestations de réjouissance (célébration de mariages, rencontres familiales, petits déplacements dans les campements, voyages…).

- ***Ɣarat*** : saison de courte durée qui va de septembre à octobre. Elle correspond à la fin des pluies et au début de la saison froide, raison pour laquelle les nomades l'appellent ɣarat-jərəs[20].

Les précipitations sont faibles et disproportionnées dans le temps et dans l'espace. Par exemple, pour l'année 2002, la station de Kidal a enregistré 160 mm de pluie sur un total de 25 jours et la même année, la station de Tessalit (plus au nord) a enregistré 104,5 mm en 20 jours (station météo Kidal et Tessalit).

Au fur et à mesure que l'on avance vers le nord ces précipitations se raréfient. En 2005 (année de pluviométrie moyenne), la station de Kidal a enregistré un cumul pluviométrique de 233,5 mm contre 82 mm seulement en 2004.

La commune de Kidal, tout comme le reste de la région souffre du manque d'eau à cause de la faible pluviométrie et de la nature du relief qui favorise l'absorption rapide des eaux de surface. Le manque de fleuve et de mares permanentes aggrave cette situation. L'hydrographie de la région est constituée par les oueds, les redirs (réservoirs d'eau plus ou moins permanents localisés dans les montagnes dont l'accès est très souvent difficile) et les puits.

Les puits ont des profondeurs variables (entre 5 et 70 m)[21] et sont la seule source d'eau permanente pour les humains et aussi pour l'activité de maraîchage, qui entre de plus en plus dans les habitudes des nomades lorsque certaines conditions sont réunies (eau dans des puisards situés dans des oasis favorables à cette activité). L'exhaure se fait généralement par traction animale (âne, dromadaire). De plus en plus certains nomades fortunés utilisent des camions citernes pour abreuver leurs troupeaux dans les zones des pâturages à plusieurs kilomètres des puits.

A part quelques puits très profonds, les autres points d'eau ne sont que temporaires et leur durée de vie est fonction de la pluviométrie. Dans tous les cas ils retiennent rarement l'eau au-delà de trois mois. Il s'agit de nombreux oueds, dont les bassins versants sont de tailles différentes, qui se jettent pour la majorité dans le Telemsi à l'ouest. Les plus importants sont : Ibdăqqăn, Eghăšăr-sădidăn, Ejărer, Elewidj, Taghlit, Egharghar,...

En réalité, ce sont ces oueds qui favorisent l'existence des pâturages dans le Tămasna et les nombreuses vallées d'écoulement des eaux de ruissellement. Il faut noter que l'assèchement de ces oueds et de certains points de

---

20. Ce terme vient de tajrəst (saison froide) ; ɣarat-jərəs est composé de ɣarat qui marque la fin des pluies et de jərəs qui marque le début de la saison froide.

21. Il faut noter que, dans le cadre de l'hydraulique, de nombreux ouvrages, puits et mares, ont été réalisés dans la région de Kidal de 1979 à 2003. En fin d'année 2001, 365 forages (total régional) ont été réalisés, il en est de même pour 50 mares dont 13 pour le seul cercle de Kidal entre 1993 et 2003. Sources : Direction Régionale du Plan et de la Statistique Kidal, 2003 « Synthèse des actions de développement dans la région de Kidal ».

retenue d'eau impose le nomadisme[22] à certains propriétaires de bétail (mode de vie habituel des éleveurs de la région de Kidal), au lieu de la transhumance qui n'est pratiquée, au sens réel du mot, qu'en cas de nécessité imposée par les aléas climatiques. Sauf en cas de rareté des pâturages et d'eau, les nomades de Kidal se déplacent rarement en dehors de leur aire traditionnelle de pâturage tout comme les éleveurs de la commune de Tessalit qui atteignent rarement les pâturages des communes d'Adjelhok ou de Kidal.

Il convient de signaler une des particularités de cette région, les conditions climatiques (températures excessives, harmattan, vents de sable permanents à certains endroits, faibles précipitations…) sont difficiles à supporter. Cependant les nuits, même en saison chaude, sont agréables.

Carte 1 : REGION DE KIDAL

CARTE ROUTIERE

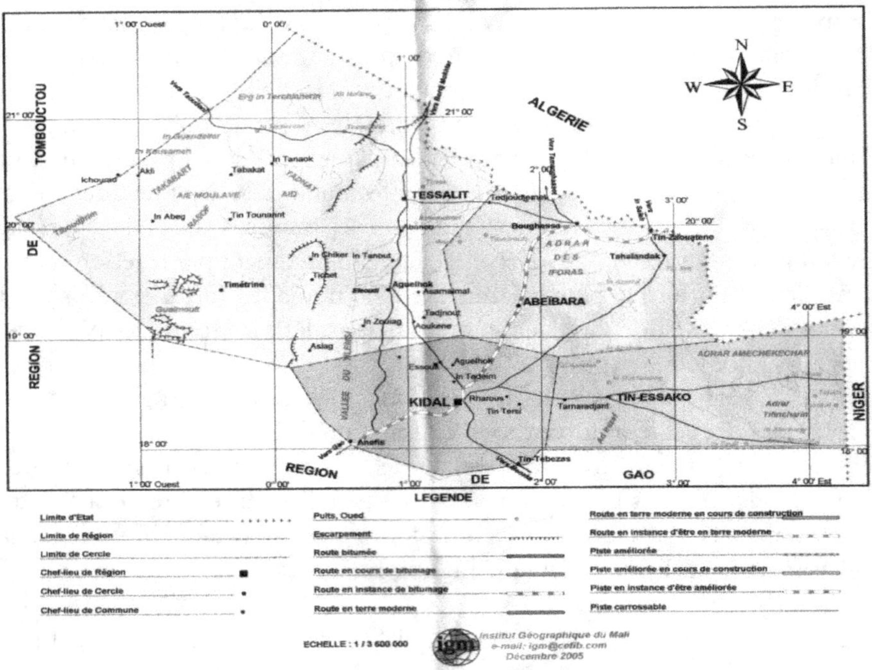

22. *« Le nomadisme, en tant que mode de vie consistant en déplacements répétés des gens qui forment une masse et se meuvent pour des raisons relatives à l'environnement naturel, dans un but économique, agit de manière dissociante par rapport à une unité d'ordre supérieure. » Adam Rybynski in. Warszawa, (1981 :159).*

Ag Assoni (1985 : 19) donne les définitions suivantes : Le nomadisme est un genre de vie pastoral caractérisé par un déplacement cyclique simultané du bétail et de la population et impliquant le déplacement de tout le capital domestique (habitation, mobilier, etc.). Quant à la transhumance, cet auteur note qu'elle consiste en un déplacement cyclique et simultané du bétail et d'une partie de la population excluant le transport du capital domestique (tentes notamment).

I.6. La flore et la faune

La végétation de la zone est celle du désert, bien adaptée aux aléas climatiques. Elle est composée d'épineux, d'arbustes et d'herbes très résistants au manque d'eau.

Les différentes espèces qui la composent sont les plantes grasses comme les euphorbes, les cactus…, les épineux dont les plus fréquents sont les acacias (acacias Verek, acacia Tortilis, *esăɣer*), les Balanites aegyptiaca *(tăboraq), Zizyphus (tešehənt)* et d'autres espèces d'arbres non épineux comme Boscia senegalensis *(tadhant), Salvadora persica (tešăq), Maerua crassifolia (ăjar), Calotropis (Torša), Leptadenia (ăna).*

La couverture herbacée comprend le *Panicum turgidum*, l'*Aristida* s/p et autres graminées.

Le fonio sauvage *(Panicum laetum)* pousse dans les plaines et les vallées et entre dans l'alimentation des populations.

Les herbes et les feuilles des arbres et arbustes constituent la base de l'alimentation des animaux. Ces espèces sont, pour la plupart, utilisées par les nomades dans la médication humaine et animale. Nous verrons plus loin la place des différentes espèces dans la fabrication des médicaments *« isəfran winănăɣ »*.

La faune de la région de Kidal était jadis très abondante et diversifiée mais, ces dernières années, elle a énormément souffert de l'action des hommes (surtout le braconnage)[23] et de celle de la nature (rigueur du climat). Parmi les espèces qui ont disparu, ou sont en voie de l'être, on peut citer l'addax, l'oryx, l'autruche, la gazelle dama, le mouflon, la tortue éléphantine... Par contre, des carnivores comme le chacal et l'hyène se multiplient dangereusement et constituent aujourd'hui une réelle menace pour le développement du cheptel de la région. L'interdiction faite par les services du Ministère de l'Elevage de l'utilisation de poison, et l'inefficacité du piégeage traditionnel pour tuer les prédateurs, constituent la principale raison de la prolifération de ces fauves. Pour protéger leurs bêtes, les éleveurs érigent des épouvantails sur les collines et les arbres dans les lieux des pâturages.

Malgré la rigueur du climat et les conditions de vie assez difficiles (insuffisance des points d'eau, éloignement des zones des pâturages et des centres urbains pour l'approvisionnement en denrées alimentaires de première nécessité et en médicaments modernes…) les nomades de la région de Kidal restent profondément attachés à leur terroir.

La population de Kidal est composée de plusieurs fractions nomades

23. Dans la région, le braconnage n'est généralement pas le fait des nomades mais des sédentaires, des personnes équipées de 4X4 et d'armes à tirs rapides.

et de quelques villages liés par des liens économiques, familiaux et spatiaux[24]. La population sédentaire est essentiellement composée des Kel-tamasheqs, issus eux-mêmes de la société nomade, d'un petit nombre de Maures et d'Arabes auxquels il faut ajouter quelques groupes issus des populations originaires du Sud du pays (Bambara, Songhay, Dogon...).

Il faut noter que la population autochtone de la région de Kidal (milieu urbain et nomade) est un tout, malgré la stratification sociale (division traditionnelle de la société en couches bien distinctes) en ce sens que les différentes *tiwsaten*[25] sont unies aujourd'hui par des liens de sang et de mariage. Des liens de parenté se prolongent parfois jusque dans des groupes (suzerains) qui anciennement étaient fermés à leurs dépendants (vassaux) ou même plus loin, en se mélangeant à des populations étrangères[26].

La particularité de cette région, bien que partie intégrante du reste du Mali, pose la connaissance de sa population. Ainsi, il semble opportun de faire appel à quelques données historiques.

Nous n'avons nullement la prétention de faire une étude exhaustive de l'histoire des Kel-Adagh (région de Kidal) dans le présent travail, ce champ a été suffisamment investi par des chercheurs anthropologues, ethnologues, historiens…

Nous donnerons simplement, pour l'éclairage du lecteur, quelques indications sur l'origine de ce peuple et son établissement dans la zone d'étude. Comme l'écrivait Jean Boutier (1996 : 57)[27]: « *Un travail de recherche en histoire est une tentative pour répondre à une question à partir de l'étude précise d'une situation déterminée en un lieu et en un temps donné.* »

De nombreux travaux, articles et monographies, portant sur des

24. Le nomadisme permet à des familles qui ne se connaissaient pas de se retrouver dans les mêmes espaces de pâturage et de sympathiser.

25. P. Boilley (1999 : 624) indique à propos de tawset : « Les mots 'tribu' ainsi que 'fraction', trop employés et souvent imprécisément, seront rejetés. Il est préférable d'employer le mot tamasheq de tawset (pluriel : tiwsaten) qui a l'avantage de désigner ce que les Kel-Adagh eux-mêmes ressentent, c'est-à-dire l'existence de groupes humains sociaux ou politique fondés sur une parenté réelle ou supposée. Liés par de multiples interactions de sang ou d'intérêt aux groupes voisins, ils ne se sentent pas différents ethniquement, mais plutôt socialement, géographiquement. »

P. Boilley : « Les Touaregs Kel Adagh : Dépendance et révoltes : du Soudan français au Mali contemporain. », Karthala, 1999, 644 p.

26. Avec la sédentarisation, les femmes tamashèques se sont mariées à des hommes originaires des régions du sud (Songhay, Bambaras, Peuls…).

27. Jean Boutier : « Histoire au présent », éditions Boutique de l'Histoire, 1996.

thèmes très variés ont concerné les Touaregs dans les différents ensembles[28](Algérie, Libye, Mali, Niger). Cependant, la population de la zone d'étude semble jusqu'ici très peu connue.

En effet, les habitants de l'Adagh font partie de la grande famille des Berbères qui était connue sous le nom de Libyens, Numides, Maures, Gétules ou Ethiopiens. Charles de Foucauld (1951-1952, II : 534) et J. Léon l'Africain (1956, II : 451), sur la base du mot 'Touareg' d'origine arabe qui provient de 'targya' les font venir du Fezzan (région de l'ouest de la Libye). Les traits communs, les plus éloquents restent la culture et langue. Il faut relever que tous les Berbères de l'Afrique du Nord et de l'Afrique au sud du Sahara ont en commun une même culture et une langue composée de plusieurs dialectes. Mais les variantes dialectales entre les différents groupes ne constituent nullement un frein à la communication et à la compréhension entre eux.

L'histoire du peuplement de l'Adagh (Kidal), reste jusqu'ici mal connue car les premiers chroniqueurs arabes (Ibn Hawqual Xe siècle, Es Saadi, Ibn Batouta, Ibn, Khaldoun, XIVe siècle...), qui ont visité le pays, ont simplement signalé (sans trop de précisions) une civilisation urbaine qui a existé dans ce milieu à partir de plusieurs vagues migrantes de populations d'origine berbère, créant un carrefour commercial d'esclaves et de sel entre la Méditerranée et la boucle du Niger.

Les historiens rapportent que les premiers habitants de l'Adrar seraient des Berbères venus de la Tripolitaine. D'abord, à l'époque préislamique, ils constituèrent leurs tribus sous l'autorité du chef berbère Koceïlata autour du Tassili, entre Ghadamès, Polignac (Fort Illizi) et Djanet (Fort Charlet, sud-est Algérien).

Ensuite, ils vinrent s'installer dans le Hoggar bien avant la conquête de l'Afrique saharienne par les Arabes. A l'arrivée des Arabes au VIIe siècle après Jésus-Christ, venus pour les islamiser, ces populations connurent des moments d'affrontements et d'instabilité et certains groupes durent se replier plus au Sud pour atteindre l'Adagh (Adrar des Iforas).

---

28. Les Touaregs occupent un vaste territoire dans lequel ils se sont constitués en ensembles selon des aires géographiques de parcours que Boilley (1999 :10) nomme 'espace touareg' « Il s'étend, du nord au sud, des premiers contreforts de l'Amadror aux espaces sahéliens, de l'ouest à l'est de Tombouctou au Fezzan, et englobe d'importants massifs montagneux (Ahaggar, Aïr, Adagh), ainsi que les bassins des fleuves fossiles (vallée de l'Azawakh, de la Telemsi) ou vivant (bassin du Niger). Ils occupent donc actuellement le sud de l'Algérie, le nord du Mali, du Niger, du Burkina Faso, le sud-est de la Libye. Il est borné à l'ouest et à l'est par deux déserts absolus : le Tanezrouft à l'occident et le Ténéré à l'orient. » On peut considérer grossièrement qu'il y a six ensembles ou groupements touaregs : Kel-Ajjer qui vivent entre la Libye et l'Algérie, Kel-Ahaggar qui occupent le massif montagneux du Hoggar dans le sud algérien, Kel-Adagh qui habitent la région du massif montagneux de l'Adrar des Iforas, au nord-est du Mali, Kel-Tadamakat que l'on trouve dans les régions de Gao et Tombouctou, Kel-Aïr qui vivent dans l'Aïr au Niger et les Iwillimmiden qui vivent à cheval entre le Mali et le Niger.

Les Kel-Adagh (habitants de l'Adrar) finirent par embrasser l'Islam et gravitèrent autour de Tademakkat, un grand centre commercial, connu aujourd'hui sous le nom d'Essouk.

C'est à partir de 1908, avec l'arrivée du premier contingent français affecté dans la zone, dirigé par le lieutenant Lanceron, que va commencer la pacification de l'Adrar qui était le théâtre de guerres tribales. Avec la construction du poste militaire français en 1909, l'ancienne cité médiévale de Kidal s'agrandit après l'indépendance en 1960.

I.7. L'économie

L'activité économique de la population de Kidal a, de tout temps, reposé principalement sur l'élevage des moutons, des chèvres, des dromadaires, des ânes et des vaches. Les autres activités économiques portent sur le commerce, l'artisanat, la cueillette et d'autres activités récentes comme le maraîchage et le tourisme.

L'activité de l'élevage se caractérise par la mobilité et la diversification. Elle procure à l'homme l'essentiel de sa subsistance : lait, peau, viande, poils, et laine.

La cueillette qui était jadis une activité très importante, avec l'utilisation des graines sauvages, des fruits, des feuilles et de la gomme dans l'alimentation et la thérapeutique des nomades, est de nos jours sérieusement menacée à cause des sécheresses cycliques et la rareté des pluies.

Le commerce est une activité secondaire mais très importante. Elle porte sur la vente du bétail et de sous-produits animaliers à l'intérieur de la région, entre la région et les régions voisines (Gao, Tombouctou…) et entre la région et les pays limitrophes, l'Algérie et le Niger d'où les nomades s'approvisionnent en produits alimentaires (riz, petit mil, dattes, thé, sucre, tabac, semoule...), vêtements, tapis, couvertures, chaussures… Ag Foni (1979 : 79)[29].

L'artisanat représente une activité dont l'importance économique ne se discute pas chez les Kel-Adagh, d'autant plus que chacun exécute de petits travaux d'artisanat. En fait, tous, les hommes comme les femmes, sont artisans, même si cette activité est dévolue à une couche spécifique, celle des *Inḥaḍan* (forgerons). Ils fabriquent tous les objets nécessaires à la vie des nomades : mobilier de l'habitat (tentes, arceaux,…), bols en bois ou en cuivre, haches, couteaux, sabres, harnachement des chameaux (selles, cravaches, cordelettes)

---

29. Eglèz Ag Foni (1979 : 79) « Traditionnellement, le trafic caravanier se faisait suivant cinq directions : sur le Touat (Algérie), sur Tamanrasset (Algérie), sur le Niger (Niamey, Tahoua, Agadez), sur le Taoudenni, sur Gao et Tombouctou. » Gast, M. (1968 : 188) signale que depuis l'indépendance du Mali et du Niger, un courant caravanier nord-sud et vice-versa s'est de pus en plus affirmé à partir de l'Ahaggar.

et beaucoup d'objets décoratifs.

Traditionnellement les nomades ne pratiquent pas cette activité. Il faut simplement noter que l'introduction de techniques culturales (maraîchage) dans la zone est consécutive à l'arrivée des commerçants arabes venus d'Algérie. Ils sont les premiers à créer des jardins dans les principaux villages de la région. Aujourd'hui le maraîchage est très bien développé dans les oasis où les puits ne sont pas profonds et la terre bien fertiles. Les jardiniers de la région vendent leurs produits de très bonne qualité sur le marché de Kidal, Adjelhoc, Tessalit et vont même à la frontière algérienne (Inhalil, Timiyaouin, Borge). Le maraîchage a un grand impact sur l'alimentation des populations.

I.8. Le transport et le tourisme

Depuis la première rébellion (1963-64) le tourisme a été interdit. Mais depuis l'érection de Kidal en région (1991), avec la levée de la mesure d'interdiction, cette activité commence à se développer. On le remarque par le fait que des agences de voyages locales se multiplient et des circuits touristiques s'organisent, cela jusqu'en 2009-2010 où elles ont vu leur activité se ralentir à cause du banditisme et de l'insécurité. Et avec la rébellion de 2012 c'est l'arrêt total. Cependant, de nos jours, il y a beaucoup et des particuliers propriétaires de véhicules qui font des 'business' avec les ONG et humanitaires qui interviennent dans la région.

Les événements du Nord lors des différentes rébellions (1990-2012) ont largement affecté le développement socio-économique déjà précaire de la région. Durant cette période, on a assisté au ralentissement et enfin à l'arrêt total des activités socio-économiques, au repli de l'administration, et au déplacement massif des populations à l'intérieur mais aussi à l'extérieur de notre pays[30].

L'état sanitaire, au cours de la période 1992-1996, se caractérise entre autres, par un taux de mortalité infanto-juvénile de 238‰ (Coulibaly et al. 1996). En 2009, le taux de couverture était de 57% pour les populations situées dans un rayon de 5 km d'une structure sanitaire (DNS, Annuaire statistique 1995, 1997, 2009).

Au plan géographique, le Mali, dans sa majeure partie, se situe dans la vallée du Niger et se caractérise par des plaines basses et des bassins sédimentaires. Les précipitations sont irrégulières et deviennent aléatoires au fur et à mesure que l'on avance vers le Sahara et se situent entre 200 mm et 1300 mm/an.

---

30. *« Les conditions de vie très difficiles ont provoqué le déplacement d'environ cinq cent mille personnes en direction du sud et vers les pays frontaliers, Mauritanie, Algérie, Burkina-Faso et Libye » (HCR) Rapport d'Evaluation, 2012. Une partie de ce chiffre concerne la région de Kidal.*

Au plan économique, le Mali est l'un des pays les plus démunis du monde. En 2002[31], sa dette extérieure s'élevait à 1 640 milliards et il occupait le 164e rang sur les 173 pays pauvres très endettés (PPTE) listés par le PNUD.

La région de Kidal concernée par cette étude est située dans la partie Nord-est du Mali. Elle couvre une superficie de 260.000 Km^2 représentant à peu près 21% du territoire national.

Avec le nouveau découpage politique, la région est subdivisée en quatre (4) cercles totalisant onze (11) communes dont une urbaine (Kidal).

Au plan agro climatique, cette région comporte deux zones homogènes correspondant chacune à un cadre de développement :

✓ La zone de l'Adrar, Tilemsi et Tamasna, constituant une très vaste zone pastorale.

✓ Et la zone désertique dont la valeur agricole est nulle mais qui recèle une haute valeur minière et stratégique.

Les migrations internationales dans la région de Kidal revêtent deux aspects :

• Il y a un départ important des jeunes et même des femmes vers les pays maghrébins. Selon l'enquête réalisée en 1992-1993 sur les Migrations et Urbanisation en Afrique de l'Ouest (EMUAO), le taux d'émigration de la population de 15 ans et plus pour les régions de Gao et Kidal était de 3,25%. Les épisodes de sécheresse et la rébellion sont les principaux facteurs qui suscitent ces fortes émigrations.

• Le retour des jeunes émigrés au pays qui a, entre autres, pour consé quences :

✓ une forte demande sociale en matière d'éducation, d'emploi et de santé ;

✓ une importation de cultures étrangères ayant un impact sur les mœurs et coutumes ;

✓ l'accentuation des phénomènes de banditisme et de délinquance ;

✓ l'introduction de maladies telles que les Infections Sexuellement Transmissibles (IST) et le Virus de l'Immunodéficience Humaine/ Syndrome Immunodéficience Acquis (VIH/SIDA).

L'économie de la région repose essentiellement sur l'élevage, le commerce, l'artisanat et le maraîchage.

---

31. Jeune Afrique n° 2370 du 11 au 17 mai 2003, p. 71.

La pauvreté au Mali est un phénomène réel et constitue un des enjeux de base de la décentralisation. L'ODHD (2003 : 13) mentionne : « Aujourd'hui le Mali demeure confronté au fléau de la pauvreté qui, en 1999, touchait 64,2% de sa population (Rapport RNDHD 2000). » Cette même source montre que l'Indice de Développement Humain (IDH) du Mali, établi par le rapport PNUD (2002), est de 0,386 et il est obtenu sur la base d'une espérance de vie de 52 ans, d'un PIB réel par habitant de 797 PPA équivalent à moins de 250 dollars US (soit environ 160 000 FCFA), d'un taux d'alphabétisation des adultes de 41,5% et d'un taux brut de 41,5%.

Les exodes massifs jumelés à l'aridité due à la faiblesse et à la rareté des pluies, aux vastes étendues désertiques et à l'enclavement expliquent la faiblesse de la densité dans la région.

Le Mali est touché par une crise sécuritaire, politique, alimentaire et humanitaire d'une ampleur et d'une complexité sans précèdent dans l'histoire du pays. Selon les Nations Unies, 5.010.000 personnes sont affectées par cette crise complexe[32].

La région de Kidal qui dit-on, est toujours le point de départ des différentes rébellions touarègues a enregistré les plus grands déplacements de sa population jamais connus dans son histoire. L'insécurité due au terrorisme et les affrontements entre les belligérants ont contraint les populations à replier, pour certaines vers le sud du pays (Gao, Mopti, Ségou, Sikasso, Bamako et parfois Kayes) et pour d'autres à s'exiler dans les pays voisins (Algérie, Burkina Faso, Mauritanie, Niger).

Dans les régions du nord du Mali (Tombouctou, Gao et Kidal), la situation sanitaire souffrait déjà d'un faible investissement de la part du pouvoir central, entrainant la faible fonctionnalité des services étatiques. Cette situation s'est aggravée par la crise complexe que vit le pays : l'insécurité a provoqué la fuite des milliers de personnes, y compris le personnel de santé des structures étatiques. Nous avons observé sur le terrain que ces dernières ont subi en 2012 des pillages et des attaques délibérées, et ont connu, de source sanitaire, un faible approvisionnement en médicaments et intrants médicaux. On enregistrait alors une forte diminution de la provision et de l'accès minimal aux services sociaux de base, surtout dans la région de Kidal où l'administration était quasiment absente.

La présence de groupes armés, puis le lancement d'une offensive militaire en janvier 2013 avec l'opération Serval ont provoqué le déplacement de 382.508 personnes, dont 300.783 personnes déplacées à l'intérieur du Mali[33] et 174.129 réfugiés enregistrés dans les pays voisins (Mauritanie, Burkina Faso, Niger, Algérie)[34].

Par ailleurs, l'insécurité alimentaire constitue un facteur de risque pour la survenue de malnutrition chez les populations vulnérables (enfants de moins de 5 ans, personnes âgées et femmes enceintes et allaitantes). Selon OCHA, 660.000 enfants de moins de 5 ans risquent de subir un épisode de malnutrition aigüe en 2013[35].

Au Mali, dans le cadre de l'accès des populations aux soins, différentes

32. *OCHA, acronyme anglais pour Office for the Coordination of Humanitarian Affairs.*
33. *OCHA, Rapport de situation n°32 du 08/05/2013, chiffre du 30/04/2013.*
34. *Idem., chiffre du 07/05/2013.*
35. *Bulletin humanitaire spécial crise nutritionnelle et sécurité alimentaire au Sahel, 08/03/2013.*

stratégies ont été initiées :

- la mise en place des mutuelles de santé ;
- les coopératives sanitaires ;
- le système de référence/évacuation pour permettre la prise en charge des urgences obstétricales ;
- la disponibilité des médicaments génériques DCI (Domination Commune Internationale) sur l'ensemble du pays ;
- la gratuité de certains dispositifs préventifs (dépistage du VIH/SIDA, tuberculose, le paludisme chez l'enfant de 0 à 59 mois et les femmes enceintes) ;
- la subvention de certains soins (ophtalmologie pour les personnes âgées) ;
- la gratuité de certains soins (césarienne, ARV, paludisme pour les femmes enceintes et les enfants de moins de 5 ans).

La région de Kidal compte une population actualisée en 2011 de 72 596 habitants (RGPH de 2009) avec un taux d'accroissement annuel de 3,6%.

Selon la même source, cette population compte 47,1% des moins de 15 ans et 5% des 60 ans et plus, mettant ainsi en exergue un taux très élevé de dépendance de 52,1%.

La situation démographique dans la région de Kidal se caractérise par un indice de fécondité qui, quoique élevé (4,7%), reste inférieur à celui du niveau national de 6,6% (EDSM-IV 2006).

Les taux de mortalité maternelle, infantile et juvénile étaient très élevés selon l'EDSM-III. Ils étaient respectivement de 582‰, 141,8‰ et 170,8‰ naissances vivantes au niveau des trois régions du nord (Tombouctou, Gao et Kidal).

La mortalité infantile est très importante, plus de 20 enfants sur 1000 meurent avant l'âge de 5 ans. Les deux tiers des décès des enfants sont imputables aux maladies suivantes : tétanos, diarrhée, rougeole, paludisme, coqueluche (EDSM IV, 2006).

L'accessibilité géographique de la population selon la distance d'un centre de santé (CSCOM) par district sanitaire de la région de Kidal en 2011 était en moyenne de 41% dans un rayon de 5 km, très faible à Abéibara (11%), elle est nulle à Tin-Essako. En outre, on note qu'il existe peu de population entre 5 et 15 km, la population est soit dans les 5 km autour des CSCOM ou au-delà de 15 km, ce qui n'est pas en faveur d'une mise en œuvre de la stratégie avancée *(Annuaire statistique 2011, Région de Kidal).*

Les maladies les plus fréquentes dans la région sont : le paludisme, les infections respiratoires aiguës (IRA), la syphilis endémique, la diarrhée présumée infectieuse, les conjonctivites, les caries dentaires, les angines et les traumatismes non liés à un accident. (Annuaire statistique 2011, Région de Kidal).

Le paludisme simple était le diagnostic le plus fréquent (collectif, 2009) suivi des consultations (21%) et des Infections Respiratoires Aiguës (IRA) basses (10%). Les affections buccodentaires représentent, quant à elles, 5% des cas (Annuaire statistique 2011, Région de Kidal).

Dans la région de Kidal, les maladies touchent l'ensemble de la population (86 639 habitants actualisée en 2016) et plus particulièrement les indigents et les couches vulnérables qui représenteraient plus de 2/3 de la population totale (soit 57 759 hbts) dont les moins de 15 ans représentent 47,10% et les 60 ans et plus 5,00%).

Il est important de signaler que la région de Kidal est incontestablement une des régions les plus pauvres[36] du pays malgré l'importance de ses potentialités. A cause de l'extrême aridité et de la nature des sols, la productivité des terres est insignifiante et la capacité d'accueil de cette région est extrêmement réduite. Une telle situation est sans doute à l'origine du retard accusé dans son développement économique et explique sa marginalisation qui, selon l'opinion populaire du milieu, serait la source des différentes rébellions touarègues déjà survenues (1963, 1990 et 2012).

La faible densité, moins d'un habitant au km² de la région, le grand retard dans son développement et la situation de vulnérabilité de la majorité des populations s'expliquent en grande partie par :

✓ les sécheresses endémiques de 1973-1974 et 1984-1985 ;

✓ les trois rébellions armées évoquées ci-dessus qui ont provoqué différents mouvements d'exode de la population vers les pays voisins (Algérie, Mauritanie, Niger, Libye, etc.) et vers les régions sud du pays ;

✓ la mauvaise administration de la région entre 1960 et 1990 : elle était

---

36. Selon le Cadre Stratégique de Lutte contre la Pauvreté (CSLP) Final (2002 : 16) : « La région de Kidal est caractérisée par une pauvreté généralisée. Pratiquement 9 personnes sur 10 sont touchées par le fléau. La région souffre de contraintes naturelles (sécheresse, désertification, enclavement), de l'insuffisance d'infrastructures de bases (centre de santé, école, route), de l'insécurité, de la mauvaise gestion, des ressources naturelles (pâturage, bétail), du manque d'exploitation de ressources minières et touristiques, de l'insécurité alimentaire et de l'insuffisance de points d'eau potable. »

Cette source révèle que les potentialités de la région sont : l'importance du bétail, l'existence de ressources naturelles (minières, touristiques, soleil, vent, réserve en eau souterraine), la bonne qualité des pâturages, la présence d'un artisanat riche et varié.

La pauvreté, comme indiquée ici, se présente sous plusieurs formes ce qui du reste rend difficile sa définition de façon précise. Mais, si l'on se réfère aux travaux de l'ODHD (2003), on déduit que fondamentalement la pauvreté peut être définie comme une privation de capacités : capacité de se nourrir, de vivre en bonne santé, d'atteindre l'âge adulte et de vivre plus longtemps, de s'instruire, de se former, de s'exprimer, de participer aux décisions, notamment par des élections démocratiques, d'obtenir un emploi et un revenu décent, de défendre ses droits... (cf. ODHD 2003 : 11-21).

fortement militarisée, une situation qui a provoqué la fermeture de la région à tous projets de développement ;

✓ la mauvaise gestion des affaires publiques de 1990 à nos jours ;

✓ le banditisme et la criminalité de plus en plus grandissants ;

✓ l'aridité du climat : l'indice de pluviométrie très faible ainsi que la végétation vont décroissants au fur et à mesure que l'on va du sud vers le nord.

Globalement, le déplacement des populations de la région de Kidal s'explique par l'écroulement de l'économie locale suite aux sécheresses cycliques, la répression des populations innocentes par l'administration militaire lors des différentes rébellions. A cela il faut ajouter « l'idée nomade » selon laquelle l'homme n'a pas de patrie, il reste toujours là où les conditions sont favorables à son séjour.

Parmi les populations déplacées en 2012, certaines n'ont plus regagné le bercail. La raison réside dans la crainte de ne plus pouvoir s'intégrer au plan économique et social. Il y a aussi la peur du risque de récidive de la part des autorités du pays d'origine. D'autres pensent qu'elles sont suffisamment intégrées dans le pays d'accueil, donc n'imaginent plus la nécessité de repartir dans le pays natal.

Dans les quartiers où les enquêtes se sont déroulées nous avons pris contact avec les structures de santé (CSCOM) et des chefs de familles déplacées. Ceux-ci nous ont permis d'identifier des cas de maladie survenus les 3 ou 4 derniers mois avec lesquels nous avons eu des entretiens approfondis sur leur maladie. Cette première étape nous a aidé à repérer l'ensemble de différents acteurs concernés par nos questions de recherche et nous a aussi permis de bien déterminer notre problématique et orienter les recherches proprement dites sur le terrain.

L'exercice d'immersion sur le terrain et le travail exploratoire ont pu être réalisés pendant cette phase.

Outre les personnes interrogées à Gao et Bamako, nous avons choisi à Sénou et Sirakoro, une vingtaine de personnes (sous forme d'études de cas) qui ont été malades au cours de 4 derniers mois. Avec elles nous avons essentiellement discuté de leur maladie, des itinéraires thérapeutiques, les conditions de consultations, les prescriptions et les traitements.

L'objectif recherché est, comme l'écrit Ferrarotti (1983 : 8)[37] : « ... *de saisir le vécu social, le sujet dans ses pratiques, dans sa manière dont il négocie les conditions sociales qui lui sont particulières.* » La confrontation des faits observés et des discours des acteurs à travers une analyse du contenu a permis de découvrir les nuances et les incohérences et d'« *apporter des éléments de réponse aux problèmes qui ont suscité sa mise en œuvre.* » (Ghiglione et al 1980 : 3)[38].

---

37. *Farrarotti F, 1983, Histoire et histoire de vie. La méthode biographique dans les sciences sociales, Paris, Klincksieck.*

38. *Ghiglione R., Beauvois J.L., Chabral Cl., Tragnon A., 1980, Manuel d'analyse du contenu, Paris Armand-Colin*

Chapitre II : Sites et population d'étude

En effet, la communauté kel-tamasheq déplacée qui réside à Gao et Bamako est beaucoup plus importante que partout ailleurs sur le territoire malien. Ainsi, nous avons concentré l'étude, d'une part, sur les quartiers suivants du district de Bamako : Faladié, Sirakoro, Sénou, Koulouba djigui-djigui et ceux de la commune rurale de Kalaban-Coro : Kalaban-Coro et Niamana et, d'autre part, sur le quartier Château (9e Quartier) de la ville de Gao où nous avons réalisé successivement 43 et 60 entretiens entre mai et octobre 2015. Outre ces entretiens, nous avons réalisé des études de cas, une vingtaine d'interviews approfondies individuelles avec des malades dans les quartiers de Sénou village et Sirakoro Méguatana et récemment une dizaine d'études de cas à Kidal, comme annoncé plus haut.

Le choix du site et de la population d'étude est raisonné. Nous l'avons signalé plus haut, initialement cette étude devait être réalisée dans la région de Kidal. Elle concernait les quatre (4) cercles de la région (milieu urbain et rural).

Nous avons également évoqué les raisons de la délocalisation de l'étude, qui sont principalement d'ordre sécuritaire : l'insécurité et le banditisme de plus en plus grandissants ne permettent pas d'effectuer des recherches dans la 8e région, et ensuite, d'ordre économique : faute de financement il est difficile, voire impossible, d'effectuer les voyages nécessaires pour la collecte des données. Ceci étant, il nous est apparu opportun, sans occulter Kidal (terrain initial) de choisir des lieux d'accueil des populations de Kidal. Ainsi, le nouveau terrain (sites) de recherche devient le quartier Château dans la ville de Gao et les quartiers suivants du district de Bamako : Faladié, Sirakoro, Sénou, Koulouba Djigui-djigui et ceux de la commune rurale de Kalaban-Coro : Kalaban-Coro et Niamana.Pour une meilleure compréhension des dynamiques des choix préférentiels en matière de soins de santé de la population kel-tamasheq concernée par cette étude, il n'est pas inintéressant de procéder à une étude monographique de la région de Kidal. De façon plus précise, étudier le milieu et sa population, son histoire, son mode de vie, son économie, ses pratiques en matière de soins (fonctionnement du système de soins) et ses valeurs culturelles. Mais avant de le voir plus loin, nous allons d'abord, dans le parcours qui suit, présenter successivement les sites de Gao et Bamako.

II.1. Site de Gao

La 7e région du Mali, Gao est limitée au sud et à l'est par le Niger, au nord par la région de Kidal, à l'ouest par la région de Tombouctou. Elle a

été créée par la loi n°60-3/Al/RS portant organisation de la République Soudanaise (7 Juin 1960)[39].
La région de Gao couvre une superficie de 170 572 km^2 pour une population de 544 120 habitants en 2009[40].

La population a été multipliée par près de 1,4 depuis 1998, soit un taux d'accroissement moyen annuel de 3,0 % entre 1998 et 2009. Les femmes représentent 49,8 % de la population.

Au plan administratif, la région de Gao comprend quatre cercles (Ansongo, Bourem, Gao et Ménaka) qui regroupent 24 communes dont 7 pour le cercle de Gao.
La région de Gao est devenue, au fil des mouvements migratoires, pluriethnique, composée notamment de Songhaïs, Bozos, Dogon, Tamasheq (Touareg), Bambaras, Arabes et Peuls.

Gao recèle d'importantes potentialités économiques dont l'élevage, l'agriculture, la pêche, l'artisanat et le tourisme. Cette dernière activité prend de plus en plus de l'importance et constitue une source importante de revenus.

Il est important de souligner que depuis le 22 septembre 2006, le Pont de Wabaria sur le Niger a remplacé le bac. Ce dispositif contribue à l'essor de Gao en ces sens que le pont le plus proche en aval se trouve à Niamey au Niger (500 km environ), et ceux en amont à Markala (barrage-pont de Sansanding) (900 km) puis Bamako (1 100 km environ).

Gao est relié à Koulikoro par la Compagnie malienne de navigation, pendant la saison des hautes eaux du Niger soit quatre (4) à cinq (5) mois par an.

La région de Gao connait une situation socio-économique difficile liée à la persistance de la sécheresse, l'enclavement, l'éloignement des centres nationaux de décision et une rébellion armée qui à eu de graves conséquences de 2011, 2013 et qui est frappé quotidiennement par des actes de banditisme.

Notons que la rébellion armée de 2011-2013 a augmenté davantage l'émigration des populations.

Notons que la ville de Gao est divisée en quartiers qui sont au nombre de 9. C'est le 9e quartier appelé Château par les autochtones qui est le site de notre étude. Notre choix de ce site n'est nullement aléatoire, il est raisonné en ce sens que d'une part, ce quartier depuis sa création abritait une forte communauté kel-tamasheq et d'autre part, suite à la crise sécuritaire au nord, il a accueilli le plus grand nombre des déplacés de Kidal. On parle de 600 personnes déplacées mais officiellement le délégué Monsieur Ichakane Yattara[41] a

39. https//wikipedia.org>wiki>collectivité_territoriale_au_Mali

40. Selon le SRAD de Gao, en 2011 la population était évaluée à 89232 habitants.

41. Ichakane Yattara, né à Bourem en 1943, est nommé délégué du quartier Château par Arrêté du CTSP le 3 mai 1995. Au jour d'aujourd'hui c'est lui qui est le chef du quartier Château.

réceptionné 563 personnes.

Pour comprendre les choix préférentiels des soins de santé et les itinéraires thérapeutiques, parmi les 9 quartiers de Gao c'est celui-ci qui a retenu notre attention.

Ceci étant, dans le parcours qui suit, nous proposons une étude monographique du quartier Château pour voir toutes les possibilités qui s'offrent aux déplacés dans le cadre de la prise en charge de leur santé, aussi bien du point de vue médical que traditionnel.

• **Château**

Ce quartier appelé par les populations « Château » doit ce nom au château d'eau implanté à cet endroit avant l'arrivée des premiers occupants. Le quartier est limité à l'est part le camp II et l'aéroport, à l'ouest part Djiddara et Balgoindje, au sud-est par Bangoundje et au nord-est par Sossokoïra.

Le 9e quartier ou Château est créé en février 1992. Il est divisé en 6 secteurs sur une superficie de 62 000 km^2.

La population du quartier château est estimée à 12.937 habitants. La rébellion et la crise sécuritaire des années 2011 à 2013 auront augmenté davantage l'émigration des populations du nord vers la ville de Gao, notamment le quartier Château dans lequel de nombreuses familles déplacées de Kidal sont venues s'installer.

Les principaux groupes ethniques du quartier château sont les Kel-tamasheq, les Sonrais, les Arabes, les Peuhls, les Bambaras, les Somonos, des Bozos, des Dogons et les Armas.

Suite aux événements survenus en 2012, quartier Château a connu une situation socio-économique difficile qui, jusqu'à présent, persiste.
L'économie du quartier repose essentiellement sur le commerce, l'élevage, la pêche, l'agriculture et l'artisanat.
La production agricole se caractérise par une extrême fragilité due au système de production confronté à l'aridité croissante du milieu.
Quant au secteur de l'artisanat, le nombre d'artisans est relativement important mais le niveau technique rudimentaire leur confère une faible productivité.
Il faut noter que lors des événements de 2011-2013 au moins plus de 50% de la population autochtone avaient fui le quartier. Mais avec le départ des islamistes et l'espoir de retrouver la paix, on remarque un retour de cette population déplacée.

Au plan scolaire, le quartier Château dispose de 5 écoles publiques qui sont : Ecole publique Thionville château A' B' C' et château extension et le second cycle Thionville 1.

Le nombre d'écoles publiques existantes est de 5 totalisant plus de 27 classes réparties comme suit : 24 classes pour premier cycle et 3 classes pour le

second cycle.
Les écoles privées sont au nombre de 6 à savoir :

- Ecole privée Liptako ;
- Médersa Soulam ;
- Ecole privée Bonfereye;
- Medersa Markaz;
- Medersa El wassoulou 1;
- Medersa El wassoulou 2.

Outre ces écoles, le quartier possède 3 lycées, un centre de formation professionnelle (C.F.P.P.A.S)

Au plan socio sanitaire, le Château abrite :

- 1 CSCOM (CSCOM du château) ;
- 2 centres de protection et promotion de la famille ;
- 1 centre de protection et de promotion de la famille (Zangula partenaire) ;
- 1 centre de protection et de promotion de la femme (AMPPF) ;
- 1 pharmacie (la pharmacie EL ANSAR).

Les tradithérapeutes (guérisseurs et guérisseuses, grands-mères) qui interviennent dans les soins des populations sont nombreux dans le quartier. Nos investigations auprès des habitants nous ont permis d'identifier et rencontrer les guérisseurs les plus fréquentés du quartier. Ils sont au nombre de cinq (5) dont 2 femmes. Les marabouts eux aussi sont nombreux dans le quartier, mais s'occupent pour la plupart de l'enseignement du Coran à leur domicile ou de l'arabe dans les medersas.

Notons que le quartier Château est distant du fleuve Niger de plus 6 km et de l'hôpital régional d'au moins 4 km.

II.2. Bamako

Bamako est la capitale du Mali. Principal centre administratif du pays, important port fluvial sur le Niger et centre commercial rayonnant sur toute la sous-région, la ville compte deux millions (2 009 109) habitants en 2009 et sa superficie est estimée à 245 km^2.

Le district de Bamako est divisé en six communes par l'ordonnance du 18 août 1978 modifiée par la loi de février 1982[42]
Les communes III, V et VI sont principalement les seules concernées par cette étude.

---

42. Ordonnance n° 78-34/CNLM du 18 août 1978, modifiée par une loi de février 1982 fixant les nouvelles limites des Communes III et IV, cité par Doussou Djiré, Commune IV : entre tradition et modernité, l'Essor [archive], 24 avril 2009

II.3. Commune rurale de Kalaban-coro

Kalaban-coro est une commune rurale du cercle de Kati, qui est de la région de Koulikoro.

La Commune rurale de Kalaban-coro est située dans le cercle de Kati dans la région de Koulikoro entre les coordonnées géographiques suivantes :

- 8°25 et 8°02 longitude Ouest ;
- 12° 48 et12°57 latitudes Nord.

La commune rurale de Kalaban-coro fut créée par la Loi N°96 - 059 de Novembre 1996 Commune Rurale de Kalaban-coro portant création des communes. Couvrant une superficie de 219,75 km^2, elle est divisée par le couloir aérien de l'aéroport de Sénou et le village de Banankoroni.

Elle est limitée :

- à l'Est par les communes rurales de Mountougoula et de Baguinéda-Camp ;
- au Sud par la commune rurale de Sanankoroba ;
- à l'Ouest par la commune rurale de Mandé, la commune IV du District de Bamako et le fleuve Niger sur 15 Km environ ;
- au Nord par les communes V et VI du District de Bamako

La commune de Kalaban-Coro est composée officiellement de 12 villages (Diatoula, Gouana, Kabala, Kalaban-coro, Kouralé, Missala, Missala-bougou, Niamana, N'Golobougou, N'Tabacoro, Sabalibougou et Siracoro Méguétana). A ces villages s'ajoutent deux autres, N'Gomi et Binabougou, qui ne figurent pas sur la liste des villages cités dans les documents de la Décentralisation.

Kalaban-coro qui était le chef-lieu de l'arrondissement de Kalaban-coro est le chef-lieu de la commune du même nom.

Avant l'avènement de la Décentralisation, il y avait l'Arrondissement de Kalaban-coro qui relevait du cercle de Kati.

- Le relief est constitué de plateaux et de plaines.
- Le climat est de type Sud Soudanien. La température oscille entre 17°C et 42°C.
- Les vents dominants sont l'harmattan et la Mousson.
- La commune rurale de Kalaban-coro est drainée par le fleuve Niger et des marigots.
- Le fleuve traverse la commune sur une distance de 17 km à l'Ouest et de 6 km au Nord-Est.
- La population de la ville de Kalaban-coro est constituée de bambaras, bozos, peuls, dogons, bobos, sarakolés, songhoïs et malinkés[43].

---

43. *Notre enquête révèle la présence dans cette commune des populations kel-tamasheq déplacées suite à la crise sécuritaire de 2012.*

- La religion la plus pratiquée est l'islam à laquelle s'ajoutent le christianisme et l'animisme

Au Recensement Général de la Population et de l'Habitat (RGPH) de 2009, la commune de Kalaban-coro comptait 166 722 habitants[44].
La proximité de la commune de Kalaban-coro au District de Bamako fait que le taux d'accroissement constaté (15,1%) est particulièrement élevé et supérieur à celui du cercle de Kati qui est de 3,8%[45].

L'Économie de la commune repose sur les trois secteurs : primaire, secondaire et tertiaire.

L'agriculture et le maraichage occupent plus de la moitié de la population active. Les principales productions sont : le mil, le sorgho, le maïs, l'arachide, le niébé, les tubercules, la tomate, le chou, le concombre, l'aubergine, l'oignon, la carotte, le haricot vert. Les produits sont généralement destinés à l'autoconsommation.

L'Arboriculture est pratiquée dans les concessions rurales et sur des titres fonciers privés. On y exploite des agrumes, des citronniers, des manguiers, des bananiers, des goyaviers, des papayers et des eucalyptus.

Dans la commune rurale de Kalaban-coro on pratique les deux types d'élevage : l'élevage intensif et l'élevage extensif. Kalaban-coro est devenu au fil des ans la ceinture réservée à l'élevage du district de Bamako.
La pêche se pratique sur le fleuve Niger, dans les villages riverains : Kalaban-coro, Kabala, N'Golobougou, Sabalibougou et Tiebani.

Selon les autorités communales le commerce est très développé dans la commune de Kalaban-coro. Cette activité porte en priorité sur les matériaux de construction : sable, gravier, fer et ciment.
Les autres activités commerciales portent sur :

- les produits maraîchers (fruits et légumes) ;
- les sous-produits de d'élevage (lait, viande, œufs) ;
- les denrées de première nécessité (sel, sucre, riz, farine, etc.).

Il faut noter que les institutions financières sont largement représentées dans la commune par les banques (la Banque Atlantique, la Banque Nationale de Développement Agricole, la Banque Commerciale du Sahel, la Banque Internationale du Mali) et les caisses d'épargne et de crédits au nombre de deux : Jemeni et Miselini). Ces institutions financières permettent de mobiliser l'épargne et octroient des prêts aux petites et moyennes entreprises, aux particuliers et aux associations communautaires de base.

Le développement socio-économique de toutes les communes du Mali est à la traine depuis leurs créations comme le révèle le PDSEC de la Mairie de

44. PDSEC de la Commune rurale de Kalaban-Coro 2016-2020
45. PDSEC (op. cite)

Kalaban-coro : « Dans l'ensemble, on peut noter l'insuffisance d'infrastructures et d'équipements de base, la vétusté et le mauvais état de ceux existant ce qui constitue un frein pour l'accès des populations à ces services ».

Selon le PDSEC de la mairie, la ville de Kalaban-coro dispose d'un réseau d'électricité de l'EDM qui a été installé à la faveur de la CAN 2002 organisée au Mali. Selon cette même source, la commune de Kalaban-coro est traversée par la ligne de haute tension de Manantali avec deux postes de transformation HT/MT dont un à Kabala et l'autre à Sirakoro-Méguétana. Une Centrale thermique est en cours de réalisation à Sirakoro-Méguétana.

Les autorités communales signalent les difficultés liées au domaine scolaire dans la commune rurale, notamment l'insuffisance de salles de classes et d'équipement et le manque de clôture des écoles.

La Commune de Kalaban-coro dispose d'une centaine d'écoles fondamentales publiques et privées reparties entre Kalaban-coro et les autres localités. Elle abrite également des écoles secondaires.

Au plan de la santé, les populations de la commune connaissent de nombreuses maladies. Dans le tableau ci-dessous les autorités sanitaires indiquent les maladies d'origine hydrique et leur fréquence.

Certains villages ne sont pas dotés de CSCOM : Kouralé, Kabala, Diatoula, Sabalibougou, N'Golobougou, Missalabougou, et Tabacoro village.
Dans les autres secteurs et villages de la commune, les CSCOM existants souffrent des problèmes d'équipements, de manque de véhicule d'évacuation des malades et des difficultés d'accès aux équipements sanitaires.

Chapitre III : L'accès aux soins des indigents et couches vulnérables en milieu kel-tamasheq de Kidal

III.1. Sciences sociales et domaine de la santé

Aujourd'hui, rares sont les disciplines scientifiques qui peuvent faire l'économie de la notion d'interaction sociale comme le note H. M. Abdalla (2002) : « *Toutes les théories de la représentation sociale, du statut, du rôle, du pouvoir, de la dynamique des réseaux etc., fondent leurs analyses sur les liens interpersonnels qui sont omniprésents et déterminants dans les rapports sociaux de tous les jours.* »

Pour aborder et analyser les interactions (au niveau de toute structure de santé) entre professionnels de santé et leurs clients, la sociologie qualitative interactionniste nous propose des outils indispensables. De même, l'anthropologie de la santé africaniste contemporaine, qui connaît ces dernières années une avancée significative, nous proposera aussi une analyse assez riche à cet effet.

C'est à ces deux types d'approches (sociologie qualitative interactionniste et anthropologie de la santé et/ ou de la maladie) que nous emprunterons de préférence des éléments théoriques et méthodologiques.

Nous présenterons successivement, de façon sommaire, la démarche interactionniste, les approches théoriques en anthropologie de la santé.

III.2. La démarche interactionniste

Considérant les phénomènes sociaux sous l'angle des interactions individuelles et des représentations qui sont mises en jeu, l'interactionnisme symbolique a été la démarche de la seconde école de Chicago à travers les travaux bien célèbres des chercheurs comme E. Hugues, H. Becker (1985), A. Strauss (1992), E. Goffman (1967, 1973, 1974). En s'inspirant des travaux novateurs de H. Blumer et G.H. Mead, ceux-ci ont élargi l'approche interactionniste en l'appliquant à l'analyse des rapports sociaux au sein des structures des soins. A travers cette compréhension de la dynamique des relations interindividuelles, une nouvelle façon de penser et d'analyser la société est née.

Le fait social se construisant dans le cadre de situations concrètes de relations sociales, on ne peut le considérer comme un donné[46].

Les conduites sociales sont donc le résultat d'un processus interactif de construction d'un environnement auquel l'homme réagit. Une communauté

46. En philosophie ce qui est offert au sujet dans l'expérience, dans la connaissance sensible.

de signification rend possible l'activité de l'individu qui donne de ce fait sens à ce processus.

Durant l'interaction, c'est bien en fonction de la compréhension des signes auxquels nous donnons les mêmes significations que nous parvenons à saisir aussi l'activité de l'Autre. C'est dans la dynamique des échanges interindividuels, et à travers le sens que les uns et les autres donnent à leurs actions, que l'on peut saisir l'essence du jeu social. Pour ce faire, nous sommes amenés à avoir des attitudes prévisionnelles qui nous permettent de modifier ou d'adapter notre propre comportement à partir de celui d'autrui.

Les activités de communication interindividuelle sont de ce fait observables, enregistrables et analysables ; chose qui a ses implications pratiques obligeant le chercheur à travailler avec beaucoup de minutie, en prenant en compte même les détails qui peuvent paraître futiles pour un profane.

Dans le cadre de la présente étude - qui s'inscrit dans une perspective faisant à la fois recours à l'observation et à la description, nous allons d'abord évoquer les apports à la fois théoriques et méthodologiques d'Anselm Strauss et al. (1967) notamment avec la « *grounded theory* »ou « la théorie fondée sur les faits », la microsociologie d'Erving Goffman et "l'action réciproque" de Georg Simmel.

✓ ***La trame sociale : une trame négociée, appréhendée par la «grounded theory»***

On peut traduire la *"grounded theory"* par la "théorie venant d'en bas" et où il s'agit de partir du terrain pour développer des hypothèses. Ce procédé produit des modèles théoriques ayant la particularité d'être enracinés dans le concret. La "grounded theory" est fondamentalement une "légitimation du qualitatif" qui bouleverse l'approche sociologique traditionnelle qui, elle, favorise l'analyse des données quantitatives. A l'inverse de ces dernières, elle postule l'idée selon laquelle les données qualitatives ne peuvent s'obtenir que sur la longue durée impliquant d'incessants va-et-vient entre le terrain et les conceptualisations théoriques du chercheur.

Pour Corbin et Strauss[47], «la théorie fondée est une théorie qui découle inductivement de l'étude du phénomène qu'elle présente. C'est-à-dire qu'elle est découverte, développée et vérifiée de façon provisoire à travers la collecte systématique de données et une analyse des données relatives à ce phénomène. Donc, collecte de données, analyse et théorie sont en rapports réciproques étroits. On ne commence pas une théorie pour la prouver, mais bien plutôt avec un domaine d'étude et on permet à ce qui est pertinent pour ce domaine d'émerger». Ce sont ici les faits qui confèrent sens et consistance aux théories.

47. Cité par I. Baszanger in A. Strauss (1992-) p.53.

En prônant la démarche ethnographique, c'est bien par l'observation directe, *in situ,* que ces auteurs restituent leurs analyses renforçant ainsi la sociologie interprétative. Pour H. Becker (1947-72) «l'interprétateur se met à la place de l'acteur de son mieux et c'est dans la mesure où il envisage la situation comme l'acteur lui-même l'aurait fait qu'il réussit à prévoir les étapes ultérieures de la conduite en question».

L'approche de ces auteurs dans toute sa diversité est illustrée par le concept de l'action qui puise son sens dans le thème du travail. L'ordre social est régi par des actions collectives qui se déterminent à l'intérieur d'un "monde social" où les principes de négociation sont toujours mis en avant. Le "monde social" est un réseau d'acteurs en coopération et en conflit dont l'étude permet d'appréhender l'existence humaine et par-dé-là, de mieux comprendre le processus du changement social. Dans son œuvre «*Mirrors and masks*» (1959) (traduite en 1992 par 'Miroirs et masques'), Strauss aborde le problème des 'mondes sociaux' qui lui apparaissent comme des faits symboliques plus que matériels. La notion de champ implique la présence d'une diversité d'enjeux et d'intérêts spécifiques en opposition avec ceux d'autres champs. Décrit sous cet angle interactionniste, le champ s'apparente à la notion d'arène que certains chercheurs comme Olivier de Sardan, (1995-174) ont utilisée. Selon cet auteur, l'arène est un contexte où « *des groupes stratégiques hétérogènes s'affrontent mus par des intérêts (matériels ou symboliques) plus ou moins compatibles, les acteurs étant dotés de pouvoirs relationnels plus ou moins inégalement distribués* ». Dans cette confrontation, les différents 'groupes stratégiques' peuvent aussi être tantôt en coopération, tantôt en négociation les uns par rapport aux autres, tantôt en conflit.

- La micro-sociologie de Goffman :

C'est en s'appuyant sur le paradigme du 'situationnisme méthodologique' (Joseph, 1998) que Goffman étudie les interactions humaines. Parmi les œuvres de Goffman qui ont retenu notre attention et qui semblent d'un précieux apport pour cette étude, figurent : Asiles (1967), Les rites d'interaction (1973), et La présentation de soi (1974).

L'auteur aborde le monde hospitalier dans Asiles (1967) en se basant sur l'observation participante comme technique d'immersion dans un milieu afin de saisir le vécu et les règles internes. La vie quotidienne des acteurs, soignants et soignés ici, est décrite en même temps qu'est appréhendée la cohérence des comportements à partir des contraintes organisationnelles.

Goffman utilise la notion d'interaction pour exprimer l'unité minimale des échanges sociaux, à partir 'des bribes de vie sociale' et aussi désigner une situation sociale où chacun agit et se comporte en fonction de l'autre.

Pour identifier les modèles et les suites naturelles de comportement,

Goffman s'appuie aussi sur une 'sociologie des circonstances'. Celles-ci apparaissent amplement et en quantité importante chaque fois que des individus se trouvent immédiatement les uns en présence des autres et où chacun tient à 'garder la face'. Celle-ci est 'la valeur sociale positive qu'une personne revendique effectivement à travers la ligne d'action que les autres supposent qu'elle a adoptée au cours d'un contact particulier' (Goffman, 1974 -9). Toute personne vit au sein d'un monde social où elle peut être amenée à avoir des contacts de face à face ou médiatisés avec les autres. La notion de face est placée au centre de la réflexion de Goffman qui se fonde pour l'analyser, sur un 'canevas d'actes verbaux et non verbaux'.

- L'action réciproque vue par Simmel :

On ne peut évoquer ou faire la genèse de la pensée interactionniste sans se référer aux travaux précurseurs de Georg Simmel[48] (1981) pour qui la vie sociale est un mouvement à partir duquel ne cessent de se remodeler les relations entre individus. 'L'action réciproque' est le concept directeur sur lequel toute son approche se base et où chaque individu exerce une certaine influence sur autrui et inversement. Pour Simmel, interagir c'est analyser la distance des relations sociales en termes d'actions réciproques qui font que les interactions sont circonscrites par des règles de pertinence elles-mêmes portées par des régions de signification.

Chez cet auteur, la connaissance entre action et structure se fait dans et par l'interaction.

Au terme de cette revue schématique des connaissances en sociologie qualitative, quels ont été les apports les plus significatifs de l'anthropologie de la santé, discipline qui connaît aujourd'hui un essor certain ?

- Les approches théoriques en Anthropologie de la santé :

L'anthropologie, contrairement à la sociologie, notamment interactionniste n'a intégré l'étude des structures sanitaires dans son objet que très récemment. Les quelques rares études qui ont investi ce champ avaient un fort accent d'ethnomédecine, discipline elle-même beaucoup inspirée de l'ethnologie coloniale. Il s'agit surtout des travaux[49] en anthropologie médicale et en ethnographie réalisés par W.H.R Rivers (1924), E. Ackerknecht (1942), E.E.

Evans-Pritchard (1937), entre autres. Chez la plupart de ces auteurs, ce sont surtout les rituels thérapeutiques qui ont retenu l'attention en ce qu'ils revêtaient un caractère 'étrange' et ' 'dramatique', avec en arrière-fond des manifestations religieuses. L'analyse sur l'ethnie et la tradition a pris le pas sur toute autre considération. Rivers dans son œuvre posthume, inspirée des théories

---

48. Sociologie et épistémologie, PUF, 1981, cité in F. Vandenberghe (2001).

49. Rappelés par Fassin, in D. Fassin & Y. Jaffré (1990), PP 38-49 et aussi par Good (1998).

évolutionnistes du XIXème siècle, " Medicine, Magic and religion " (1924) est à cet égard assez éloquente.

De plus en plus, on recense dans cette discipline de nombreuses conceptualisations de la maladie, en tant que phénomène morbide symbolisant la cible des complexes enjeux sociaux, politiques et économiques.

Fassin (1990 : 47), pense qu'on ne peut pas « *(…). Se contenter d'étudier la maladie comme un phénomène culturel hors du temps de l'histoire et d'aborder la médecine sous le seul angle des pratiques dites traditionnelles. La santé est un enjeu social et politique, les représentations de la maladie traduisent la façon dont fonctionne la société avec ses conflits et ses rapports de pouvoir, et les pratiques de la médecine se situent au cœur de changements profonds dont les déterminations sont pour une large part extérieures* ».

Dans Le sens du mal (Augé & Herzlich : 1984), la démarche adoptée présente la maladie comme 'signifiant social' dans le sens où elle revêt une dimension sociale exigeant toujours une interprétation, qui est elle-même sociale. Vécue individuellement au plan biologique, la maladie est par contre socialement interprétée.

Dans cet inventaire d'études sur la santé et la maladie, ce sont les articles de M. Augé ('Ordre biologique, ordre social : la maladie forme élémentaire de l'événement') et de C. Herzlich ('Médecine moderne et quête de sens : la maladie signifiant social') qui expriment, à notre sens, des attitudes bien définies. Celle d'Augé fait ressortir que tout désordre du corps est également le révélateur d'un désordre social. La maladie recouvre, selon lui, la fonction d'un rappel à l'ordre. Cela renvoie à l'idée d'une transgression des normes ayant suscité une sanction naturelle ou divine. Il part de l'hypothèse qu'il existe une unicité de la grille d'interprétation du monde qui s'applique aussi bien au corps individuel qu'aux institutions sociales. Il n'existerait donc pas une véritable pensée de l'individu seul.

C. Herzlich, quant à lui, aborde la maladie comme 'signifiant social' où sont intégrés le savoir médical et sa pratique. L'auteur distingue de ce fait deux courants de pensée. Pour la première tendance, il ressort de la définition médicale de la maladie que celle-ci est perçue comme une réalité biologique elle-même inscrite dans un corps individuel et déchiffrée par la médecine. Cette orientation qui reconnaît 'la légitimité médicale dans le décryptage de l'organique' doit, selon Herzlich (p.193), prendre aussi en compte les dimensions sociales de la maladie que sont 'les circonstances, le contexte organisationnel, et relationnel de la maladie'. Cette réalité médicalement définie sera, dit-elle, la tâche de la sociologie. Quand la maladie engendre l'inactivité, donc l'improductivité, elle est perçue dans certaines conceptualisations comme une déviance (Parsons, 1955) qui est une conduite ayant son rapport à la société.

En un mot, on appréhende ici la santé en tant que super-catégorie où il s'agit de considérer le bien-être comme une norme sociale elle-même imposée par un 'impératif moral'. Toutefois, l'auteur émet des réserves sur cette rationalité sanitaire : « *nous doutons aujourd'hui que se soigner toujours plus et plus tôt soit, dans tous les cas, la réponse la meilleure et nous pensons qu'éviter le recours aux soins n'est pas toujours "déviant"* » (p.195).

Le second courant envisage la médecine comme productrice des catégories sociales de la santé et de la maladie. Pour les tenants de ce courant, réalité organique et réalité sociale de la maladie seraient distinctes en ce sens que, toujours selon eux, elles n'entretiennent pas de relations de continuité. Le médecin nomme la déviance, de même qu'il crée la déviance sociale. C'est le diagnostic médical qui attribue à un état l'étiquetage de 'maladie'.

Néanmoins, même sous cet angle et au-delà du cadre médical, l'auteur fait remarquer que l'interprétation de la maladie n'est jamais strictement individuelle. Elle est aussi collective, donc sociale.

Une étude des représentions sociales de la santé et de la maladie laisse entrevoir que cette dernière est vécue à la fois comme 'destructrice' et 'libératrice'. La maladie est vécue « comme 'destructrice' lorsque l'individu atteint ne voit aucune possibilité de restaurer son identité, totalement assimilée à l'intégration sociale. Elle est 'libératrice' au contraire, lorsqu'il perçoit dans la maladie l'occasion d'échapper à un rôle social étouffant son individualité » (p. 203). Enfin, la disparition des fléaux collectifs dans les pays occidentaux tend à individualiser la maladie parce qu'elle est traitée dans le rapport individuel du soignant et du soigné. Par contre, elle se socialise de plus en plus par 'l'institution d'un mode de prise en charge collective à travers les lois sociales' (p.206).

Jaffré et Olivier de Sardan (1995), ont toute une autre vision de la maladie que l'on retrouve largement exposée et défendue dans La construction sociale des maladies.

Olivier de Sardan reproche à Augé un excès de holisme et aussi un excès de symbolisme : d'abord quand Augé perçoit dans tout désordre du corps la révélation d'un désordre social et ensuite en considérant la maladie comme la cible de toute la culture.

Olivier de Sardan pense que Augé a amplifié la dimension du désordre. A partir d'enquêtes effectuées en Afrique de l'Ouest, Olivier de Sardan décrit les représentations de certaines maladies comme relevant d'un registre prosaïque et comme déliées d'un quelconque système nosologique populaire. Il ne s'agit pas non plus de nier la matérialité des maladies à étiologie 'magico-religieuse' qui mènent le plus souvent au 'piège du sens'. Certaines maladies peuvent certes mobiliser l'entourage social en soulignant les rapports des forces en vigueur.

Mais l'observation empirique ne peut aucunement relever de grandes constructions théoriques indigènes, ni des 'vastes systèmes classificatoires'. Ainsi, Olivier de Sardan fait observer que les entités nosologiques populaires en général, « *ne renvoient ni à la culture, ni à la société, ni au sens, ni au cosmos, mais à un ensemble restreint de représentations relativement autonomes et circonscrites* » (p.16). Toutefois, cette conception, loin de s'opposer radicalement à la position adoptée dans 'le sens du mal', vient en complémentarité à l'explication de 'l'infortune' (Sindzingre, 1984).

Après ce parcours, voyons quel a pu être l'apport de la psychosociologie dans l'étude et l'analyse de la santé.

III.3. La démarche psychosociale

La démarche interactionniste et particulièrement celle de Goffman, s'est clairement démarquée des démarches psychosociologiques et des philosophies de l'intersubjectivité.

Pourtant, certains domaines de la psychologie sociale, à l'instar de la socio-anthropologie de la santé - et de ses champs d'application nourrissent un rapport avec la problématique de la santé où chaque individu est situé en tant que sain ou malade (Petrillo, 2000). A ses débuts, comme le constatent J. Cosnier et al. (1993-10) « le 'dialogue' soignant-soigné a souvent été enfermé, à un extrême, dans la pure psychologisation et, à l'autre, dans une rationalisation techniciste, deux types d'écueils qui nous paraissent être à éviter dans l'étude et le traitement de ces problèmes ». En redéfinissant son objet d'étude qui s'élargit à la sphère des maladies physiques (donc, pas seulement psychosomatiques), la psychosociologie peut aujourd'hui s'estimer digne d'étudier le champ médical. Il ne fait pas de doute que la psychologie de la santé d'orientation nouvelle, a été féconde pour les sciences sociales, notamment quand elle intègre « au centre de la réflexion des éléments de discontinuité représentationnelle entre par exemple, le personnel et les usagers des services sanitaires, entre les logiques institutionnelles et celles de la vie quotidienne, entre le personnel en formation et le personnel opérant dans les secteurs professionnels précis, entre les malades et leurs familles, etc. » (Petrillo, 2000 : 29).

Une psychosociologie ou une psychologie sociale de la santé qui ne s'enferme pas dans un réductionnisme et qui n'est ni organiciste ni psychiste, est dès lors proche de notre objet d'étude. C'est bien la démarche entreprise par certains chercheurs. Parmi les approches qui ont le plus contribué à l'essor de la psychologie sociale de la santé, on peut noter les théories des représentations sociales développées par S. Moscovici (1984). Pour ce dernier, les représentations sociales sont des univers symboliques socialement partagés à leur caractère éminemment pragmatique mais aussi prélogique.

C'est ce que fait justement Y. Jaffré (Op.cit.) dans son article " La maladie et ses dispositifs ". Toute maladie connaissant une évolution dans ses manifestations, l'auteur (p. 53) pense que « parler de ' la' représentation d'une maladie est toujours un peu abusif ». Les diverses phases successives d'une maladie s'inscrivent dans une trajectoire qui englobe tous les mécanismes de gestion de la maladie. En un mot, « la durée et les modes d'évolution de la maladie apparaissent comme les traits pertinents tant pour comprendre le contenu des représentations que pour analyser les conduites des populations ». (p. 55).

C'est également à la psychologie sociale de la santé que nous devons certains travaux théoriques centrés sur la communication entre soignant et patient et dont les modèles dominants se basent sur les principes de la *compliance*[50] et de la *satisfaction*. D'après G. Petrillo (2000 : 34) qui rappelle les recherches de P. Ley (1988), « mieux le patient arrive à comprendre et à retenir les informations reçues du médecin, plus il est satisfait et disposé à suivre ses prescriptions ».

Après ce parcours sur les sciences sociales, regardons les travaux réalisés sur le sujet qui intéresse cette étude.

III.4. Revue de la littérature

Des travaux ont été effectués par des historiens, des géographes, des voyageurs, des administrateurs et des médecins coloniaux, sur la vie sociale et culturelle dans divers milieux touareg au Maghreb et en Afrique Noire.

Au nombre des travaux généraux signalons les thèmes de la médecine, de la religion, de l'artisanat, du nomadisme, de la cosmogonie, etc., sont traités dans quantité d'articles et de monographies. Citons chronologiquement ces travaux qui commencent par ceux écrits par des voyageurs arabes : Ibn Hauqal (X e s.), Al-bakrî (XI e s.), Al-Idrisî (XII e s.), Ibn Batouta et Ibn Khaldoun (XIV e s.), Jean Léon l'Africain et Mahmoud Kati (XVI e s.), Sadi (XVII e s.), auxquels il faut ajouter ceux de certains explorateurs européens qui, dans leurs récits de voyage, ne se sont cependant pas attardés sur les pratiques populaires en matière de santé. Antonio Malfante (XV e s.), Mungo Park (1805), Alexander Gordon Laing (1826), René Caillé (1828), Heinrich Barth (1835), Henri Bissuel (1888)...

D'autres écrits, rédigés par des médecins, des voyageurs et les premiers colons à la fin du siècle dernier, relatent les coutumes, les croyances, la sorcellerie, l'hygiène et les maladies,... des populations visitées.

Parmi ces auteurs, nous pouvons citer les plus connus : Henri Duveyrier (1864), Henri Bissuel (1888), Hours (1898), Maurice Benhazera (1908), le capitaine A. Aymar (1911), Jean Stefanini (1926), Charles de Foucauld (1926, 1951-1952).

A partir des années 1905, de nombreuses données proviennent des récits des médecins coloniaux qui participaient aux tournées des troupes mi-

50. La compliance désigne le fait qu'un malade suive les prescriptions faites par le soignant.

litaires pour inspecter les populations nomades dans le Sud algérien. Ils ont publié des articles relatifs à l'implantation de la médecine militaire dans ce milieu, au fonctionnement de l'assistance médicale, à l'hygiène des populations, à la typologie des maladies et à leurs différents remèdes.

Deux ouvrages sur la société touarègue ont particulièrement retenu notre attention. Le premier est l'œuvre du Dr Foley H. dans son article 'Mœurs et médecine des Touaregs de l'Ahaggar', écrit en 1930, il a observé les méthodes de soins de certaines maladies, la pratique de la chirurgie dans la thérapie en l'occurrence les ventouses, les saignées, les cautérisations, les scarifications, les pansements. Le deuxième est celui du Dr Humann J. ('Notes sur les pratiques médicales des Kel Ahaggar') qui étudie les conceptions médicales : causes physiques (froid, chaud) et causes surnaturelles (génies, démons), les maladies organiques et les maladies mentales, la classification indigène des maux et son rapport avec la classification moderne.

En plus de ces travaux, nous pouvons citer les études réalisées à partir des années 1960 qui touchent de façon plus large la santé :

- Nicolaïsen J. dans son « Essai sur la religion et la magie touarègues »[51] étudie les croyances, les pratiques maraboutiques et les techniques divinatoires.

- Jean-Louis Triaud[52] étudie l'influence de l'Islam sur les sociétés touarègues et analyse le rôle joué par les confréries et l'orthodoxie musulmane, le syncrétisme religieux, la magie et les pratiques divinatoires.

- Dans un travail très important, Marceau Gast[53] n'a pas manqué de montrer la place de l'alimentation dans la thérapie ; il indique la nourriture adéquate pour la femme pendant la grossesse et après l'accouchement.

- Dans un article portant sur les Touaregs du Niger, Edmond Bernus[54] dresse un inventaire des maladies qui affectent les humains et les animaux en indiquant les remèdes traditionnels que les nomades sahéliens utilisent. Il évoque également l'action des marabouts dans la thérapie touarègue.

- Ajoutons à cette liste, l'ouvrage de Dominique Casajus[55] qui évoque la naissance et les soins à l'accouchée. Il étudie également le rituel de l'imposition du nom et montre le rôle que celui-ci joue dans la tente.

Parmi les travaux parus récemment, nous pouvons citer quatre thèses de médecine consacrées à la médecine traditionnelle touarègue. Parmi ces thèses,

---

51. Nicolaïsen, Johannes : « Essai sur la religion et la magie touarègues », in Fol (Dansk ethnografisk tidsskrift), Copenhague), 3, 1961, p. 113-162.

52. Triaud, Jean-Louis : « Hommes de religions et confréries islamiques dans une société en crise, l'Aïr aux XIXe et XXe siècles : le cas de la Khalwatiyya », in Cahiers d'études africaines, 23 (3), 91, 1983, p. 239-280.

53. Gast, Marceau : « Alimentation des populations de l'Ahaggar », Paris, Arts et Métiers Graphiques, 458 p.

54. Bernus, Edmond. 1969 : « Maladies humaines et animales chez les Touaregs sahéliens », in Journal de la société africaniste, 9, 1983, p. 111-137.

55. Casajus, Domique : « La tente dans la solitude, La société et les morts chez les Touaregs Kel-Ferwan », Paris, éditions de la Maison des Sciences de l'Homme, 383 p.

deux ont été soutenues à l'Ecole Nationale de Médecine et de Pharmacie de Bamako (ENMP) et deux en France.

- Ousmane Mohamed (1981)[56] analyse les notions qui dominent l'étiologie (le chaud, le froid et l'allergie) et qui sont largement tenues pour responsables des maladies naturelles ou physiques mais aussi des causes des pathologies mentales qui, selon lui, sont attribuées aux génies dans la pensée des Kel-tamasheq.

- Ag Hamahady El-Mehdi (1988)[57], comme Ousmane, centre son étude sur les populations touarègues de la région de Tombouctou. Il analyse la relation entre les facteurs géo-climatiques et les comportements des populations kel-tamasheq dans l'origine des maladies 'chaudes' et des maladies 'froides'.

- Yannick Le Jean (1986)[58] analyse la notion de « traitement d'épreuve » d'une maladie dont on ne connaît pas la cause de façon certaine. Dans son analyse, elle fait remarquer que la société attribue, *a priori*, la cause de la pathologie à un événement pour pouvoir déterminer ensuite le traitement.

- Anne-Marie Salamon (1990)[59] concentre son travail sur le suivi médical et socio-économique des populations touarègues déplacées dans le Gourma malien par la sécheresse (région de Tombouctou). L'étude s'est appuyée sur l'expérience de la 'Mise en place de structures de soins en milieu nomade' par l'AETG[60] qui avait pour but de permettre à des populations nomades, et, en particulier, aux femmes kel-tamasheq, de se prendre en charge sur les plans sanitaire et socio-économique.

- On peut signaler aussi le travail de Maryse Marty (1984)[61], 'Contribution à une réflexion sur les stratégies de l'OMS', qui s'inspire des travaux de la Conférence Internationale sur les Soins de Santé Primaires[62]. Elle précise que les solutions [des décideurs] tendent à responsabiliser les populations elles-mêmes en matière de santé et à pallier ainsi les limites du service public.

- Pour conclure, citons Ag Mahmoud Mohamed (1992)[63], qui réalise une étude

56. Ousmane Mohamed : « La médecine traditionnelle tamachèque en milieu malien », Thèse de Médecine, Ecole Nationale de Médecine et de Pharmacie du Mali, 1981, 126 p.

57. Ag Hamahady El-Mehdi : « Nosographie tamachèque des gastro-entérites dans la région de Tombouctou », Thèse en pharmacie, Ecole Nationale de Médecine et de Pharmacie du Mali, 1988, 109 p.

58. Le Jean Yannick : « Médecine traditionnelle en milieu nomade dans la région de Tombouctou », Thèse de médecine, Université Paris-Sud, 1986.

59. Salamon Anne-Marie : « Le suivi médical et socio-économique d'une population nomade sinistrée et déplacée dans le Gourma malien ». Thèse de médecine, université d'Angers, 1990, 224 p.

60. AETG (Association pour une Entraide avec les Touaregs de Gossi) a été fondée en France en 1987 pour soutenir l'action de sœur Anne-Marie Salamon qui travaillait comme interne en Santé Publique au centre de l'INRSP de Gossi et avait promis une aide aux réfugiés de la sécheresse.

61. Maryse Marty : « Soins de santé primaires et mouvement coopératif, Gao – Mali », Diplôme des Hautes Etudes des Pratiques Sociales, Université de Lyon II, 1984, 255 p.

62. Organisation Mondiale de la Santé (OMS) : « Les soins de santé primaires », rapport de la Conférence internationale sur les soins de santé primaires. Alma Ata (URSS), 6-12 septembre, 1978, p. 6.

63. Ag Mahmoud Mohamed : « Le haut Gourma Central ». Montpellier, Ed. CEFE/CNRS, 1993, 133 p.

monographique sur le Haut Gourma Central[64]. Après avoir passé en revue les aspects sociaux (les différentes communautés), il observe les aspects culturels dont le système de soins traditionnels (les pathologies, les plantes médicinales et alimentaires…).

Des études récentes traitent, pour certaines, à la fois de la question de la santé et des aspects socioculturels (conceptions, médicaments, soignants traditionnels…), économiques et politiques…D'autres, par contre, analysent les comportements sociaux face à la thérapie. Voici quelques ouvrages importants :

Janzen, J. (1995 (ed. angl. 1987)[65]: « La quête de la thérapie au Bas-Zaïre ».

A travers cette étude l'auteur se donne comme objectif la description de l'ensemble du champ des pratiques dans la société du Bas-Zaïre et la manière dont ces pratiques coexistent dans une structure où coutumes et relations sociales sont en changement.

La première partie du travail s'intéresse au champ de l'étude (le contexte de la guérison au Bas-Zaïre, l'histoire du pluralisme médical), la deuxième partie étudie la maladie et la thérapie kongo, la troisième partie discute la logique des systèmes thérapeutiques (le statut juridique de la thérapie dans la société kongo, l'interprétation des symptômes, …).

La démarche de Janzen est construite sur une notion centrale qui est celle du *'groupe organisateur de la thérapie' (Lay therapy management group).* L'auteur souligne qu'il s'agit d'un groupe composé des parents et d'amis (qu'on pourrait appeler famille) mobilisé lorsque la maladie attaque un individu et qui en même temps agit pour définir la situation et lui chercher une solution.

Janzen a mis en œuvre de nombreux concepts (concept de la médecine des humeurs hindou, chinoise, de la tradition européenne…) pour décrire la structure historique du pluralisme médical dans cette région du Congo.

Après une étude monographique de la région (première partie du livre) l'auteur évoque la bonne cohabitation des différentes médecines (moderne, traditionnelle, génies et prophètes) et l'adaptation de la médecine par les populations. Il met en exergue le caractère complémentaire et non conflictuel entre les différentes méthodes thérapeutiques. Un accent particulier est mis sur la présence de la famille combien importante avant de faire remarquer que dans la plupart des études réalisées sur les sociétés africaines, l'aspect 'groupe organisateur de la thérapie' a été négligé alors qu'il joue un rôle très important. L'auteur révèle qu'une des caractéristiques des sociétés kongo c'est l'orientation collective de la médecine. Globalement, souligne-t-il, « les sociétés africaines

64. Le Haut Gourma Central correspond du Mali au Cercle de Gourma Rharous situé dans la région de Tombouctou au Mali.

65. La quête de la thérapie au Bas-Zaïre, Paris : Karthala, 1995 (ed. angl. 1987), 287 p.

cherchent à discerner les causes sociales et psychosomatiques de la maladie ».

Dans cette partie, Janzen indique sa méthodologie d'enquête en mettant l'accent sur la familiarisation de son équipe avec le terrain, avant de décrire le pluralisme médical au Bas-Zaïre (cohabitation des deux thérapies, indigène et occidentale dans une même société).

Des études de cas (récits de maladie) et des contextes plus généraux ont permis de comprendre le choix de la thérapie par le malade et le groupe organisateur de la thérapie.

L'observation de l'auteur lui fait remarquer que la population divise ses épisodes de maladie en trois parties : l'identification du problème, le diagnostic de sa nature et de sa cause et l'application d'une solution particulière. Janzen précise que les différents cas rencontrés au cours de cette étude ont des causes soit biomédicale (défaillance cardiaque, infections...) soit relèvent des causes psychologiques et sociales. L'auteur met l'accent sur des épisodes qui relèvent des déterminants culturels pour insister sur ce qui est particulier dans la maladie et la thérapie. A partir des études de cas l'auteur explique dans le premier, le contexte dans lequel intervient la différenciation diagnostique fondamentale entre maladie de « Dieu » et « maladie de l'homme ». Dans le deuxième cas (quatrième chapitre), l'auteur souligne qu'une large communication au sein de l'hôpital entre les groupes organisateurs de la thérapie et le personnel soignant était nécessaire pour éviter bien de désastres. L'analyse du troisième cas fait ressortir que la maladie peut être classée dans la pensée comme « aliénation mentale due au milieu urbain » qui frappe les individus qui ont succombé aux tentations, aux menaces et aux contradictions de la vie complexe de la ville.

L'auteur met en relief les tensions auxquelles sont soumis ceux qui travaillent dans un secteur hospitalier moderne (sollicitations des parents, rôle professionnel important…).

Dans le dernier cas , Janzen décrit l'histoire d'un clan en tant que patient. A travers ce cas, il dépasse la conception individualiste de la maladie et de la thérapie pour étudier une conjoncture dans laquelle tout un groupe constitué a été considéré comme pathologique et par conséquent comme relevant d'une thérapie.

La troisième partie de l'ouvrage interprète de façon détaillée la quête de la thérapie et de la guérison. Avant d'analyser le caractère cohérent du système médical, il examine d'abord comment les groupes organisateurs de la thérapie sont parvenus à faire leur choix (composition du groupe, le rôle du thérapeute ou du groupe effectuant la thérapie, la tecnique de la thérapie et même son coût).

L'auteur consacre aussi un chapitre à l'interprétation des symptômes. Il affirme que les principes généraux peuvent être déduits des pratiques des diagnosticiens qui possèdent une grande capacité d'observation empirique. En analysant la médecine Kongo, il conclut que beaucoup de symptômes et de plaintes ne peuvent être compris qu'en tenant compte des concepts dans une culture et dans les conditions qui affectent les patients.

Janzen termine son travail en soulignant l'importante préoccupation qui apparaît dans cette recherche : « Comment les réponses pratiques que donne la médecine occidentale à la maladie physique peuvent-elles être combinées avec les réponses sociales émotionnelles et mystiques plus profondes de la médecine africaine, sans exacerber les atteintes des malades individuels ? » (p.240). A ce problème, il suggère pour les praticiens de transférer à quelqu'un « d'autre » plus approprié les cas, s'ils sont incapables de réaliser le traitement, de créer un réseau de références bien informé qui serait un élément clé d'une thérapie complète dans un système médical pluraliste et enfin de tenir compte de l'efficacité des praticiens traditionnels. C'est la combinaison de ces différents éléments que Janzen appelle thérapie pluraliste synchronisée.

L'étude détaillée de cet ouvrage montre l'intérêt qu'il porte à notre objet d'étude car comme le rappelle l'auteur en substance : *« Cette étude qui porte spécifiquement sur une région du Zaïre s'intéresse non seulement aux anthropologues, aux africanistes mais aussi aux lecteurs profanes ou spécialistes qui ont un intérêt pour le fonctionnement des systèmes médicaux. Tout lecteur peut à partir de cette étude comparer son expérience et ses connaissances personnelles avec les faits décrits dans cet ouvrage ».*

Cette étude ne prend pas en compte de façon spécifique certaines de nos préoccupations (la résilience/capabilités) certes, elle comporte cependant des aspects incontournables dans notre recherche comme par exemple l'organisation de la thérapie (groupe, décisions, prise en charge…), les recours multiples, les techniques de suivi des patients, l'étude ethnographique, et surtout la méthodologie basée sur l'observation, l'étude documentaire et bibliographique.

Walett Faqqi (1993) : « Isefran, maladies et soins en milieu touareg »[66] . Cet ouvrage porte essentiellement sur les techniques de soins (maladie, diagnostic, remède, posologie) chez les Touaregs. Il comprend également une liste de plantes et de produits végétaux utilisés dans la préparation des médicaments.

Ag Erless M. (2000)[67] s'est donné comme objectif de décrire le système de soins tel qu'il s'exerce dans cette société et de faire des propositions en vue de son amélioration.

66. Fadi Walett Faqqi : « Isefran. Maladies et soins en milieu touareg », éditions CRMT/PSMTM, Bandiagara (Mali), 1993), 62 p.

67. Ag Erless M. : « Les soins de santé en milieu nomade. Le cas de l'Adagh (Kidal) », in Etudes Maliennes, n° 53, 2000, p. 61-85.

L'étude évoque d'abord la notion de 'chaud' et de 'froid' dans laquelle les nomades classent leur corps et leurs pathologies, tout ce qu'ils consomment et tout ce qui les entourent, et, ensuite, les producteurs de médicaments et les modalités de soins, les freins à la fréquentation des structures sanitaires, etc.

L'étude de S. Randall (1993)[68] «Le sang est plus chaud que l'eau : utilisation populaire du chaud et du froid dans la cure en médecine tamashèque ». A partir des données ethnographiques au sein de certaines familles tamashèques de la zone du Gourma (Mali) l'auteur analyse l'utilisation des concepts de 'chaud' et de 'froid' dans la médecine Kel- tamasheq.

Jacques Hureiki (1999) : « Enjeux sanitaires en milieu touareg et mercantilisme occidental »[69]. A partir de l'observation de deux sites de « fixation » des populations touarègues dans des camps de réfugiés du HCR en Mauritanie, l'auteur étudie les politiques internes et externes que subit le peuple touareg dont la santé devient un véritable enjeu, non seulement pour leur pays mais aussi pour l'Occident à travers les ONG.

Hureiki, Jacques (2000) : « Les médecines traditionnelles touarègues »[70]. Cet ouvrage est la première étude anthropologique de la santé qui analyse les conceptions touarègues et leurs représentations de l'homme et du monde (conception du traitement, prévention et dimension sociale de la maladie…).

On distingue enfin les études qui portent spécifiquement sur la santé maternelle, la grossesse et l'accouchement :

Saskia Walentowitz (1999)[71] analyse la conception et la formation de l'enfant, les sept premiers jours après l'accouchement, la naissance biologique de l'enfant et quelques rites (bain purificateur et marque du père).

Marie-France N. (2000)[72], dans son article «Approche anthropologique de quelques concepts et conceptions populaires relatifs à la santé maternelle » examine les représentations et les pratiques durant la grossesse, l'accouchement et le post-partum en milieu touareg.

Ag Erless M. (2007)[73], dans son mémoire de l'Ecole des Hautes Etudes en Sciences Sociales, analyse la gestion médicale et traditionnelle de la gros-

---

68. Randall, Sara C. : « Le sang est plus chaud que l'eau : utilisation populaire du chaud et du froid dans la cure en médecine tamashèque », in Se soigner au Mali ; Brunet-Jailly J. (Dir.) Paris : éditions Karthala/ ORSTOM, 1993, pp.127-152.

69. Hureiki, Jacques «Enjeux sanitaires en milieu touareg et mercantilisme occidental», in Bourgeot (dir.) « Horizons nomades en Afrique sahélienne », éditions Karthala 1999, pp. 184-199

70. Hureiki, Jacques : « Les médecines traditionnelles touarègues », éditions Karthala, 2000, 188 p.

71. Walentowitz, Saskia : « De la graine à l'enfant nommé. Venir au monde chez les Touaregs Kel-Eghlal », in les cahiers de l'IREMAM, 1999, 7- 8 : 93-111.

72. N., Marie-France : « Approche anthropologique de quelques concepts et conceptions populaires relatifs à la santé maternelle », in SHADYC, Bulletin N°1, 2000 pp. 47-60.

73. Ag Erless, M. : Grossesse et suivi de l'accouchement en milieu touareg, région de Kidal, Mémoire de l'EHESS, Marseille, 2007, 500 p.

sesse et de l'accouchement en milieu touareg de Kidal.

Olivier de Sardan (1990) a mis l'accent sur la nécessité de bâtir tout un processus de développement sur des données socioculturelles et anthropologiques afin de promouvoir le développement endogène et autocentré qui prend en compte les préoccupations réelles des communautés.

Il convient de signaler quelques études de DEA dans le domaine de l'anthropologie.

Ag Erless M. (2014)[74], dans son mémoire de DEA de l'ISFRA étudie l'accès aux soins de santé des indigents et couches vulnérables dans la région de Kidal. Ce travail est une étude de cas qui se limite à la commune urbaine de Kidal et les campements environnants et donc n'a pas la prétention de couvrir toute la région.

D'autres études se rapportant aux thèmes de vulnérabilité et de l'accès aux soins ont été réalisées sur d'autres communautés.

Moussa Hadiza H. (2002)[75] étudie d'abord l'organisation des activités de planification familiale et analyse ensuite les interactions autour des consultations dans quelques centres de santé de Niamey, les formes d'appropriation du discours médical et enfin les pratiques médicales de contraception.

Boubacar Ouattara (2007)[76] : dans son mémoire de l'Ecole de Médecine et de Pharmacie étudie la prise en charge des cas de neuropaludisme chez les enfants de 0 à 15 ans au service de pédiatrie à l'Hôpital Nianankoro Fomba de Ségou. Quant aux aspects économiques de la prise en charge, l'auteur le chiffre à 9 000 FCFA.

Maïga Mariame Traoré (2008)[77] analyse les contraintes inhérentes à la mise en œuvre de la politique de décentralisation et du PRODESS en s'appuyant sur l'exemple de la sous fréquentation des CSCOM de la commune rurale de Kaboila dans le cercle de Sikasso. Dans son travail, Traoré a touché quelques aspects qui intéressent le sujet que nous voulons aborder à savoir : la politique de santé au Mali de l'indépendance à nos jours, la déconcentration des services de santé et la responsabilité des collectivités.

Schoemaker-M, Camille, Kadidiatou K, Somé P-A et Ridde V. (2010)[78]:

---

74. Ag Erless, M. : « L'accès des indigents et couches vulnérables aux soins de santé : cas des Kel-tamasheq de la région de Kidal », mémoire de DEA, ISFRA, 2014, 156 p.

75. Hadiza Moussa Abdallah : Micro-Analyse des interactions autour des consultations de planification familiale dans les centres de soins à Niamey, Mémoire de DEA, EHESS, Marseille, 2002, 123 p.

76. Boubacar Ouattara : Prise en charge des cas de neuropaludisme chez les enfants de 0 à 15 ans à l'Hôpital Nianankoro Fomba de Ségou, Doctorat en Médecine, Bamako, 2007, 99 p.

77. Maïga Mariam Traoré : Analyse des contraintes inhérentes à la mise en œuvre de la politique de Décentralisation et du PRODESS : exemple de la sous fréquentation des CSCOM de la commune rurale de Kaboïla dans le cercle de Sikasso, Mémoire de DEA ISFRA, 2008, 87 p.

78. Schoemaker-M. Camille, K. Kadidiatou, Somé P-A et Ridde V. (2010) : « Les Critères d'Indigence dans les Centres Hospitaliers Régions du Burkina Faso », Rapport de recherche, Burkina Faso, septembre 2010, 51 p.

cette équipe de chercheurs s'est penchée sur la question de l'accès aux soins de santé moderne des populations les plus vulnérables au Burkina Faso compte tenu de la pauvreté à laquelle fait face une importante partie de la cette population. L'étude s'inscrit dans la problématique des stratégies de ciblage de la population la plus vulnérable afin de la protéger contre l'exclusion des services de santé. Elle s'intéresse à la façon dont procèdent les agents sociaux pour faire cette sélection.

L'étude de Valéry Ridde[79] portant sur « Les communautés améliorent la prise en charge des indigents » concentre ses travaux sur la vulnérabilité et l'équité en santé en Afrique dans le cadre du programme canadien de partenariat Teasdale-Corti de recherche en santé mondiale et d'un financement du Centre de Recherche en Développement International (CRDI) du Canada. Cette étude s'est principalement intéressée à l'identification des plus vulnérables et conclut que, la sélection communautaire est la meilleure solution pour identifier les personnes les plus vulnérables et reste une méthode qui permettrait, avec l'aide de l'État, d'améliorer très significativement l'accès aux soins des indigents.

Notons que parmi les études citées ci-dessus certaines traitent des questions qui intéressent notre terrain et notre champ de recherche : indigence, vulnérabilité, accessibilité aux soins de santé biomédicaux, mais l'aspect qui porte sur les dynamiques des choix préférentiels en matière de soins de santé, les résiliences et les capabilites des populations Kel-tamasheq de Kidal n'a jamais été étudié. Ce pan de l'anthropologie sociale demeure, nous semble-t-il, un problème de santé publique qui mérite d'être exploré.

L'essentiel de cette recherche est basé sur des données empiriques (terrain) car notre zone d'étude est peu documentée par les travaux généraux d'anthropologie.

Le poids des catastrophes (rebellions et sécheresses, déplacements forcés,...) a considérablement joué sur la santé des populations accentuant ainsi leur vulnérabilité et la précarité. A travers la présente recherche socio anthropologique nous visons d'étudier les itinéraires thérapeutiques et les choix préférentiels en matière de soins de santé des populations de Kidal en général et identifier les mécanismes qui ont permis à celles qui ont subi le choc de la crise de résister et de se reconstituer (résilience/capabilites).

79. *Valéry Ridde : « Les communautés améliorent la prise en charge des indigents » Note d'Information Recherche-Action, octobre, 2010, 4 p.*

Deuxième partie :
ETUDE DE L'INDIGENCE ET DES CONCEPTS DE LA RÉSILIENCE ET DE LA VULNÉRABILITÉ

Chapitre I : Les causes profondes de la vulnérabilité et les enjeux autour des couches vulnérables et des indigents

« La vulnérabilité est définie comme un degré élevé d'exposition de la personne aux risques de perdre ou de ne pas atteindre une situation de bien-être en combinaison avec une capacité réduite de se protéger et de se défendre des adversités. Ces risques peuvent provenir des chocs affectant globalement la communauté ou le pays (tels que les risques associés à l'environnement, aux crises alimentaires, ou aux crises économiques) ou des chocs au niveau des individus ou des ménages (tels les maladies, les événements du cycle de vie associés à la maternité, à la naissance, à la vieillesse et à la mort). »[80]

La littérature nous apprend que la vulnérabilité exprime le niveau d'effet prévisible d'un phénomène naturel (aléa) sur des enjeux (l'homme et ses activités). Elle est traduite en anglais par les termes vulnerability ou sensitivity. Elle évalue dans quelle mesure un système socio-spatial risque d'être affecté par les effets néfastes des aléas.

Les approches en termes de vulnérabilité sont assez récentes, elles datent des années 1960-1970 dans le monde anglo-saxon, des années 1980 en France. La vulnérabilité, en englobant les enjeux, exprime un degré d'exposition à l'aléa qui peut être évalué par le niveau d'endommagement constaté ou prévu.

L'analyse de la vulnérabilité s'appuie sur une description de l'impact du dommage selon différents critères : sensibilité au dommage ; degré de dépendance ; la transférabilité, qui mesure la capacité d'adaptation ; la résilience, qui est la capacité pour un individu à faire face à une situation difficile ou génératrice de *stress*.

Les principaux facteurs socio-spatiaux de la vulnérabilité sont, pour la

80. Source : http://geoconfluences.ens-lyon.fr/glossaire/vulnerabilite.

plupart, liés à la pauvreté.
Louise Simonsson dans son étude intitulée « Profil de vulnérabilité du Mali »[81] caractérise la vulnérabilité en écrivant : « La vulnérabilité caractérise le degré auquel un système ou une unité (tel qu'un groupe de personnes ou un endroit donné) est susceptible de subir un préjudice lié à l'exposition à une perturbation ou à de contraintes. »

Ce même auteur explique les différentes dimensions composant la vulnérabilité qui sont au nombre de trois :

- l'exposition : l'exposition des personnes, des endroits et des écosystèmes aux contraintes et chocs ;
- la sensibilité : le degré auquel les personnes, endroits et écosystèmes sont affectés par une contrainte ou une perturbation, incluant leur capacité à anticiper et supporter les contraintes ;
- la résilience (le ressort) : l'aptitude des personnes, endroits et écosystèmes exposés à une contrainte à se rétablir et à amortir et s'adapter aux contraintes et perturbations futures. Nous étudierons plus loin, dans la quatrième partie les indicateurs quelques indicateurs de la résilience.

Appliquée au contexte de notre étude, la vulnérabilité humaine évalue d'abord les préjudices potentiels aux personnes dans leur intégrité physique (maladie, blessés, décès, etc.) et de leurs biens (moyens de subsistance) d'autant que la vulnérabilité économique traduit généralement le degré de perte ou d'endommagement des biens et des activités exposés au phénomène.

I.1. Le constat

L'accès des indigents et des couches vulnérables aux soins de santé moderne reste très préoccupant pour les pays en voie de développement, en Afrique notamment. Ces catégories de personnes ne semblent pas bénéficier des avantages prévus en leur faveur par les politiques de santé, comme l'a observé Valéry Ridde[82] : «... *Malgré la formulation de politiques publiques destinées à améliorer l'accès des plus pauvres aux soins, force est de reconnaitre que les indigents sont toujours exclus des services de santé.* » Ce même auteur ajoute que « Toutes les analyses des réformes sanitaires sur ce continent le confirment » en citant des auteurs comme Gilson, Kalyalya et al., 2000 et Standing, 2002).

En 1989, les organisations internationales estimaient à plus de 20% la proportion anticipée d'indigents pour lesquels il fallait trouver une solution

81. Louise Simonsson « Profils de vulnérabilité du Mali » Stokholm Environment Institute, Lilla Nyagatan 1, Box 2142, SE-10314 Stokholm. Consulté sur Internet le 4 août 2016.
82. Valéry Ridde : (op. Cite) « Les communautés améliorent la prise en charge des indigents » Note d'Information Recherche-Action, octobre, 2010, 4 p.

(OMS/FISE, 1989).

En termes de vulnérabilité, sur les 141 pays, le Mali est classé comme la 19e nation la plus vulnérable par les « Leaders Mondiaux pour la Commission Environnementale du Futur » (2002)[83] .

Selon l'Indice de Développement Humain (IDH), le Mali est le 4è pays le plus défavorisé du monde (PNUD, 2002) avec une dette très lourde[84]. La mortalité maternelle est la plus élevée au monde avec 930 décès sur 100.000 naissances (Banque Mondiale, 2002)[85]. Près de la moitié de la population du Mali a un accès très limité ou aucun accès à l'éducation, à l'eau potable, aux soins de santé, à l'électricité, au transport adéquat et aux communications. Ces indices sont des indicateurs de la pauvreté, qui ouvrent des brèches à la vulnérabilité.

Les socio anthropologues définissent la vulnérabilité comme étant « un reflet de la capacité humaine à faire face aux risques et aux chocs. » Partant de cette définition, nous comprenons aisément que le Mali est vulnérable à divers problèmes au nombre desquels nous pouvons citer les catastrophes naturelles, les sécheresses, les rebellions, l'insécurité, l'intégrisme, la faiblesse des ressources, la mauvaise gouvernance, qui peuvent conduire à des désastres aussi bien au niveau des ménages qu'au niveau national si des actions idoines ne sont pas prises pour les alléger. L'efficacité des actions nécessite une prise de conscience des réalités (l'existence des problèmes) et la volonté politique pour les contrer. Malheureusement cet effort semble faire défaut au Mali, comme le remarque L. Simonsson[86] : « Les statistiques nationales du Mali cachent souvent les difficultés le plus atroces dans les différentes régions où il existe de grandes disparités en termes de performances économiques, de développe-

83. *https://www.sei-international.org/mediamanager/documents/Publications/Risk-livelihoods/Mali_French_lowres.pdf, consulté le 16 août 2016.*

84. *Selon le Rapport National sur le Développement Durable, Edition 2014, l'IDH calculé au niveau national est de 0,354 en 2012. L'IDH mondial au titre de 2012 (publié dans le Rapport mondial 2014) s'est établi à 0,406. Le retro-calcul de l'IDH dans le RMDH 2014 donne une valeur de l'IDH de 0,407 pour l'année 2013 pour le Mali soit le 176ème rang sur 187 pays classés. Réf. http://www.undp.org/content/dam/mali/img/omd/RNDH%20%C3%A9dition%202014_RAPPORT_FINAL_%20version%20du%2009%20juillet%202014VF%20(5).pdf, consulté le 20 juillet 2016.*

85. *Selon l'OMS, 529 000 décès maternels sont enregistrés dans le monde dont 99% dans les pays en développement, sur lesquels 20% en Afrique de l'ouest et du centre. Le risque de mourir durant la grossesse, l'accouchement et les suites de couches est de 1 sur 16 dans nos contrées alors qu'il est de 1 sur 36000 dans les pays développés. http://maliactu.net/mali-mortalite-maternelle-et-neonatale, consulté le 20 juillet 2016. Cette même source indique qu'au Mali, comme dans la plupart des pays d'Afrique sub-saharienne, les taux de mortalité maternelle et néonatale sont très élevés. Ils sont respectivement de 368 décès maternels pour 100 000 naissances vivantes et de 34 décès pour 1000 naissances pour la mortalité néonatale, selon les résultats de l'EDSM-V 2012.*

86. *L. Simonsson « Profil de vulnérabilité du Mali », révisé en mars 2005.*

ment humain, de service d'assistance sociale et de prévalence de pauvreté. »

Les disparités en termes de développement entre les régions du sud et le septentrion malien sont remarquables. Plusieurs études ont montré que Tombouctou, Gao et Kidal ne possèdent même pas les infrastructures de base et ont les revenus les plus bas par tête d'habitant dans le pays. Alors que le sud du pays abrite la plupart des centres urbains majeurs. (L. Simonsson, *op. cite)*

A la situation de précarité due à la pauvreté dans laquelle vivaient les populations de ces trois régions depuis des décennies, il faut ajouter la rébellion touarègue avec ses conséquences qui sont entre autres le retrait de l'administration, la destruction quasi-totale des biens sociaux de base, l'insécurité, la crise alimentaire, les déplacements forcés des populations vers l'intérieur et l'extérieur du pays, etc.

Les couches vulnérables qui se sont déplacées dans des circonstances extrêmement difficiles voient leurs moyens de subsistance considérablement réduits. Nous verrons plus loin, à travers des discussions et l'observation de situations, la résilience des cibles.

En ouvrant une petite fenêtre sur l'étude du concept de résilience, nous nous appuyons sur les travaux de Boris Cyrulnik[87] le premier psychologue qui a introduit cette notion en France « le concept de résilience ou « l'art de naviguer entre les torrents », assimilant ainsi la résilience à la « Faculté à 'rebondir', à vaincre des situations traumatiques ».

En définissant la résilience Boris dit : « La résilience est la capacité pour un individu à faire face à une situation difficile ou génératrice de stress. »

Dans le cadre de notre étude, les populations kel-tamasheq déplacées de Kidal étaient déjà vulnérables et avaient d'énormes difficultés à faire face à leur problème de soins de santé. En jetant un coup d'œil en arrière, l'histoire des Kel-Adagh nous enseigne que depuis des décennies les populations de la région ont souffert des diverses catastrophes (rébellions, sécheresses, inondation, exodes….) qui ont été des facteurs déstabilisateurs de leur vie socioéconomique et culturelle. Nous relevons que la précarité avant la crise de 2012 était quasi générale au sein de la société. Le choc des déplacements forcés et la nouvelle vie dans de nouveaux centres d'accueil vont imposer à ces couches vulnérables de trouver des stratégies d'adaptation et à vaincre des situations traumatiques.

Nous verrons plus loin les différents systèmes de soins existant dans la région de Kidal avant les événements de 2012 et les différents recours des populations en cas de maladie avant d'étudier les stratégies de prise en charge

---

87. www.psychologies.com>DicoPsycho consultez le 16 juillet 2016.

de la santé dans les régions d'accueil (Gao et Bamako).

La politique de prise en charge des couches vulnérables y compris les indigents n'est pas nouvelle dans notre pays comme le rappelle Simonsson (op. cit.). En effet au Mali, un des pays les plus pauvres de la planète, les responsables sanitaires ont décidé d'appliquer depuis les années quatre-vingt-dix la tarification des actes et la vente des médicaments essentiels dans les formations sanitaires. Les surplus dégagés de la vente des médicaments de *l'Initiative de Bamako* (IB) devait financer l'accès gratuit pour les indigents[88](Van Lerberghe et de Brouwer, 2000) et les « last well served » (Lee et Goodman, 2002). Or, au Mali, à l'instar des autres pays africains, les acteurs de la mise en œuvre de l'IB se sont focalisés sur les aspects relatifs à l'efficacité (l'atteinte des objectifs) de la politique au détriment des aspects liés à l'équité (l'utilisation en fonction des besoins et le paiement en fonction de la capacité de payer (Nitièma, Ridde & al, 2003).

Cependant, les inégalités d'accès aux services de santé perdurent dans le pays en ce sens que les indigents sont totalement exclus, et les bénéfices tirés du paiement des services et des médicaments ne sont pas employés en faveur de l'équité d'accès (Ridde, 2003). Il faut remarquer que l'engagement des pays africains n'a pas été à hauteur des souhaits comme l'observe Ridde : « *Pourtant, lors du lancement de l'IB, en 1992, les décideurs s'étaient engagés à réaliser « des recherches opérationnelles sur l'indigence » (Ministère de la Santé, 1992 : 26) et à prendre « des mesures pour la prise en charge des plus démunis»* (p. 45). En effet, le septième principe directeur de l'IB, entériné par les chefs d'État africains en 1987, stipulait clairement le besoin d'organiser des mesures telles que des exonérations et des subventions [...] pour garantir l'accès des couches sociales les plus démunies aux soins de santé (OMS, 1999). »

Les indigents et les couches vulnérables, dans les grandes villes comme dans les villages et les campagnes ne peuvent pas bénéficier de soins gratuits s'ils n'ont pas de moyens ou d'argent comme l'avancent des anthropologues après des enquêtes pointues en Afrique de l'Ouest : « *Celui qui n'a ni argent ni piston risque fort de mourir sans être pris en charge* ».

L'OMS vient récemment d'ajouter qu' « *un système de santé basé sur les soins de santé primaires [...] crée des conditions favorables à une prestation efficace des services aux groupes déshérités et exclus* » (OMS, 2003, p.115)[89]

Depuis les années 1980, le problème de la santé maternelle et infantile,

---

88. C'est le 7e principe parmi les 8 principes directeurs de l'IB qui est énoncé comme suit : « Des mesures telles que des exonérations et des subventions doivent être prises pour garantir l'accès aux couches sociales les plus démunies aux soins de santé. » Principes Directeurs de l'IB (Mc Pake et al., 1992 ; OMS, 1999b).

89. Pour les références cf. Article de V. Ridde « IB 15 ans après, un agenda inachevé ».

l'accès aux soins des couches vulnérables font l'objet d'une mobilisation des gouvernements, grâce à l'intervention et au soutien des institutions internationales (ONG, programmes), relayés sur le terrain par les associations. Ag Erless, M. (2007 : 25) a bien souligné l'impossibilité de concevoir l'avenir d'un pays sans qu'y soit associé l'avenir de sa population qui passe absolument par la possibilité de se mouvoir et d'enfanter dans des conditions dignes et sûres, tant sur le plan médical que social.

Malgré cette mobilisation, les couches vulnérables et les indigents ont du mal à se garantir la bonne santé à l'aide de soins adaptés dispensés dans des infrastructures sanitaires. « *Pourtant des sommes énormes ont été investies par les coopérations internationales, pour améliorer l'état de santé des populations.* » (Jaffré et Prual 1993).

Il faut noter que les populations vulnérables déplacées de Kidal à cause de l'insécurité et des mauvaises conditions de vie méritent une attention particulière de la part des décideurs pour ce qui est de leur prise en charge au plan de la santé. Le cadre institutionnel et législatif de la gestion des catastrophes au niveau national ne semble pas être suffisamment élaboré afin que les actions des différents intervenants en cas de crise soient bien planifiées et coordonnées.

Afin de résoudre efficacement l'accès aux soins des indigents et des couches vulnérables, il est une nécessité que tous ceux qui interviennent, ou souhaitent intervenir, travaillent de façon conjointe et complémentaire. Ces cibles, qu'elles soient du Nord ou du Sud, qu'elles soient en temps de paix ou d'insécurité et de catastrophes méritent de la part de tous les intervenants une action appropriée.

Le problème de l'accès aux soins de santé moderne est donc un sujet qui intéresse autant ceux qui travaillent dans le domaine de la médecine que ceux qui le font dans celui des sciences sociales. Cette question n'est pas uniquement l'affaire du domaine médical, elle intéresse aussi bien le politique, le social, le culturel que l'économique[90].

Pour réduire les écarts et les disparités observés entre les continents, les pays et les régions et pour améliorer, par exemple, la santé de la mère et de l'enfant, la stratégie préconisée consiste à renforcer le suivi de la grossesse et assurer une bonne prise en charge sanitaire et sociale de la grossesse et de l'accouchement.

Comme l'écrit très bien un anthropologue : « *La santé est un enjeu politique quotidien aussi bien pour l'utilisateur, le professionnel que pour les décideurs, elle est aussi le centre de jeux de pouvoir à tous les niveaux.* » (Fassin D.,

---

90. Cf. les Principes directeurs de l'IB (Mc Pake et al., 1992 ; OMS, 1999b.

1987).

Des études ont été menées autour de la planification familiale, de la morbidité et de la mortalité materno-infantile (Bonnet et Guillaume 1990), ou aussi autour des efforts de médicalisation mis en place, tant en épidémiologie qu'en santé publique, pour limiter les cas de mortalité et de morbidité maternelle (Maine 1981 et PRB 1997), sans oublier les travaux de l'OMS et des organisations internationales (WHO 2000[91], OMS-Afrique, Caire 2001).

I.2. Les actions de mobilisation et de sensibilisation

Dans le cadre de l'accès aux soins, il était donc urgent de trouver des stratégies et des actions adéquates. Cela s'est concrétisé à l'échelle nationale par l'organisation de réunions, de séminaires, d'ateliers, et internationale, par des rencontres au nombre desquelles on peut citer :

- « l'Initiative pour une Maternité sans Risque » (OMS-Afrique, Harare, 2001) dont l'objectif est de réduire, de 1987 à 2000, le nombre de décès maternels et d'améliorer la santé de la mère en facilitant non seulement l'accès aux soins lors de la grossesse et l'accouchement mais aussi le déplacement vers les structures plus compétentes dans la hiérarchie en cas de complications.

- La conférence Internationale sur la population et le Développement (Caire 1994) : elle avait pour objectif la promotion de la santé maternelle et l'amélioration des conditions de vie de la femme. La maternité sans risque, les soins prénatals, l'assistance par un personnel qualifié, l'orientation des patientes vers des structures plus équipées en cas de complications sont des points qui ont été particulièrement discutés.

- La Conférence Internationale d'Alma Ata[92] sur les soins primaires de santé. Elle avait pour objet de rendre accessible les soins de santé avec le fameux slogan « santé pour tous d'ici l'an 2000». Le résultat escompté de ces rencontres n'a pas été atteint en ce sens que les mesures prises n'ont pas dépassé le niveau des discours.

Le problème majeur reste celui de l'uniformisation des recommandations préconisées par ces assises. Chaque pays a sa propre spécificité, il faut donc adapter les actions entreprises en matière de santé, de systèmes de santé et des moyens techniques et matériels qui sont donnés, en fonction des différences de contextes politiques, géographiques, sociaux et culturels.

On note aussi que la stratégie des pays africains, avec l'appui de l'OMS (Le Caire, 1994), en vue d'accélérer la réduction de la mortalité néonatale

---

91. WHO: « Reproductive health: strategy for the African region » Harare, 1998-2007.

92. C'est Alma Ata (Ex-URSS) qui a abrité, du 6 au 12 septembre 1978, sous l'égide de l'OMS, la Conférence Internationale sur « Les Soins de Santé Primaires ».

et maternelle dans la région pour la période de 1998 à 2007, offrait peu de chances de réussite. En effet, le caractère trop global du plan d'actions en faveur de la santé maternelle ne prend pas en compte les spécificités de chaque pays en matière du suivi de la grossesse et l'accouchement.

Pour surmonter les difficultés auxquelles sont confrontées les couches vulnérables dans l'accès aux soins, comme dans le cas de la santé maternelle, il faut envisager la mise en place d'un système spécifique qui prenne en charge ces aspects de façon particulière et, surtout, adaptée. Des chercheurs dans le domaine ont exploré des pistes au nombre desquelles nous retenons : « *Une alternative consiste à quantifier les besoins non couverts et à faire l'inventaire des ressources existantes. (...) Dans le contexte des soins pour l'accouchement, il s'agit de la couverture des besoins en interventions obstétricales et de l'inventaire des maternités offrant la possibilité de faire des interventions obstétricales, des ressources en personnel ainsi que de l'équipement nécessaire pour la prise en charge de ces accouchements.* » De Brouwere et Van Leberghe (1998 : 68).

De ce point de vue, retenons, d'une part, que la prise en charge des soins primaires de base et de la santé maternelle de toutes les cibles (indigents, femmes seules chargées de famille, personnes âgées...) est une priorité et, d'autre part, que se doter des moyens humains et matériels adéquats pour cette prise en charge est une nécessité. Ces conditions impliquent plusieurs acteurs et institutions, entre autres les services de santé, principalement le personnel médical et soignant spécialisé et les usagers de ces structures (les femmes enceintes, les enfants, et les indigents) auxquels il faut ajouter les autorités administratives et politiques.

Chez les Kel-tamasheq de la région de Kidal, d'une façon générale, les soins médicaux sont indisponibles ou sont gérés avec des moyens rudimentaires et cela a de graves conséquences sur la santé des populations. Pour les déplacés suite à la crise sécuritaire, dans les conditions très difficiles, sans aucune assistance médicale, la situation est encore plus préoccupante.

Il nous parait urgent d'assurer à ces couches vulnérables une prise en charge satisfaisante, tout en respectant leurs croyances et les valeurs culturelles.

I.3. Les motivations personnelles

La soif d'apprendre et de nous perfectionner au plan intellectuel et professionnel, nous a engagés depuis plusieurs années dans les recherches en sciences sociales, particulièrement dans le domaine de l'anthropologie, auprès de la société kel-tamasheq de la région de Kidal d'où je suis originaire. Les Kel-tamasheq en général, ceux de l'Adagh en particulier, ont été jusqu'ici peu visités par les chercheurs dans le domaine des sciences sociales. Ceci étant, nous nous sentons interpelés et il est de notre devoir d'apporter notre petite contribution aux études scientifiques sur ce peuple.

Ainsi, en 2007 nous avons commencé les études doctorales à l'EHESS de Marseille sur « *La grossesse et la gestion de l'accouchement chez les Kel-tamasheqs déplacées de la région de Kidal* » pour l'obtention du Master I.

Plus tard, en 2011, nous avons poursuivi pour l'obtention du DEA à l'Institut Supérieur de la Formation et de la Recherche Appliquée (ISFRA) avec comme sujet de recherche « *L'accès des indigents et des couches vulnérables aux soins de santé* ».

Les résultats très encourageants obtenus à l'issue des études ci-dessus citées, la volonté et l'ambition de réussir nous poussèrent à nous inscrire en thèse de doctorat dans la même institution (ISFRA) et la même discipline en choisissant comme sujet : la « *Dynamique des choix préférentiels en matière de soins de santé chez les populations kel-tamasheq déplacées de Kidal.* »

Au-delà de cet 'affranchissement' qui nous anime, il y a également la volonté d'ajouter notre contribution à la réflexion sur l'accès des couches vulnérables aux soins de santé en enrichissant les travaux socio anthropologiques puisque la démarche a pour ambition d'analyser la « *Dynamique des choix préférentiels en matière de soins de santé chez les populations kel-tamasheq déplacées de Kidal.* »
Aussi, les conclusions de cette étude pourraient aider les décideurs à mieux faire face au problème de santé des populations déplacées suite à des crises comme celle qu'a connue le pays en 2012.

Notons que les études évoquées ci-dessus « *la grossesse et l'accouchement* » et « *l'accès aux soins de santé moderne des indigents et les couches vulnérables* » ne traitent que de façon parcellaire les questions qui préoccupent la présente recherche la « *Dynamique des choix préférentiels en matière de soins de santé chez les populations kel-tamasheq déplacées de Kidal.* »

Chapitre II : Analyse conceptuelle de la maladie, de l'indigence, de la vulnérabilité, de la résilience, des capabilities et de l'autonomisation

II.1. Définition des concepts

Selon le Dictionnaire Encarta 2009, la maladie est l'état psychologique et physiologique dans lequel la santé et le bon fonctionnement de l'organisme sont affectés.

Selon le Dictionnaire Encarta 2009, l'indigence est « le manque du minimum vital » et la vulnérabilité comme « la fragilité face à la maladie, face aux agressions extérieures ». Selon la même source la pauvreté est synonyme des deux premiers concepts.

Valéry Ridde (2010) dans son étude : « Les communautés améliorent la prise en charge des indigents » définit un indigent comme : « une personne extrêmement désavantagée socialement et économiquement, dans l'incapacité de subvenir à ses besoins et dépourvue de ressources internes ou externes. »

Dans son étude « le populisme développementiste »[93] JPOS souligne la définition des pauvres selon Chambers : « Font partie selon lui des pauvres des campagnes aussi bien les femmes que les habitants des villages éloignés des routes, les simples paysans que les personnes âgées... Les pauvres, ce sont donc [....] tous les exclus, les marginalisés, les laissés-pour-compte du développement, autant dire la très grande majorité des populations rurales ». Plus loin il ajoute : « Les pauvres, ce sont « ceux qui sont invisibles et inconnus » (p. 48), ceux qui « ne parlent pas » (p. 40), les « derniers de la file », les « oubliés » (id.).

Dans le cadre de la présente étude, avec Chambers nous allons oser définir la pauvreté comme : un « tissu dans lequel se combinent et s'enchevêtrent le manque de capitaux, l'insuffisance des flux et des réserves de nourriture et de revenus, la faiblesse physique et la maladie, l'isolement, la vulnérabilité face aux imprévus et le manque d'influence » (p. 46).

Selon le Dictionnaire Le Petit Larousse 2010, la vulnérabilité est le caractère de ce qui est vulnérable, faible, qui donne prise à une attaque ; susceptible d'être blessé.

La vulnérabilité exprime le niveau d'effet prévisible d'un phénomène naturel (aléa) sur des enjeux (l'homme et ses activités). Elle est traduite en anglais par les termes *vulnerability* ou *sensitivity*. Elle évalue dans quelle mesure un système socio-spatial risque d'être affecté par les effets néfastes des aléas[94].

---

93. J.-P. Olivier de Sardan: Populisme développementiste et populisme en sciences sociales: idéologie, action, connaissance. Cahiers d'Etudes Africaines, vol. 30, cahier 120 (1990), pp-475-492 ; http//www.jstor.org.

94. http://geoconfluences.ens-lyon.fr/glossaire/vulnerabilite. Article publié le 28/02/2013, Internet consulté le 28 juillet 2016.

Appliquée au contexte de notre étude, la vulnérabilité humaine évalue d'abord les préjudices potentiels aux personnes dans leur intégrité physique (maladie, blessés, décès, etc.) et de leurs biens (moyens de subsistance) d'autant que la vulnérabilité économique traduit généralement le degré de perte ou d'endommagement des biens et des activités exposés au phénomène.

Selon le Dictionnaire Le Petit Larousse 2010, la résilience est l'aptitude d'un individu à se construire et à vivre de manière satisfaisante en dépit de circonstances traumatiques. La résilience fait partie des différents critères qui permettent l'analyse de la vulnérabilité qui sont entre autres : sensibilité au dommage ; degré de dépendance ; la transférabilité, qui mesure la capacité d'adaptation.

Notons que les indicateurs de la résilience les plus courants sont la santé physique et financière, les dépenses, l'épargne et la consommation.

Attardons-nous un peu sur le concept de la capabilité qui comme celui de résilience est au cœur de notre étude.

En effet, le concept de « capabilités » (capabilities en anglais) signifie capacité, qui selon le Petit Robert veut dire l'aptitude à faire, à comprendre quelque chose : compétence.

Capabilité est, suivant la définition qu'en propose le Prix Nobel de l'économie Amartya SEN, « *La possibilité effective qu'un individu a de choisir diverses combinaisons de fonctionnement, autrement dit une évaluation de la liberté dont il jouit effectivement.* »

L'approche par les *capabilités* de l'économiste indien Amartya SEN[95] a fait l'objet de plusieurs études socio anthropologiques dont celle d'Alexandre BERTIN[96] « L'approche par les capabilités d'Amartya Sen, Une voie nouvelle pour le socialisme libéral ». Cet auteur rapporte que l'approche selon Sen (1992, 1999), en visant une réconciliation des libertés individuelles réelles – et non plus simplement formelles – avec l'exigence d'égalité entre citoyens, opte pour une organisation de la société dans laquelle l'expansion des libertés assure à chacun l'opportunité de réaliser le type de vie qu'il a raison de valoriser. Cette

95. Amartya Sen est un économiste indien se situant dans la lignée du socialisme libéral anglo-saxon du XIXe siècle. Nous retenons de l'article d'Alexandre (op. Cite) : « La volonté d'embrasser simultanément les deux idéaux de liberté et d'égalité dans un même mouvement montre que Sen s'inscrit véritablement dans une problématique sociale-libérale. Selon Sen, seule la démocratie garantit aux individus l'égalité des capabilités comme justice sociale. Néanmoins, Sen opte pour une définition exigeante de la démocratie, en la considérant non pas seulement comme une démocratie représentative mais aussi comme une démocratie délibérative, conférant à l'individu la responsabilité de s'engager pleinement dans la vie de la cité. La démocratie, le marché et l'Etat sont alors considérés comme complémentaires et la « sociale démocratie de marché », ou le socialisme libéral, permet à l'individu de se réaliser. »

96. Alexandre BERTIN, GREThA UMR CNRS 5113, Cahiers du GREThA n° 2008-09.

approche propose d'apprécier la qualité de la vie à partir de ce que les individus sont en mesure de réaliser vraiment, ce que Sen appelle les états (beings) et actions (doings) et qui constituent l'ensemble des fonctionnements (functionings). Les fonctionnements pertinents peuvent aller du plus élémentaire – être en bonne santé, pouvoir manger – aux plus complexes – prendre part à la vie de la communauté, être digne à ses propres yeux. L'ensemble des fonctionnements potentiels que l'individu peut réaliser est appelé capabilité (capability) et représente la liberté de fonctionner de l'individu. « La capabilité est, par conséquent, un ensemble des vecteurs de fonctionnements, qui indique qu'un individu est libre de mener tel ou tel type de vie » (Sen, 1992, p.66). Elle représente la liberté que possède un individu de mener l'existence qu'il a raison de vouloir mener.

Pour Sen, « si les fonctionnements accomplis constituent son bien-être, les capabilites d'accomplir des fonctionnements constitueront sa liberté – ses possibilités réelles – de jouir du bien-être » (Sen, 1992, p.67).

Ceci étant, l'approche par les capabilités peut être classée parmi les théories des opportunités puisqu'elle ne cherche à retenir ni les ressources ni les résultats atteints pour juger de la qualité de vie mais bien des opportunités réelles qui s'offrent aux individus de mener le type de vie qu'ils ont choisi.

Selon la théorie de Sen, l'idéal de justice prend une tournure nouvelle avec l'approche par les capabilites puisqu'elle suppose d'aller au-delà d'une réduction des écarts de ressources ou de résultats et prône une réduction des écarts de libertés entre les individus. Dans sa théorie Sen reprend cette dichotomie liberté positive/négative mais refuse de considérer la liberté positive sous sa forme tyrannique. De ce fait, le bien-être humain doit également porter en lui l'idéal de liberté positive : l'individu doit pouvoir mener le type de vie qu'il souhaite, dans le cadre réglementaire d'une vie en société. La liberté acquiert donc une importance constitutive et intrinsèque pour le bien-être humain (SEN, 1999).

SEN insiste sur l'importance de l'aspect négatif de la liberté en disant : « L'homme doit, s'il veut mener la vie qu'il souhaite, pouvoir librement exercer ses droits sans être contraint par des oppressions[97] de quelque forme que ce soit ».

La liberté trouve ici une importance instrumentale dans la quête de la réalisation de soi. Par son respect, elle doit faciliter la recherche individuelle de bien-être.

Sen (1999) propose cinq types de libertés instrumentales : (i) les libertés politiques, c'est-à-dire l'ensemble des libertés offertes aux individus de s'exprimer, de voter, de s'opposer ou de s'organiser en association ; (ii) les facilités

97. Ces oppressions peuvent provenir d'un individu, un groupe particulier ou un gouvernement.

économiques, soit «l'ensemble des opportunités offertes aux individus d'utiliser les ressources économiques à des fins de consommation, de production et d'échange » (Sen, 1999, pp. 48-49) ; (iii) les opportunités sociales, c'est-à-dire l'ensemble des services publics ; (iv) les garanties de transparence, représentant la liberté de traiter dans les relations sociales de façon claire et licite et, (v) la sécurité protectrice, à savoir l'ensemble des libertés sociales accordées aux plus vulnérables afin de leur éviter la mort.

Ceci étant, on le remarque facilement, ces libertés instrumentales renvoient à la conception libérale de la société. Elles doivent permettre à l'individu d'acquérir une autonomie et une sphère privée non contrainte telles qu'elles lui permettent de mettre en œuvre sa liberté d'agence[98].

Ce qui importe pour Sen, rappelons-le, ce ne sont pas les dotations des individus en tel ou tel bien, mais les capabilites de réaliser la vie qu'ils souhaitent mener à partir des dotations et de l'environnement socio-économique.

Selon le Prix Nobel de l'économie en 1996, Amartya SEN, les capabilites renvoient à l'égalité dans le domaine des capabilités ou encore des libertés, c'est-à-dire dans celui des opportunités et non des ressources ou des accomplissements. Ce qui compte ce n'est pas tant de posséder les mêmes ressources que son voisin ou d'atteindre les mêmes résultats - ce qui conduirait à une uniformisation de la société - mais bien d'avoir les mêmes opportunités que lui de réaliser le type de vie que l'on juge souhaitable.

Par rapport à ce concept, Eric Monnet explique que « Les principaux concepts de la théorie de Sen sont ceux de « modes de fonctionnement » (*functionings*) et de « capabilité » ou « capacités » (*capabilities*). Les premiers sont ceux qu'un individu peut réaliser étant donné les biens qu'il possède (se nourrir suffisamment, se déplacer sans entraves, savoir lire et écrire) – cela décrit donc son état -, alors que les seconds sont les différentes combinaisons possibles des premiers, pour un individu.»[99] Il en déduit qu' « Une capabilité est donc un vecteur de mode de fonctionnement exprimant la liberté, pour un individu, de choisir entre différentes conditions de vie.... Le concept de ' capabilités'(capabilities) peut donc être interprétée comme un mode de fonctionnement particulier («liberté de choisir son mode de vie ») qui est jugé fondamental et qui est donc mis en valeur par rapport aux autres ».

Nous entendons par capabilité la liberté de choisir volontairement le mode de vie pour s'épanouir et le mode de soins pour obtenir la guérison.

Et, c'est cette approche conceptuelle que nous retenons pour notre présent travail.

---

98. Ce concept de liberté d'agence (agency freedom) est caractéristique de la position retenue par Sen. Pour lui, l'individu doit, pour mener une existence digne d'être vécue, posséder deux types de libertés : la liberté de bien-être et la liberté d'agence.

99. Eric Monnet, « La théorie des « capabilités » d'Amartya Sen face au problème du « relativisme », Tracés. Revue des Sciences Humaines [En ligne], 12/2007, mis en ligne le 12 avril 2008, consulté le 23 janvier 2016. URL : http:/traces.revues. org/211 ; DOI : 10 4000/traces. 211.

II.2. L'Autonomisation

Ce concept vient du mot autonomie qui selon le Dictionnaire Encarta 2009 signifie la capacité de s'administrer librement. C'est la liberté d'action et d'indépendance. Selon le Dictionnaire Larousse, l'autonomisation signifie le fait de se rendre autonome, de conquérir son autonomie[100].

Michael L. Wehmeyer dans son article sur 'l'autonomisation' souligne que L'*American Heritage Dictionary of the English Language* (2000) définit le nom *empowerment* (autonomisation) comme « *to invest with power* » (octroyer le pouvoir). Ce même auteur poursuit en disant que le mot *empower* n'est pas récent, car il est apparu vers la moitié du 17e siècle en ayant le sens légaliste de « *to invest with authority, authorize* » [octroyer l'autorité, autoriser] et que les spécialistes de la question ont commencé à l'utiliser avec un infinitif dans le sens plus général de « rendre apte ou permettre »[101]. Michael L. Wehmeyer note également que cet « usage moderne » du terme « *empower* » dont a traité le comité sur l'usage de l'*American Heritage Dictionary* se rapporte au sens d'« octroyer le pouvoir ».

Comme l'écrit bien Kosciulek, cité par Wehmeyer l'autonomisation est comme le processus par lequel les personnes devenues impuissantes ou marginalisées développent les compétences nécessaires pour prendre leur vie et leur environnement en main (Kosciulek 1999, p. 197)[102].

Cet usage prévaut dans notre discipline liée aux mouvements sociaux, plus particulièrement dans le domaine de l'étude sur la santé des personnes indigentes et vulnérables, de la psychologie communautaire et de la prévention sociale. De même, la mobilité qui caractérise notre population d'étude n'est pas une fin en soi, elle permet leur autonomisation comme le souligne Wehmeyer[103] dans son étude «... les éléments environnementaux tels que la mobilité permettant d'interagir avec la communauté, d'accéder à l'information, de bénéficier de conditions de vie acceptables, de soutien social et d'un statut social respectable sont également des éléments importants de l'autonomisation. »

Autonomiser les couches sensibles, comme l'écrit Rappaport 1981, p. 52 cité par Wehmeyer ML[104], c'est s'engager à identifier, à favoriser ou à créer des contextes dans lesquels les personnes jusqu'ici silencieuses et isolées et les

---

100. (www. Larous.fr / dictionnaire français consulté le 25 janvier 2017)

101. Wehmeyer ML, Cho H. 2010. L'autonomisation. In: JH Stone, M Blouin, editors. International Encyclopedia of Rehabilitation. Available online : (cirrie.buffalo.edu/encyclopedia/fr/article/20/ consulté le 25 janvier 2017)

102. Wehmeyer ML (op.cite)

103. Wehmeyer ML, Cho H. 2010. L'autonomisation. In: JH Stone, M Blouin, editors. International Encyclopedia of Rehabilitation. Available online : (cirrie.buffalo.edu/encyclopedia/fr/article/20/ consulté le 25 janvier 2017)

104. Wehmeyer ML (op.Cite)

personnes « étrangères » aux situations, aux organismes et aux communautés diverses, acquièrent une compréhension, un droit de parole et une influence sur les décisions qui touchent leurs vies.

Wehmeyer (op. cite) dans son article révèle quatre « principes philosophiques » qui s'avèrent nécessaires dans une approche en matière d'autonomisation de la réadaptation[105]:

- toute personne a son importance et sa dignité ;
- toute personne devrait avoir droit à des chances égales de maximiser ses capacités et mérite l'assistance de la société afin d'y arriver ;
- de manière générale, les personnes luttent afin de s'épanouir et d'infléchir positivement l'orientation des changements dans leur vie.

Les personnes devraient pouvoir décider librement de gérer leur vie comme elles l'entendent. »

II.3. Le rôle de la réadaptation dans l'autonomisation

La racine étymologique du mot anglais « *rehabilitation* » ou « *rehabilitate* » [réadaptation ou réadapter] vient du Latin *habilitare*, qui signifie « rendre apte » et, par conséquent, *rehabilitare* signifie « rendre apte à nouveau » (American Heritage Dictionary 2000).

Il va de soi que, pour certaines personnes ayant des incapacités, le soutien nécessaire ne permet pas exactement de restaurer les compétences, mais d'abord de permettre ces compétences (habilitation). D'une façon ou l'autre, l'accent premier pour le professionnel de la réadaptation est mis sur le développement des compétences et des capacités et sur l'amélioration et la prestation d'un soutien permettant d'augmenter ces compétences et ces capacités.

Les conditions éco sociales ce sont les conditions économiques, culturelles.... *Le système de valeurs éco sociales des nomades organise leur capacité de résilience (capabilites) en particuliers chez les populations déplacées.*

II.4. Typologie et caractéristiques des concepts

Selon nos enquêtes la question d'indigence et de vulnérabilité engendre un certain nombre de concepts et de catégorisation.

L'indigence, nous l'avons vu plus haut, est « le manque du minimum vital ». Une personne indigente manque de tout.

La vulnérabilité, état d'une personne ou d'un groupe de personnes susceptible de subir un préjudice lié à l'exposition à une perturbation ou à des contraintes. Autrement dit susceptible d'être blessé, attaqué.

Dans le contexte de notre étude, nous convenons avec M. Hassane Tall[106] que : « La vulnérabilité est définie comme un degré élevé d'exposition de la personne aux risques de perdre ou de ne pas atteindre une situation de bien-être en combinaison avec une capacité réduite de se protéger et de se défendre des adversités. Ces risques peuvent provenir des chocs affectant globalement la communauté ou le pays (tels que les risques associés à l'environnement, aux crises alimentaires, ou aux crises économiques) ou des chocs au niveau des individus ou des ménages (tels les maladies, les événements associés à la maternité, à la naissance, à la vieillesse et à la mort). »

La maladie : la maladie est l'état du mauvais fonctionnement de l'organisme au plan psychologique et physiologique.

La résilience : La résilience est la capacité pour un individu à faire face à une situation difficile ou génératrice de *stress.*

Les capabilités : nous entendons par *capabilité* la liberté de choisir volontairement le mode de soins parmi les différentes offres et la capacité de faire face à ces soins pour obtenir la guérison.

Selon le Dictionnaire Larousse, l'autonomisation signifie le fait de se rendre autonome, de conquérir son autonomie[107]. Pour nous ce concept signifie la liberté d'action et d'indépendance.

Sur le terrain, fondamentalement tous les sondés se rejoignent en définissant les concepts et en catégorisant les différentes cibles.

Nous allons classer les différentes catégories dans les thèmes (T) les plus récurrents :

- **Vulnérabilité (T1)**
- **Age (T2)**
- **Besoins (T3)**
- **Revenu (T4)**
- **Santé (T5)**
- **Soutien(T6)**

La vulnérabilité « *C'est être sans soutien, sans source de revenu, être pauvre, être dans une situation de précarité. Par exemples les orphelins, les femmes seules chargées de famille, les handicapés…* » EAW, ACT[108]

« *Ere waran ila harat, waran ila anabdid, wen awadim ossagh harat d terk tamudre d turhinna …* » qui veut dire : une personne qui n'a rien, qui n'a pas de soutien, cette personne est susceptible de mener une mauvaise vie, de tomber malade… AWM, FC

---

106. Moulaye Hassane Tall : La protection Sociale au Mali, Friedrich-Ebert-Stiftung (FES), Bamako, 2013, 54 p.

107. (www. Larousse.fr / dictionnaire français consulté le 25 janvier 2017)

108. Agent des Collectivités Territoriales

L'âge (personne âgée) « *C'est lorsqu'une personne a accumulé beaucoup d'années jusqu'à perdre ses forces. Dans notre milieu on estime qu'à partir de 75 ans la personne est dans la tranche des personnes âgées. [...]Une personne âgée est une personne qui a perdu ses ressources de force et qui ne peut rien faire pour elle-même.*» EAW

« *Dans le langage des techniciens, une personne âgée c'est celle qui est dans le troisième âge, c'est à partir de 60 ans. C'est une personne qui n'est pas physiquement très apte à s'entretenir, ou bien à entretenir sa famille ou encore qui n'est pas apte à exercer certains métiers, certains travaux. C'est aussi une personne faible qui n'a pas assez d'énergie.* » BAA, ONG1[109]

FD : « *tiwchare diha d ibas iha assahat awadim, ibas addobat harat* (signifie l'âge ; c'est lorsque la personne n'a plus de force et qu'elle ne peut plus faire quelque chose pour elle-même.

« *La vulnérabilité c'est d'être dans une situation qui ne permet pas de vivre indépendamment des autres* » MWA, veuve.

L'indigence « *C'est l'état de celui qui n'a absolument rien, qui ne peut pas subvenir à ses besoins essentiels, surtout qui ne peut pas avoir ses trois repas journaliers. Dans notre milieu on l'appelle « talăqqe ».* EAW

« *L'indigence c'est être pauvre, démuni, être à court de ressources économiques pour subvenir à ses besoins. En tamasheq être démuni et être indigent en réalité c'est la même chose : 'talăqqe d ăwdəm ibrarăn, meɣ ăwadəm fărkəkăn, meɣ ăwadəm wărăn ila hărăt'.* » BAA

« *L'indigent 'emăddărăr' c'est quelqu'un qui n'a rien, qui n'a pas de travail. C'est aussi une personne malade qui ne peut rien faire pour elle-même 'wărt-tilla t s ăddobăt ad tăt-ikkəs i-iman-net'*». Ils ajoutent que l'aveugle (emədderɣəl), la personne âgée (ere wăššărăn) et le handicapé (ăwadəm ibdanăn) sont des catégories d'indigents. Groupe des jeunes

« *La vulnérabilité c'est être dans l'incapacité de satisfaire tous les besoins. [...] C'est une personne en situation précaire, une personne en situation plus ou moins difficile, qui n'est pas assez riche. En tamasheq 'talăqqe' : ăwadəm wărăn ila hărăt.* » BAA

Personne démunie « *C'est une personne qui n'a absolument rien et qui ne peut pas faire face à ses besoins essentiels* ». (EAW)

« *Une personne démunie c'est une personne pauvre, qui n'a presque rien pour subvenir à ses besoins de tous les jours* ». (B.A.A)

« *Un démuni c'est aussi une personne pauvre, qui n'a pas les possibilités de subvenir à ses besoins, qui ne peut pas se soutenir elle-même.* » R. A.S, ONG)

« *Etre en situation difficile c'est être dans l'insécurité au plan de l'alimentation, au plan de la santé, au plan moral.... C'est être dans l'incapacité de subvenir à*

109. Organisation non gouvernementale

certains besoins, être menacé ... » BA, PR[110]

II.5. La santé

La maladie 'tourhinna' c'est la mauvaise santé, lorsque la personne a mal dans une partie de son corps. SWM, PA[111].
Le handicap : « *Une personne handicapée est une personne qui a perdu un de ses membres, ou il y a quelque chose qui l'empêche de mener certaines activités, surtout dans le cadre du travail, de l'éducation. [...]Quand une personne perd la vision ou la langue, elle est handicapée. Quand tu perds les pieds et tu ne peux pas marcher, ...* (EAW)
« *Pour moi, le handicap est synonyme de l'infirmité, par exemple le non-voyant, le paralytique c'est un handicapé* ». BAA

« *Un handicapé c'est une personne qui ne peut rien faire avec un de ses membres ou qui ne voit pas, n'entend pas* »
Situation difficile : « *Ere ămexatărăn, iɣsalăn as tăn-itawănna* (on dit qu'une personne est en situation difficile lorsque que celle-ci se trouve dans une situation critique, périlleuse. Par exemple un enfant qui n'a même pas où se coucher, un enfant abandonné presque ». En Tamasheq *'alyaḍ wărăn ila faw e-s-dd-issaɣlay'*. EAW

Une femme seule chargée de famille « *C'est une femme responsable de ménage ou de la famille. Ce sont généralement les veuves et les femmes âgées qui ne sont pas mariées, qui ne comptent que sur leur propre force, ...* » En tamasheq : « tiḍeḍen ti ăṭṭăfnen iman-năsnăt, wărăn ja ihănan, wăššarnen. Meɣ tamăṭ s aba ahaləs-net." (BAA).

Une femme seule chargée de famille : *c'est une femme qui sa famille en charge, ses vieilles personnes en charge, qui a perdu son mari 'ənta a tăṭṭafăt aratăn-net d- imɣarăn-net'*. EAW.

Après avoir récolté les avis des informateurs au niveau local, nous avons rencontré les spécialistes du domaine de la santé et du développement social qui ont donné leur avis sur les définitions et les catégorisations des différents concepts.
Le personnel soignant au niveau du CSRéf :

✓ **Un indigent**

« *L'indigence c'est le caractère d'une personne incapable d'apporter des soins à elle-même. C'est en quelque sorte une personne handicapée, incapable de réaliser seule ses activités [...] Ces critères se rapportent aux conditions de la vie sociale [...] ça peut être une personne dont le mari est décédé, des enfants en situation difficile, des mendiants ou des handicapés* ». B.S.M, ISD[112]

110. Personne ressource.
111. Personne âgée.

Une personne vulnérable

« C'est une personne incapable d'apporter des solutions à ses besoins vitaux, il faut l'aide des autres. C'est une personne qui est pauvre, qui peut à tout moment mourir de maladie, de faim.... ». B.S.M

« Une personne vulnérable c'est par rapport à une situation donnée. Par rapport à la maladie par exemple, c'est la susceptibilité de tomber malade, c'est ce qui témoigne de sa vulnérabilité par rapport à cette situation donnée ». Dr A.D, M.C[113]

Le même sondé ajoute : « *La définition d'un indigent relève plutôt du service du développement social qui a des critères par rapport à la définition d'un indigent. Ce service mène des enquêtes sur le terrain et c'est à travers les résultats de ces enquêtes qu'un indigent est défini en tant que tel. [...] »*.

« Un indigent pour moi c'est quelqu'un qui se trouve dans le besoin et qui n'a pas les moyens matériels et financiers de satisfaire ses besoins ». Quant à une personne vulnérable, ajoute-il : «c'est une personne exposée au risque, le risque de tomber malade par exemple [....] on peut être vulnérable à une situation sans pourtant être indigent. Donc c'est la manière dont on réagit face à telle ou telle situation qui se présente », Dr S.D, PSUS ATN [114].

Le Service DSES du Cercle de Kidal donne les définitions suivantes :

1. « Une personne vulnérable est une personne qui n'arrive pas à satisfaire ses besoins vitaux » et « l'indigent c'est quelqu'un qui n'a rien et n'a personne sur qui compter pour avoir quelque chose. Entre un indigent et un démuni il y a une petite différence. Dans les deux cas ce n'est pas un statut type ». A.A.M, DSES

2. « [...] une femme seule chargée de famille, est celle qui a plus de cinq enfants en charge, qui n'arrive pas à assurer convenablement la nourriture et les frais de scolarité de ses enfants, cette femme est classée dans la catégorie des démunis ».

3. « Un handicapé c'est quelqu'un qui a une insuffisance, ça peut être mental, moteur, psychomoteur. Certains sont nés avec ça d'autres aussi c'est par suite d'accident ».

4. « Un enfant en situation difficile, il y a beaucoup de catégories mais ce sont des enfants qui ne sont pas en contact avec leurs parents. Quand on regarde les enfants de la rue, il y a les enfants des démunis mêmes, il y a les enfants qui sont en conflit avec leurs parents. On ne le souhaite pas, il y a des bonnes qui sont là, elles peuvent accoucher et laisser leurs enfants, ce sont des enfants abandonnés, donc des enfants en situation difficile ».

5. « La femme seule chargée de famille [...] est démunie, (...) si elle possède six ou sept enfants, la plupart du temps tu vas voir que les enfants ne sont pas du même père, ça aussi ça fatigue la femme ; ou bien ce sont les enfants qui refusent de rejoindre leur père. Les enfants sont trop collés à leur maman donc ça pose des problèmes.

M.D, DRDSES donne son point de vue sur ces différentes catégories à partir des textes concernant le domaine :

> 1. *« Dans notre conception, une personne vulnérable c'est celle qui se trouve dans le besoin. Elle nécessite qu'on lui vienne en aide pour mieux vivre dans la société et mieux s'occuper d'elle-même. Dans notre jargon les personnes vulnérables c'est, soit des personnes âgées qui ont des problèmes de santé, qui ont besoin d'être entretenues, qui ne sont plus en activité, qui n'ont plus de revenu pour faire face à certains de leurs besoins, soit aussi des personnes handicapées qui sont également des personnes sans ressources …».*

> 2. *« Le handicap est un déficit physique, sensoriel, visuel chez une personne, qui l'empêche de mieux s'insérer dans la production et à mieux participer au développement de son pays et qui fait de lui une personne marginalisée, personne exclue ».*

> 3. *« Un indigent est une personne qui est totalement démunie, qui a besoin de soutien pour assurer le minimum vital à savoir l'habillement, la nourriture, le logement et les soins médicaux ».*

La synthèse de ces différents points de vue donne ceci :

- **Indigent** : cette catégorie concerne les personnes qui ne possèdent rien, qui ne comptent pas sur quelque chose et qui ne vivent que par la charité.
- **Personne âgée :** cette catégorie concerne les personnes atteintes par l'âge, qui ne peuvent pas faire grand-chose pour elles-mêmes.
- **Personne handicapée :** ce lot est composé de toutes les personnes souffrant d'une déficience physique et/ou mentale.
- **Personne démunie :** Ce sont les personnes qui ne peuvent faire face aux besoins essentiels (alimentation, habitat, scolarisation, santé…). Autrement dit, c'est cette personne qui n'a pas de ressources suffisantes sur le plan économique et social.
- **Enfant en situation difficile :** il s'agit d'un enfant dont les parents sont très pauvres ou ne disposent pas d'un revenu suffisant pour leur assurer les besoins essentiels, alimentation, éducation, santé…
- **Femme seule chargée de famille :** cette catégorie est composée des femmes qui sont soit veuves, soit dont l'époux est démuni, donc des femmes qui ont en charge les besoins fondamentaux de la famille.
- **Personne vulnérable :** il s'agit des personnes qui peuvent être atteintes, faibles, exposées au risque. Les femmes enceintes, les jeunes enfants de 0 à 5 ans, font partie de cette catégorie.
- **Parturientes :** cette catégorie, composée à la fois des patientes (femmes qui accouchent) et des femmes enceintes.

Troisième partie :
LES CONCEPTIONS PHILOSOPHIQUES DES KEL-TAMASHEQ EN MATIÈRE DE SANTÉ

Chapitre I : Les conceptions face au risque, à la souffrance et à la maladie

Depuis les temps anciens, les sociétés kel-tamasheq disposent de leurs propres valeurs dans le domaine de la santé. Dans l'Adagh, on dit « *tălilt* ou *tadhəlt* » qu'on peut traduire par l'aide. Nous y reviendrons plus loin.

Cette aide commence bien sûr dans le cercle familial pour s'étendre sur le clan et les autres[115].

Cette solidarité familiale ou dans la parenté se traduit par l'attention que des personnes de la même famille ou du même clan portent les unes aux autres.

Pour rappel, les membres de la famille sont le père *(abba),* la mère *(anna),* le frère *(ăŋŋa),* la sœur *(walet-ma),* le grand-père *(abba wa wăššărăn),* la grand-mère *(anna ta wăššărăt).* Les autres parents proches sont les oncles *(« aŋŋăt-ma »* pour l'oncle maternel), les tantes, les neveux, les nièces, les cousins « *ibubaš* », les cousines « *tibubaš* », le neveu utérin « *tejăše* », « *tijəz* » au pl.

Bien noter que la sœur (petite ou grande) s'appelle « *wălăt-ma* », littéralement « la fille de la mère » qui devient au pluriel « *šăt-ma* ». Les frères s'appellent « *ayət-ma* », littéralement « les fils de la mère », mais ils n'ont pas de singulier car on ne dit pas « *ăgg-ma* ».

Pour désigner la famille maternelle, on utilise « *ehăn n-ma* », mais on entend rarement ou presque jamais les gens dire « *ehăn n-abba* ».

Le terme « *temeț* » que l'on utilise pour parler de la généalogie, signifie étymologiquement le « cordon ombilical ». C'est le cordon ombilical qui lie les individus d'un clan, d'une communauté. Pour dire « Nous sommes unis par des liens de parenté (par le sang, la généalogie) », cela se traduit par des expressions « *Nohar temeț* », littéralement «Nous partageons le cordon ombilical », *«Tosaɣ-anăɣ temeț »,* littéralement «Nous sommes liés par le cordon ombilical » [116].

---

115. Lorsqu'on parle des autres, il s'agit de toute personne avec laquelle on n'a pas de lien de parenté.
116. Les gens, liés par l'ombilic, font tout pour ne pas couper ce lien qui se dit « Ayătas n-temeț ». Dans l'Adagh, les gens appellent ehăf (probablement une déformation de efăf, le sein) pour jurer ou supplier une personne avec laquelle on partage le lien de sang.

Notons au passage que la femme jouissait donc d'un grand respect dans toute la société touarègue, un respect dont elle continue de bénéficier encore aujourd'hui chez les Kel-Adagh. Anne Rochegude[117] (1989 : 14) a bien remarqué la place accordée à la femme chez les Touaregs lorsqu'elle écrit : « *La femme a un statut particulier chez les nomades, réminiscence du matriarcat d'autrefois. Elle est respectée et jouit d'une grande liberté.* »

Pour revenir à la solidarité, elle se traduit donc par la bonté envers les plus démunis, les plus riches apportent assistance aux plus pauvres à travers le don « *ihuk* » ou le prêt « *tiyyaten* », nous reviendrons plus loin sur les différentes formes d'assistance à l'égard des indigents et des couches vulnérables.

Les Touaregs sont traditionnellement une société individualiste, chacun a son bien et est libre d'en disposer comme il veut. Cependant, il ne faut pas non plus perdre de vue la solidarité légendaire que nous avons tantôt évoquée. Les concepts d'entraide et le prêt d'animaux, bêtes de somme ou laitières à ceux qui ne possèdent rien, sont de nos jours une pratique vivante dans la société.

A ce propos un éleveur nomade explique : «... *Traditionnellement, tous pour un et un pour tous. On le voit quotidiennement dans cette société. On va au puits, on utilise le même treuil, on va dans les caravanes chacun soutient l'autre, on va sur le creusage d'un puits c'est tout le monde qui vient le faire. Donc il n'est pas forcé d'avoir tout en commun jusqu'au troupeau, jusqu'au repas quotidien.*»

Dans le milieu, certaines vertus comme l'honneur, la dignité, la noblesse « illəllu », la honte « takaraketٖ, tasaja » sont observées avec rigueur. La mendicité, même si elle n'est pas totalement condamnée, elle ne fait pas honneur à celui qui tend la main. C'est une situation très délicate qui pousse la personne à demander de la nourriture à autrui. Le Tamasheq préfère quémander des choses qui paraissent banales comme le thé ou le tabac que de quémander de la nourriture.

Un enquêté dit à ce sujet : «... Dans notre société, c'est le manque des moyens qui pousse la personne à la mendicité,.... Le manque de soutien qui pousse la personne à devenir mendiant. ... si tu vois quelqu'un mener cette activité c'est qu'il n'a plus de soutien, il n'a pas les moyens de faire face à sa survie.... C'est par obligation que certains quémandent ou demandent assistance aux autres. La mendicité n'est pas condamnée certes mais ce n'est pas dans notre coutume....Nous sommes dans une société solidaire et quand une personne est dans une situation difficile tout le monde est prêt à venir à son secours, quels que soient les moyens.

---

117. A. Rochegude « Gens du sable », éditions Nathan, Paris, 1989, 46 p. 118. A. Rochegude « Gens du sable », éditions Nathan, Paris, 1989, 46 p.

Il nous semble utile de donner quelques précisions sur la souffrance endurée et supportée par les habitants de l'Adagh, plus particulièrement le peuple nomade. C'est à ce niveau qu'apparait le concept de résilience que nous avons expliqué plus haut.

En effet, la région de Kidal, particulièrement son espace nomade, est un territoire où les conditions de vie sont précaires, un milieu dans lequel la vie humaine est difficile si l'on s'en tient à ses caractéristiques : aridité du climat (fortes températures, ensoleillement, rareté des pluies, nappe phréatique profonde, érosion, vents violents, végétation rabougrie…), enclavement (manque d'accès au fleuve, éloignement des centres commerciaux les plus importants), pauvreté, analphabétisme, épidémies, etc. A cette énumération non exhaustive, il faut ajouter le poids des différentes rébellions dont les conséquences ont été désastreuses pour les hommes et les bêtes.

Ce constat nous amène à nous poser la question suivante : malgré cette précarité de l'écosystème, comment les nomades parviennent-ils à résister et dominer un espace aussi fragile où la souffrance et le risque sont une réelle menace pour la vie de l'homme ?

Pour répondre à cette question regardons la perception nomade des concepts de douleur, de souffrance et de risque.

Pour l'intérêt de cette étude, il est intéressant de rappeler rapidement ce que certains sociologues pensent de ces concepts.

David Le Breton (2002 : 65) écrit : « *la douleur […] n'est pas un simple fait d'influx nerveux courant d'une allure déterminée dans un nerf. Elle est la résultante du conflit d'un existant et de l'individu entier.* »[118] *Puis, il précise que : « comme la faim ou la soif la douleur est une donnée biologique, mais de la même façon qu'ils ne cherchent pas dans leurs plats des sensations identiques, goûtent différemment la nourriture, en lui attribuant une signification propre, les hommes ne souffrent pas de la même manière, ni à partir de la même intensité d'agression. Ils attribuent à leur douleur une valeur et une signification différente selon leur histoire et leur appartenance sociale.* »

Selon les définitions des dictionnaires (Encarta 2003), la souffrance est la douleur morale, ou peine extrême, et le risque est le danger plus ou moins prévisible.

Le Petit Larousse (2010) définit la souffrance comme 'la douleur morale ou physique'. Tandis que le risque, selon toujours le même Petit Larousse est 'danger, inconvénient plus ou moins probable auquel on est exposé'. Le risque peut être d'ordre social ou naturel. Dans ce dernier cas, selon le Petit Larousse (2010) c'est un 'phénomène naturel (séisme, avalanche, inondation,

---

118. David Le Breton : « La sociologie du corps ». Que Sais-je ? Paris, PUF, 2002, 127 p.

etc.) qui constitue un danger grave pour l'homme et ses biens.

Notre thème de recherche se situe parfaitement dans cette vision du Petit Larousse, eu égard à toutes les catastrophes survenues dans la région depuis des décennies, particulièrement lors de la dernière crise de 2012 qui a vu la population de l'Adagh sombrer dans un dénuement total.

Dans la pensée populaire, les Touaregs appellent ce milieu dans lequel ils vivent *ăsuf* ou *tenere*[119] qui correspond à la brousse, au vide, à la solitude. Le mot ăsuf peut être aussi traduit, dans certains contextes, par la « solitude » ou un « sentiment de solitude ».

Cet espace, qui serait un havre de paix, constitue en même temps, pour l'homme qui y vit, une grande menace à cause de la soif, de la maladie, de la faim... en un mot la fragilité. Dans la pensée populaire des gens, le désert est connoté d'un vide menaçant et dangereux.

Les risques dans le domaine de la santé sont énormes principalement pour les femmes qui sont confrontées quotidiennement à des complications en donnant la vie et les enfants en bas âge souvent malnutris qui bénéficient de très peu de soins médicaux et d'hygiène.

Le milieu urbain, dans lequel existaient avant la crise, certains dispositifs (dispensaires, maternités, CSCOM...) et de moyens (activités économiques, circulation de l'argent...), les couches vulnérables ne sont pas à l'abri du danger qui se traduit par le manque d'accès aux soins de qualité, des avortements non médicalisés, la mortalité des nouveau-nés et des mères après l'accouchement qui sont fréquents. Il est important de noter que l'éducation traditionnelle du milieu forme 'l'homme', particulièrement les femmes qui sont armées de courage, de vaillance, de « stoïcisme » pour faire face aux étapes risquées et douloureuses de la maternité. Les stratégies (recherche et choix des soins et des soignants) que ces populations développent dans leur milieu ainsi que les mécanismes de solidarité et d'entraide fonctionnels depuis la nuit des temps dans la parenté (à l'intérieur du ménage, du clan) entre individus, etc. constituent les principaux moyens de faire face à la souffrance et de se soigner en cas de maladie.

Il faut admettre que chaque acteur développe en fonction de son éducation et de son milieu des stimulants capables de l'aider à résister à la douleur, à la souffrance. Cette idée pourrait joindre celle de David Le Breton (2002 : 69)

119. A propos de ces deux mots, H. Claudot-Hawad (1993 : 46) écrivait : « Ténéré en touareg signifie le « désert », c'est-à-dire le lieu désolé et stérile qui n'autorise la survie ni des hommes ni de leurs troupeaux. Il représente le territoire dangereux de l'étrange, de l'inconnu, de l'insaisissable, du sauvage, du surnaturel, où l'homme ne peut imprimer ses traces ni marquer son chemin. C'est le domaine privilégié des génies (Kel-ténéré) qui menacent les êtres de l'espace domestique. C'est l'abri d'élection du monde de l' « extérieur », appelé essuf, qui s'oppose à l'« intérieur » auquel s'identifient les humains, mais qui en est également l'indispensable contrepartie... »

qui écrit : « *La perception des couleurs, des goûts, des sons, le degré d'affinement du toucher, le seuil de la douleur, etc. les innombrables stimulations que le corps est susceptible de recueillir à chaque instant, sont ressentis en fonction de l'appartenance sociale de l'acteur et de son mode particulier d'insertion dans le système culturel.* »

Les activités économiques (l'élevage, le commerce, la cueillette, la chasse…) requièrent de la part du nomade de mener en permanence une lutte acharnée afin de tirer profit de façon optimale des grands espaces dans lesquels il se déplace, et pour veiller à sa propre sécurité et celle de son cheptel, seule garantie pour sa survie.

Comme indiqué plus haut, l'avancée du désert, la fluctuation de l'hydrographie, les variations thermiques, la transformation de la flore, la menace d'épidémies ou du terrorisme, les conflits inter ethniques, les transactions commerciales…. constituent les principaux motifs des déplacements parfois éphémères, parfois saisonniers et longs, quoi qu'il en soit, toujours pénibles et comportant des risques.

Malgré cette précarité, a-t-on remarqué, le nomade reste attaché à son terroir comme d'ailleurs le révèle la pensée populaire « *Ašənkăḍ d akall-net alloẓ, affud iṭṭaf-t amyar-net* » qui signifie : la gazelle peut avoir faim ou soif elle aimera toujours son pays. Ce proverbe très répandu connaît plusieurs formes, comme par exemple dans l'Ahaggar : « *Ak ahənkoḍ d-akall-net dăɣ mănna-net d-ell-net* » /La gazelle reste dans son pays dans la sécheresse comme dans /l'abondance/.

Chacun reste toujours attaché à son territoire quels qu'en soient les avatars. Cf. Marceau Gast (1968 : 400) et Ag Erless (1999 :70).

Lorsque ce dicton de la sagesse populaire cite la faim, la soif, la sécheresse il faut bien sûr lire la souffrance, la douleur, le risque, des concepts que les Touaregs n'ignorent pas puisqu'ils les vivent quotidiennement. Ce qui ne signifie pas non plus qu'ils soient insensibles à ces maux, mais simplement chaque acteur a sa façon de réagir face à la souffrance.

Si dans certaines communautés le patient affiche une tendance à l'exagération de son état, les Touaregs ont honte de manifester leur souffrance en criant, en pleurant, en gémissant, en se lamentant. Il n'est pas exagéré de dire que les Touaregs appréhendent stoïquement la douleur. La femme qui donne la vie sous la tente, près des siens, sans que personne ne soit au courant sauf sa mère ou sa matrone 'tănakbalt' en est une illustration.

Au cours des siècles, les populations ont développé un ensemble de stratégies aussi bien sur le plan économique, politique, parfois même culturel, souvent extrêmement vigoureuses pour se maintenir coûte que coûte en équilibre dans leur milieu toujours instable et fragile[120].

Denis Couchaux (2004 : 187) le dit en ces termes : «*Les travaux récents, en matière d'écosystème et de micro-économie, nous forcent à reconnaître que si les nomades ont su vivre depuis des millénaires dans les régions les plus ingrates de la planète, c'est qu'ils avaient développé un ensemble de savoir-faire techniques, mais aussi sociaux et politiques, leur permettant d'établir un équilibre entre groupes humains et milieu naturel.* »[121]

Notons qu'il est arrivé à certains nomades, suite aux catastrophes survenues dans la région (sécheresses, guerres, inondations), de tout perdre (bétail et biens) mais ils sont arrivés à résister au choc moralement et psychologiquement, à se reconstruire et redémarrer à nouveau leur vie avec un minimum de moyens de production.

De ce parcours, on peut retenir que dans un passé encore très récent, la société des Kel-tamasheq de Kidal a connu une forte hiérarchisation dans sa structure. L'économie des populations est basée principalement sur l'élevage, une activité qui demande au nomade d'énormes efforts compte tenu de l'insuffisance d'eau due à la faible pluviométrie.

L'environnement du milieu nomade, où vit la majeure partie de la population, comporte de nombreux risques qui constituent une menace pour la santé des couches vulnérables (femmes et enfants) et des indigents qui y vivent. Dans ces conditions, la réponse de la population ne peut se traduire que par « faire face et résister au choc ».

On relève aussi que la solidarité, une des valeurs essentielles de la société est un moyen d'assister, dans la mesure du possible, les couches défavorisées. Aussi, faut-il le rappeler, la région de Kidal est incontestablement l'une

---

120. Le nomadisme : est source de liberté mais aussi de risque, ce que confirment Ag Bendech et Ag Iknane en disant : « Le nomadisme, sous certaines conditions (un troupeau de taille convenable), représente une certaine forme de liberté. Mais c'est une vie à risque, qui ne peut jamais se figer dans une richesse acquise. » Mohamed Ag Bendech et Akory Ag Iknane « Action sanitaire en milieu nomade expérience et futur », in rapport des journées de réflexion sur les stratégies sanitaires adaptées aux populations semi-sédentaires et nomades, Tombouctou 9-12 juin 1993, Ministère de la Santé de la Solidarité et des Personnes Agées. Nous ne devons pas perdre de vue que ce mode de vie, adapté aux contraintes du milieu désertique, a façonné la mentalité des nomades. Les déplacements, je l'ai signalé, loin d'être une simple errance, constituent une stratégie de gestion temporelle de l'espace. La mobilité est non seulement une stratégie vitale dans le milieu désertique (recherche de l'eau et des pâturages, défense et résistance) mais aussi un facteur régulateur du mode de pensée. Les repères peuvent déterminer le choix des lieux : certains endroits sont hantés par les esprits maléfiques et d'autres abritent l'âme des ancêtres, méritent respect et reconnaissance. Toutes les références du monde touareg s'y trouvent liées.

121. Denis Couchaux : « Habitats nomades », éditions Alternatives, Paris, 2004, 191 p.

des plus pauvres[122] du pays malgré l'importance de ses potentialités présumées.

Dans le chapitre suivant nous examinerons les pratiques traditionnelles des populations touarègues de la région de Kidal en matière de soins et leur comportement face à la médecine « moderne » avec l'accès aux soins dans les structures de santé installées dans les chefs-lieux des cercles et les communes.

122. Selon le Cadre Stratégique de Lutte contre la Pauvreté (CSLP) Final (2002 : 16) : « La région de Kidal est caractérisée par une pauvreté généralisée. Pratiquement 9 personnes sur 10 sont touchées par le fléau. La région souffre de contraintes naturelles (sécheresse, désertification, enclavement), de l'insuffisance d'infrastructures de bases (centre de santé, école, route), de l'insécurité, de la mauvaise gestion, des ressources naturelles (pâturage, bétail), du manque d'exploitation de ressources minières et touristiques, de l'insécurité alimentaire et de l'insuffisance de points d'eau potable. »
Cette source révèle que les potentialités de la région sont : l'importance du bétail, l'existence de ressources naturelles (minières, touristiques, soleil, vent, réserve en eau souterraine), la bonne qualité des pâturages, la présence d'un artisanat riche et varié. Ajoutons que la crise de 2012 a aggravé une situation déjà précaire.
La pauvreté, comme indiquée ici, se présente sous plusieurs formes ce qui du reste rend difficile sa définition de façon précise. Mais, si l'on se réfère aux travaux de l'ODHD (2003), on déduit que fondamentalement la pauvreté peut être définie comme une privatisation de capacités : capacité de se nourrir, de vivre en bonne santé, d'atteindre l'âge adulte et de vivre plus longtemps, de s'instruire, de se former, de s'exprimer, de participer aux décisions, notamment par des élections démocratique, d'obtenir un emploi et un revenu décent, de défendre ses droits... (cf. ODHD 2003 : 11-21)

Chapitre II : Les Kel-Tamasheq et la santé

Les Kel-tamasheq ont un système traditionnel de soins vivant, qui a fonctionné avant l'arrivée la médecine moderne et qui continue de fonctionner malgré l'installation des structures de santé moderne dans la région. Il convient d'ouvrir une petite fenêtre sur l'offre de soins traditionnelle avant d'étudier le paysage sanitaire moderne dans la région d'étude.

Ce qu'il faut retenir, à côté du système conventionnel, il existe un système traditionnel bien structuré à deux niveaux, avec une approche précise d'orientation recours. Le niveau primaire est constitué par les femmes au sein des ménages qui prennent en charge la plus grande partie de la pathologie des enfants, les questions liées à la maternité et certaines affections oculaires. Le deuxième niveau est constitué par les guérisseurs spécialisés (hommes ou femmes) auxquels il faut ajouter les marabouts. Ces derniers acteurs reçoivent des malades issus des ménages du campement et parfois des campements éloignés.

Les nomades connaissent parfaitement toutes les plantes (arbres, arbustes et herbes) qui poussent dans leur environnement. Ils savent leur nom, leurs vertus thérapeutiques et nutritionnelles pour les hommes et les animaux. Ils connaissent également celles qui sont toxiques à ne pas consommer ni par les hommes ni par les animaux. Selon leur médecine, ils les classent dans deux conceptions : 'le chaud' et le 'froid'. L'avancée du désert et la rareté ont considérablement affecté l'écosystème, contribuant ainsi à la disparition ou la rareté de certaines espèces végétales très utiles dans la médecine traditionnelle. Les nomades attribuent la baisse de l'efficacité de certains médicaments à ce phénomène de désertification.

Pour se soigner, les Kel-tamasheq utilisent soit les feuilles de la plante, soit son fruit soit ses racines. Ils combinent avec art plusieurs plantes à la fois, ils combinent des plantes avec des produits dérivés de l'élevage (lait, viande, beurre, fromage, cuir, peau, poils, crottins…) ou aussi avec d'autres produits comme le sucre, le sel, la datte, le cumin, le piment, etc.

Il est important de souligner que les pratiques médicales traditionnelles ont évolué face aux changements socioéconomiques imposés à la société avec l'arrivée de la médecine moderne « *Isəfran wi n-ikufar* » (les médicaments des mécréants, des blancs) disent nos interlocuteurs. Tandis qu'ils appellent les médicaments traditionnels « *isəfran wi-nănăɣ* » (nos médicaments) ou encore « *ibekăn* » (mot qui vient de 'ebek' avaler par petite quantité dans la paume de la main).

Ceci va influencer sûrement le comportement des populations et du coup des changements vont s'opérer dans la façon de vivre avec les deux systèmes de santé. Nous verrons plus loin les perceptions des populations face aux deux médecines, et les raisons qui expliquent l'adhésion ou non des soins de santé modernes.

L' enquête a permis de discuter avec les populations sur les maladies et de lister les plus fréquentes.

L' enquête a permis de comprendre qu'aujourd'hui, les nomades sont confrontés à la malnutrition, phénomène nouveau consécutif aux récentes sécheresses qui ont dégradé de façon radicale l'écosystème, décimé le cheptel, principal moyen de subsistance du nomade, appauvrissant ainsi son régime alimentaire. Malgré leur isolement (milieu urbain et nomade), ils restent confrontés à de nombreuses pathologies parfois mortelles, dont des affections cutanées, auriculaires, oculaires, les infections digestives, les infections urinaires et vénériennes (MST) comme la syphilis, la gonococcie et blennorragie, les carences nutritionnelles (vitamines A, C et fer), le paludisme, la constipation, les maux de tête, la rougeole, la varicelle, des fractures, les foulures, les blessures, etc.
Comme le souligne ce sondé :

> « ... *Malgré les différentes campagnes, malgré tout, les épidémies surgissent chaque année ; les cas de rougeole, de varicelle, etc. Il y a eu même un cas suspect de méningite. Il y a beaucoup de maladies épidémiques qui se signalent dans cette région* » H. A. Didi

Aux pathologies ci-dessus citées il faut ajouter les morsures de reptiles et scorpions[123]. On peut aussi citer les complications ant-post-partum qui sont les premières responsables de la mort des mères et des enfants, sans oublier les maladies diarrhéiques et la malnutrition qui font des ravages chez les moins de 5 ans.

Il existe aussi d'autres formes de pathologies comme celles liées à la tension artérielle, le rhumatisme (mal des os), les maladies « surnaturelles » ou psychiques attribuées aux djinns ou génies et la maladie du « désir ou envie», essentiellement chez les femmes en état de grossesse.

Les nomades sont superstitieux, ils craignent les mauvaises bouches, les génies et observent beaucoup d'interdits relatifs à l'alimentation (ne pas donner à manger de la viande de gibier à la parturiente par exemple), à l'environnement (installer le campement ou la tente dans certains endroits présumés habités par les djinns), au temps que (considérer la visite d'un étranger dans la famille avant le lever du jour est porteuse de malheur)...

Interrogés sur leur conception de la maladie et sa cause, les Kel-tamasheqs évoquent le plus souvent le châtiment divin « *c'est quelque chose qui vient*

123. Les piqûres de scorpions sont redoutables, elles font chaque année de nombreuses victimes parmi les enfants en bas âge et les personnes âgées.

de Dieu » pour montrer aux hommes leur 'impuissance' face à lui. Mais cette 'impuissance' ne signifie pas non plus qu'on ne doit rien faire en cas de maladie. Au contraire, l'homme doit lutter pour ne pas mourir. C'est pour cela que la communauté rappelle cet adage : « Inna *Yăḷḷa i akli-net ənkăr ad hak-ilalăɣ*» qui veut dire littéralement 'Dieu dit à son serviteur lève-toi je vais t'aider'. C'est l'équivalent de ce proverbe français « Aide-toi le ciel t'aidera »

La notion de 'chaud' et de 'froid'[124] présente dans tous les milieux touareg, est un principe extrêmement important pour cette population enquêtée. Pour se soigner, chaque individu doit savoir son groupe classificatoire (chaud, froid ou entre les deux) pour bien réagir au traitement. De même, la personne doit savoir, à partir de son groupe, les aliments qui peuvent provoquer un désordre dans sa santé. Ainsi, « *Tous les aliments que nous consommons, les médicaments et même les maladies pour nous, sont classés selon ces deux notions.* » Grand-mère

Les populations de Kidal, en milieu nomade plus qu'en milieu urbain, à l'instar des autres milieux touareg, organisent leur système de soin au niveau familial et à partir des produits de leur environnement.

Dans la zone d'étude, la médecine traditionnelle reste jusqu'ici la plus accessible, pour plus de 95% de la population et principalement pour les Kel-tamasheqs éloignés des centres de soins. Même dans les centres urbains, elle est utilisée presque toujours avant la médecine moderne pour ceux qui ont accès à cette dernière. Les sondés disent : « *En cas de maladie nous essayons nos feuilles d'abord et lorsque ça ne va pas on va regarder du côté de la médecine moderne si on a les moyens* ».

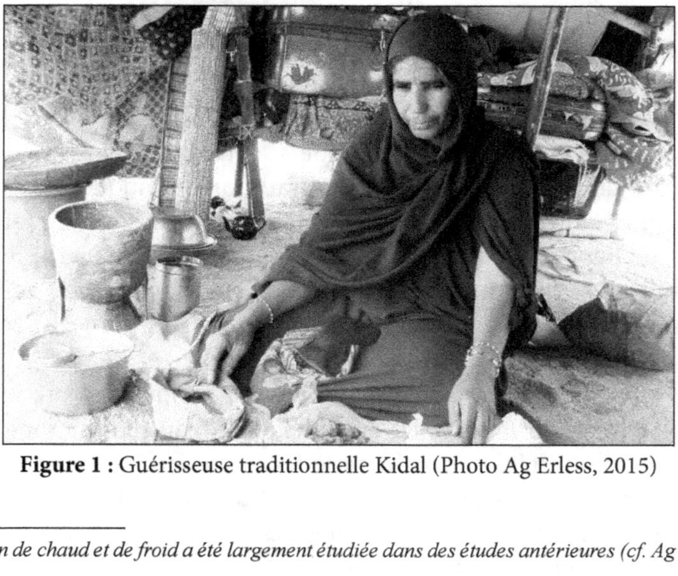

Figure 1 : Guérisseuse traditionnelle Kidal (Photo Ag Erless, 2015)

124. La notion de chaud et de froid a été largement étudiée dans des études antérieures (cf. Ag Erless, 2010)

Certaines personnes du milieu disent que les gens font davantage confiance à leur médecine et par ailleurs elle est presque toujours moins chère. Lors de nos enquêtes par contre, nous avons recueilli des avis de plusieurs personnes qui pensent le contraire « *Les médicaments des blancs sont plus efficaces et plus rapides que les nôtres, le problème c'est qu'ils ne sont ni disponibles ni accessibles à tout moment* » Personne ressource.

Sur ces questions de confiance et de coût, il faut être prudent. Si l'on se réfère à la dynamique des soins, les populations ont connu des périodes, dans le passé où certaines plantes sauvages n'avaient pas été décimées par les sécheresses, certaines maladies dues au contact avec le monde extérieur n'ont pas fait leur apparition. Il était donc facile de soigner les malades à base de ces produits tirés de la nature.

En termes de coût, les médicaments traditionnels dans la plupart des cas sont à portée de mains dans son environnement ou offert par les spécialistes.

Les médicaments de la biomédecine, quant à eux, ont toujours coûté, même si c'est à des prix très réduits dans les CSCOM, principalement pendant cette période où les humanitaires les donnent gratuitement.

Dans la région de Kidal, la phytothérapie n'est nullement l'apanage d'une couche spécifique, ni même réservée à une tranche d'âge déterminée.

Toutefois, l'âge est un facteur dominant dans la connaissance des pratiques ancestrales : plus on est avancé en âge, plus on est expérimenté en matière de soins. Aussi, il est important de tenir compte de la particularité de la région de Kidal où le savoir thérapeutique n'est généralement pas lié à un lignage quelconque : « *La pharmacopée n'est pas l'apanage d'une couche sociale. Tout le monde, jeune et vieux, traite les maladies légères et transmet aux autres son savoir populaire spécifique* » (Ag Erless 2000 : 68).

Ce qu'il faut retenir, les marabouts '*ălfăqqităn*' constituent un maillon incontournable du système de soins traditionnels auquel les populations restent jusqu'ici attachées à cause de leur pauvreté et de leur ignorance.

Il convient de le rappeler, en milieu nomade touareg, il existe un système de soins bien structuré à deux niveaux, le niveau primaire constitué par les femmes au sein du ménage et le niveau secondaire par les spécialistes de santé (cf. Ag Erless, 2000 : 69).

La femme, plus présente que l'homme au campement, prend en charge les soins au niveau du ménage et, éventuellement, au sein de tout le campement. Elle est consultée, pour son expérience en matière de diagnostic des maladies et de la connaissance des plantes et des produits qui soignent ainsi que pour sa connaissance des pathologies des enfants, des problèmes gynécologiques et les accouchements.

Dans les campements nomades, c'est la mère de famille qui prend en charge chaque membre en lui donnant la nourriture et, en cas de maladie, en préparant les médicaments. Certaines femmes, plus expérimentées (guérisseuses), peuvent être consultées pour des cas qui dépassent les compétences de la mère de famille. On peut aussi trouver des hommes, (guérisseurs) qui soignent les blessures et s'occupent de la petite chirurgie. Et lorsque la guérison tarde, on consulte le marabout.

Généralement dans les campements les grand-mères qui ont une connaissance en matière de thérapie traditionnelle sont appelées « *tinăssăfăren* » (*tenăssăfărt,* au sing.).

Dans les centres urbains se rencontrent maintenant des femmes qui jouent le rôle de guérisseuses, elles fabriquent des médicaments, les vendent et elles sont régulièrement consultées. Dans la ville de Kidal, au cours de cette enquête nous avons rencontré 2 guérisseuses qui sont consultées par les habitants en général, particulièrement par les femmes.

De nos jours encore, même lorsque les femmes tamashèques se trouvent dans la proximité d'une structure de santé, le plus souvent ce sont généralement les plus âgées, qui assistent les accouchements. Dans le cas de certaines complications elles se tournent du côté des marabouts. De même, après l'échec du traitement au niveau familial et au niveau des 'grands-mères', qui fabriquent les médicaments, on consulte les marabouts '*ălfăqqităn*' (sing. *Alfăqqi*), particulièrement pour les maladies qu'on ne comprend pas.

Il faut également noter qu'à l'intérieur de ce groupe, un système de spécialisation existe, comme dans les autres domaines du savoir. On observe que certains marabouts, des thaumaturges spécialistes de la magie, font des grigris, fabriquent des talismans, soignent les patients avec les versets coraniques et les plantes...).

Nous avons évoqué plus haut cette question, rappelons cependant que les consultations et les traitements des guérisseurs et guérisseuses au niveau domestique sont toujours gratuits. Ils sont rémunérés symboliquement ou offerts à l'extérieur chez un autre spécialiste[125].

Malgré l'austérité du milieu, la nature offre jusqu'ici aux habitants la possibilité de tenter de se soigner avec les moyens de bord.

Les guérisseuses visitées fabriquent de nombreux médicaments à base

125. Une guérisseuse interrogée à ce sujet dit : « Je soigne gratuitement, le pauvre et le riche, sauf pour les maladies psychiques, pour lesquelles le malade doit me faire un présent, pour me protéger et protéger ma famille contre les retombées des mauvais esprits. [...] ; soigner est d'abord un acte d'amour, donc un don de Dieu. » Propos recueillis par sa fille Zakiatou Walett Alatin (Isefran. Maladies et soins en milieu nomade, 1993).

Signalons que les guérisseuses installées dans la ville de Kidal ne font pas payer la consultation à leur patient, mais l'ensemble de l'acte qui comprend le médicament et le traitement.

des éléments qu'elles trouvent dans leur environnement (végétaux, sous-produits animaliers, roches et autres produits).

Il est important de remarquer que les quantités et les mélanges de ces ingrédients sont peu précis, les mesures s'expriment en pincées, poignées, paumées, cuillérées, verres à thé, etc.

La posologie et la durée du traitement varient d'un thérapeute et d'une thérapeutique à l'autre.

L'utilisation par les marabouts des versets coraniques « les noms de Dieu »[126] et de sacrifices d'animaux pour soigner certaines pathologies graves et les maladies « surnaturelles » est une pratique très courante. Leur rétribution *« ehere »* s'opère généralement en deux étapes : on donne une avance *« tesəmt n-ăfus »* au début du traitement et le reste *« awa hin-ăqqimăn »* après la guérison. La dette peut durer le temps qu'il faut et être payée à la convenance du malade ou de sa famille. En tout cas rarement on passe devant des tribunaux pour le règlement. Cette mesure constitue certainement une facilité pour les personnes qui n'ont pas de moyens.

Les frais des prestations sont versés soit en espèces, soit en nature (bêtes, tissus). On n'hésite pas à consulter le marabout même quand il est loin pour les cas de maladies sérieuses bien que ses services soient souvent assez onéreux. Une sondée dit à ce sujet : *« le marabout est très coûteux, on ne le consulte que pour des maladies qui nous dépassent, les djinns ou les mauvaises langues ».*

Si traditionnellement, les femmes et les guérisseuses offrent de façon symbolique ou gratuitement leurs soins, les marabouts, par contre, qui utilisent leur pouvoir mystique, fixent des coûts souvent assez onéreux. Cependant, par rapport à la pharmacie ou le dispensaire ils présentent l'avantage de pouvoir payer une avance qui peut ne pas être excessive et le reste des prestations ne sera versé qu'après avoir obtenu la guérison. Il y a toujours la possibilité de s'entendre avec le marabout sur les modalités du paiement, comme nous l'avons dit plus haut.

Il est important de préciser que le traitement chez le marabout est cher payé et est évalué en dizaines de caprins, ce qui constitue une fortune pour une personne sans grandes ressources.

Les nomades thésaurisent rarement. Pour faire face au coût des soins

---

126. Les marabouts soignent soit par les versets coraniques uniquement, écrits sur un bout de papier cousu dans un morceau de toile (cousu ensuite dans un autre morceau de peau) que l'on porte en amulette ou des versets écrits sur une planchette assəllum puis délayés dans un peu d'eau que le patient boit, soit encore le marabout associe les versets aux plantes sauvages. A ce sujet, Almamy Malick Yattara (in Ag Erless, 2000 : 67) écrit : « Le traitement se fait par le Coran descendu par Dieu et par les plantes accompagnées d'un verset de Coran correspondant à chaque type de traitement ou par plantes simplement. »

en milieu traditionnel ou dans les structures de santé, on vend une ou plusieurs bêtes au marché. Mais les personnes qui n'ont pas cette possibilité se tournent du côté de leurs parents ou des connaissances pour leur venir en aide.

Pour chaque problème, l'acteur développe ses propres stratégies. Ainsi, face à la gravité de la maladie et à l'inefficacité du traitement reçu dans le campement, la famille s'organise pour évacuer son malade.

La maladie et l'évacuation sont une affaire de famille certes, mais aussi une affaire du clan du malade et, même, de toute la communauté nomade. Chez les Touaregs le système d'entraide et de solidarité est très développé surtout dans le domaine du social : maladie, décès, mariage, baptême.

Le système d'évacuation du malade fonctionne selon le mode de vie traditionnel de la population qui s'appuie sur non seulement la prise de décision mais aussi les moyens de transport pour effectuer le déplacement. Ces aspects impliquent bien évidemment la famille d'abord, en premier lieu le chef de famille et les voisins.

Il arrive aussi très souvent que les moyens de déplacement et financiers ne soient pas disponibles. En tout cas, la famille compte d'abord sur ses propres moyens avant de se tourner, en dernier recours, vers l'entourage (parents et amis).

Traditionnellement, l'évacuation du malade se fait à dos d'ânes ou de dromadaire. Le transport reste un élément essentiel pour les déplacements car, habituellement, les nomades ne disposent que de ces bêtes de somme. Le dromadaire n'étant pas à la portée de tout le monde, il faut solliciter le concours des membres du clan ou d'un groupe voisin.

Il faut souligner les difficultés que rencontrent les nomades en effectuant les déplacements à dos d'âne ou de dromadaire, avec un patient gravement malade, surtout lorsqu'il s'agit d'une femme à terme.

Rappelons que le système d'évacuation était une pratique connue des nomades bien avant l'avènement du système de soins moderne car, autrefois, les malades étaient transportés sur les lieux saints ou chez les marabouts à dos d'ânes ou de dromadaires.

Aujourd'hui, dans le milieu ils sont nombreux les nomades qui possèdent un véhicule. Ils rendent très souvent service à ceux qui ont des difficultés.

A ce sujet une mère de famille dit :

> « *Les lieux des soins sont éloignés de nous, pour nous y rendre nous faisons de l'auto stop. On ne peut pas monter à dos d'âne ou de dromadaire surtout lorsqu'il s'agit d'une femme en travail* » Secteur Ibdaqqan

Nous retenons de ce parcours que les pauvres bénéficient de l'attention des guérisseurs qui les consultent gratuitement et leur offrent de façon symbolique les médicaments. Les marabouts reconnaissent les difficultés financières dans le milieu, raison pour laquelle, par solidarités ils sont sensibles à la douleur des patients et restent flexibles pour ce qui est de leur rétribution.

Aussi, par solidarité, la communauté reste attentive et intervient lorsqu'il le faut.

Après ce survol de la prise en charge de la maladie en milieu traditionnel, regardons le processus d'implantation des structures de soins modernes et le comportement des populations face à ce système.

Chapitre III : Le système de soins moderne

Dans le parcours qui suit, nous allons cerner l'impact de la médecine sur la santé des populations. Comment ce système a évolué dans la région et quels changements il a apporté dans le comportement des populations face à leur prise en charge traditionnelle de la maladie.
Rappelons que c'est seulement vers 1908, avec l'arrivée des premiers administrateurs coloniaux français, que les Touareg de Kidal ont eu leur premier contact avec la médecine moderne.

Dans l'Adagh, comme dans les autres milieux de l'Afrique sahélienne, c'est avec la colonisation et la création des centres urbains que les populations autochtones nomades ont vu pour la première fois un médecin moderne.

Selon nos informateurs, le premier dispensaire de Kidal (centre-ville), a été construit par l'administration coloniale en 1944. Les soins médicaux y étaient assurés par les médecins[127] coloniaux dans le village, ceux-ci soignaient aussi certains malades qu'ils rencontraient lors de leurs tournées en brousse. Avec la décentralisation il est devenu Centre de Santé de Référence (C.S.Réf.) jusqu'à la réalisation des nouveaux locaux plus performants et plus équipés dans le quartier Etambar en 2007.

Notons que les nomades ne venaient presque jamais d'eux-mêmes au dispensaire pour maintes raisons : la crainte du contrôle de l'administration coloniale, la haine à l'égard du colon à cause de sa façon d'administrer se traduisant en grande partie par la désorganisation du système traditionnel de l'organisation[128] politique , le prélèvement de l'impôt, la réquisition des chameaux à des fins administratives, la scolarisation des enfants nomades et l'exigence pour chaque chef de fraction d'une contribution[129] pour le soutien à la scolarisation des enfants

Après le départ des troupes françaises, la médecine moderne n'était dispensée que dans de petites infirmeries, des casernes militaires et de petits dispensaires civils hérités de cette colonisation.

De l'accession du Mali à l'indépendance, aux années 1980, la population nomade n'avait pas véritablement accès aux structures de soins (infirme-

---

127. Rappelons que, sur un plan purement administratif, les territoires coloniaux étaient soumis à un découpage par zones territoriales dotées de statuts spécifiques : territoires militaires, communes mixtes, communes de plein exercice. Les soins administrés dans ces zones répondent à ce découpage et relèvent ainsi de médecines et de médecins différents : militaires, civils et de l'assistance.

128. Ag Assoni (1984 : 38) écrit : « Il fallait désarticuler, voire désorganiser tout le système de commandement (chefferies traditionnelles) en supprimant d'anciens ou en créant de nouveaux rapports entre les différentes couches de la société. »

129. Ag Litny (op.cit.) rapporte que « chaque tawset devait fournir : 2 chamelles ou 2 vaches laitières par élève, 2 moutons de boucherie par élève tous les 5 mois, 1 logeur, [...] un berger pour garder les animaux de l'école, des servantes pour piler et préparer le grain livré par l'administration. »

ries militaires dans les casernes de Kidal, Tessalit, Adjelhoc, Anefif et Bouressa et les deux petits dispensaires de Tessalit et Kidal), cela pour deux raisons principales.

La première est certainement liée au mode de vie des populations, sachant que ces structures étaient trop éloignées des parcours traditionnels des nomades et des lieux des pâturages. La deuxième était le mépris et la crainte affichés vis-à-vis du 'Blanc' et de son successeur le 'Noir' : (tracasseries infligées aux nomades par les colons et massacres de la population nomade par l'armée lors de la première rébellion)[130].

Ces infirmeries et dispensaires avaient des moyens extrêmement limités et les militaires qui avaient la situation en main n'avaient jamais envisagé d'étendre leurs soins à toute la population nomade. Le personnel soignant militaire ou civil était peu qualifié, le plus haut niveau était celui de l'infirmier d'Etat.

Les centres de Tessalit et Adjelhoc n'avaient pas le statut de dispensaires ; cependant, ils étaient appelés postes périphériques et n'avaient comme personnel qu'un infirmier et un aide-soignant sans formation.

Depuis l'érection de Kidal en région en 1991, les autorités maliennes, en collaboration avec les partenaires au développement, ont pris l'initiative d'améliorer les conditions des populations dans le domaine de santé publique (SSP et SSR) par la construction et l'équipement de maternités, de dispensaires et de Centres de Santé Communautaires et la formation du personnel.

Malgré ces réalisations, la population locale et les nomades accèdent difficilement aux soins médicaux. Dans la campagne, on se contente de quelques rares passages des équipes mobiles de vaccinations. Celles-ci ne touchent pas tout le monde, à cause non seulement du temps limité sur le terrain, le plateau technique très réduit, la mobilité des populations, leur dispersion sur de grands espaces, problèmes auxquels il faut ajouter la réticence de certains groupes (familles maraboutiques) à tout soin médical, en général, et à la vaccination, en particulier. Les personnes interrogées à ce sujet disent : *« Les religieux racontent aux gens que la vaccination a pour objectif de limiter ou d'empêcher les naissances. Les Blancs veulent nous maintenir toujours en minorité ou nous exterminer »* J.A.R, informateur de Kidal.

De la colonisation à une date relativement récente, les soins de base (SSB) étaient gratuits pour tous les usagers aussi bien les sédentaires que les nomades dans les dispensaires de garnisons militaires.

Ce parcours a certainement permis d'apporter un éclairage sur le contact de la population avec la médecine occidentale et montre, en même

---

130. E. Bernus (1993) et P. Boilley (1999).

temps, le faible impact de celle-ci sur la santé des populations. Ce contact a une incidence certes, et des changements vont s'opérer dans le comportement des populations, mais à quel niveau ? Cette question reste d'actualité.
- L'exploitation des archives, couplée avec les informations recueillies sur le terrain ont permis de comprendre l'évolution du système de soins de santé moderne de l'indépendance à nos jours.

De 1960 jusqu'en 2011(début de la crise au nord) le dispositif sanitaire dans la région de Kidal a connu une nette évolution. Avec l'avènement de la décentralisation, la politique de santé a tendance à mettre l'accent sur le transfert des compétences du niveau central vers les collectivités par la mise en place de structures permettant aux populations de se prendre en charge dans ce domaine. Voyons maintenant comment le dispositif des soins de santé dans la région de Kidal a évolué.

Avant l'indépendance (1960) il n'existait que trois lieux de soins : un dispensaire à Kidal et deux infirmeries avec le statut de postes périphériques, à Tessalit et à Adjelhoc. Chacune de ces structures avait comme personnel un infirmier, un manœuvre et une matrone.

• De 1960 à 1980 avec la création des arrondissements et des postes militaires, les infirmeries militaires de Kidal, Tinessako, Bouréissa, Tinkar, Tinzawaten, Adjelhoc, Tinzaouatène et Tessalit ont vu le jour. En 1968, la maternité de Kidal fut construite dans l'enceinte de l'actuel CSCOM du centre-ville.

• De 1980 à 1990, aucune évolution quantitative et qualitative n'a été observée au niveau du personnel socio-sanitaire et des infrastructures de la région. On peut cependant noter quelques aménagements au niveau du CSCOM du centre-ville (construction du pavillon d'hospitalisation, du hangar et des toilettes).

• De 1994 à 1995 : réhabilitation[131] des dispensaires (Kidal, Tessalit et Adjelhoc)

• De 1997 à 1998 : réalisation de la clôture du Centre de Santé de Kidal et construction de la maternité de Anefif ;

• 1996-1997 : construction du CSCOM de Tinzaouatène ;

• De 1997 à 1998 : réalisation des bureaux de la Direction Régionale de la Santé (DRS) ;

• De 1998 à 1999 : les travaux de construction et de clôture de la maternité de Anefis sur financement Aide Médicale Internationale (AMI) ;

---

131. Lorsqu'on parle de réhabilitation, il s'agit des travaux de rénovation en vue de rendre plus salubres, plus accueillants et plus opérationnels ces dispensaires qui étaient dégradés. Les différentes opérations ont porté globalement sur des travaux de réfection des anciens locaux, la construction d'annexes, la peinture...

• De 2000 à 2001 : construction du CSCOM d'Etambar par Vision Mondiale et réalisation du logement du chef de poste de Adjelhoc ;

• De 2000 à 2001 : construction du CSCOM de Tessalit ;

• 2001 : réhabilitation du Centre de Santé de Kidal et construction de Centre de Santé communautaire de Aghabo ;

• En 2002 : réhabilitation du Centre de santé de Kidal par Vision Mondiale ;

• De 2005 à 2007 : construction des nouveaux locaux du Centre de Santé de Référence qui tient lieu d'hôpital[132].

En termes d'infrastructures, au 31 décembre 2011 le système de santé de la région de Kidal comprend :

→ Une direction régionale de la santé ;
→ Quatre centres de santé de référence dont 2 non fonctionnels ;
→ 11 centres de santé communautaire ;
→ Trois infirmeries de garnison (Adjel-Hoc, Tessalit et Kidal) ;
→ Un cabinet médical privé ;
→ Une officine pharmaceutique privée ;
→ Deux dépôts de pharmacie privée ;
→ Et 11 Postes de Santé Avancés (2 à Abéibara, 8 à Tessalit et 1 à Kidal).

Avec la crise survenue en fin 2011début 2012, le dispositif du système des soins de santé s'est considérablement dégradé avec le retrait de l'administration et avec elle, le personnel soignant qualifié. L'ONG Médecins du Monde Belgique (MdM) a assuré tant bien que mal les soins en appuyant les CSCOM de la région et le CSRéf jusqu'en 2014 date à laquelle elle a été contrainte de se retirer à cause de l'insécurité et du banditisme. D'autres humanitaires dont le CICR, La Croix Rouge, SOLISA, MSF-E et des ONG locales comme AIDEA Relief, AMPPF et OMS sont venus ensuite pour combler le vide laissé par MdM et soulager la souffrance des populations qui étaient presque abandonnées à elles-mêmes.

C'est justement ce qui explique l'arrivée récente de MSF-E dans la région, particulièrement dans le cercle de Kidal.

Ces ONG nouvellement venues seront confrontées à de grosses difficultés qui sont entre autres la méconnaissance des déterminants sociaux de l'accès aux soins de santé primaires (SSP) et de la santé de la reproduction (SSR), la pression sociale, le banditisme résiduel.

Depuis l'érection de Kidal en région, le système de santé suit l'organisation générale de la santé au Mali.

---

132. Les populations de la région de Kidal appellent « Hôpital » le CSRéf à cause de la modernisation de ses infrastructures et sa capacité d'accueil.

La Direction Régionale de la Santé (DRS) dépend techniquement de la Direction Nationale de la Santé (DNS) à laquelle elle rend compte.

- La structuration du système de santé dans la région respecte la pyramide sanitaire du Mali et est composée de trois niveaux :
- Le niveau régional ;
- Le niveau Cercle ;
- Le niveau communal

Nous présentons ci-dessous la carte sanitaire de la région de Kidal avant la crise survenue en 2012.

Carte 2 : Carte sanitaire de la région de Kidal

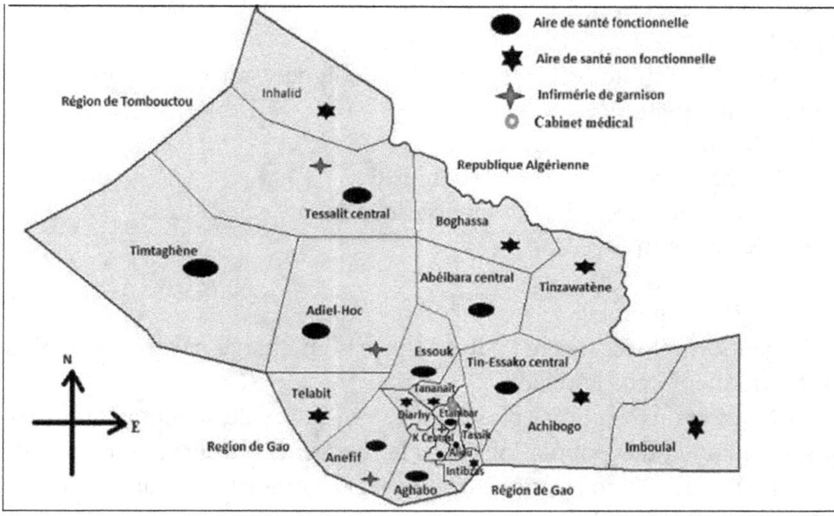

Source : Annuaire Statistique 2011, Direction Régionale de la santé Kidal

Tableau II : Répartition des structures de santé selon le niveau de découpage administratif dans la région de Kidal en 2011.

NIVEAU	STRUCTURES	ACTIVITES
Région	Direction régionale de la santé	Administration
Cercle	District sanitaire : CSRéf	Administration Soins curatifs ; Soins préventifs ; Soins promotionnels ; Gestion
Commune	Centre de santé communautaire Centre de santé parapublic Cabinet médical Autres centres de santé	Soins curatifs ; Soins préventifs ; Soins promotionnels ; Gestion

En termes de ressources humaines, la région de Kidal disposait d'un potentiel suffisant. Selon l'Annuaire statistique de la Direction Régionale de la Santé de Kidal (2011 : 7) le nombre total d'agents de santé dans la région en 2011 est de 156 dont 16 du secteur parapublic et privé. En 2010 il y avait 191 agents dont 43 du secteur parapublic et privé et en 2009 la région comptait 142 agents dont 27 du secteur parapublic et privé contre 144 en 2008 et 122 en 2007.

Le pourcentage du personnel qualifié en 2011 est de 69% contre 62% en 2010 soit une augmentation de 6%. Il était de 54% en 2007 et 66% en 2008 et en 2009.

Au 31 décembre 2011, l'ensemble des districts sanitaires de la région totalisait 136 agents dont 64 pour le district sanitaire de Kidal. (Annuaire Statistique 2011, Région de Kidal).

La situation actuelle du personnel soignant au niveau du CSRéf au moment de l'enquête :

- Médecins : 5 ;
- Infirmiers techniciens de santé : 6 ;
- Infirmiers techniciens supérieurs de santé : 2 ;
- Sages-femmes : 3 ;
- Matrones : 3 ;
- Aide soignants : 3 ;

Les 22 agents employés par le CSRéf sont pris en charge par les humanitaires qui interviennent dans la région.

Nous avons expliqué plus haut le processus de sédentarisation et de la mise en contact des populations avec la médecine moderne. Il ressort de ce parcours que seule la population sédentaire, en minorité kel-tamasheq et surtout les femmes, a été plus en contact avec les structures sanitaires faiblement équipées.

Il faut retenir que l'une des premières conséquences sur le plan sanitaire du processus de la sédentarisation, est l'installation de petits dispensaires et leur fréquentation par la population, majoritairement étrangère. L'autre conséquence reste le regain de confiance que les populations, aussi bien du milieu urbain que nomade, ont eue pour le médicament du 'blanc'. A cause de la mauvaise prise en charge des patients, qui s'explique par la défaillance des structures de santé (manque de médicaments de qualité, le coût de médicaments, le manque de personnel soignant qualifié, le mauvais accueil, l'incompréhension, etc.) ont poussé les populations nomades de la région à stigmatiser parfois, jusqu'à une périodes très récente, les soins médicaux modernes.

La population sédentaire fréquente malgré tout ces structures parce qu'elles sont proches et qu'on y trouve des médicaments pour les maladies courantes comme les infections oculaires, digestives, urinaires, cutanées, maux de tête, etc. La population nomade, par contre, est restée presque en marge de ces services pour les raisons que nous avons déjà évoquées auxquelles il faut ajouter l'éloignement, la mobilité, la peur, la honte, la gêne,...).

De nos jours encore, on peut estimer que les nomades ne les fréquentent qu'occasionnellement, lors de leur bref passage soit pour s'approvisionner en produits de consommation, soit pour rendre visite à un parent sédentaire ou lorsque son état de santé est grave. Dans ce dernier cas, il faut que ce soit une personne (un parent ou un ami résident en ville) qui prenne l'initiative et qui serve d'interprète dans la structure médicale.

Il est important de souligner que le patient nomade parle difficilement des maladies liées à son intimité (*uzəf*), appelées maladies honteuses comme la hernie, les hémorroïdes, la blennorragie, les infections urinaires,... et lorsqu'il est obligé de le faire, il les nomme par des métaphores par respect pour les valeurs de discrétion et de pudeur. En disant par exemple « *mon urine me démange* » ou « *je gratte mon urine* » '*itat-ahi ăwas-in s ukmaš*' ou '*šikmušăɣ ăwas-in* » l'homme explique qu'il a des démangeaisons au niveau du sexe. C'est ce qui explique que de nombreux malades attendent de voir leur cas s'aggraver pour aller au lieu de soins.

La honte et la gênes sont très prononcées chez la femme plus que l'homme. Une femme utilisera difficilement les métaphores ci-dessus évoquée devant une personne qu'elle ne connaît pas. Généralement, c'est l'accompagnant à qui la patiente s'est confiée, qui explique au médecin la maladie. La société touarègue nomade, à l'instar des autres groupes berbères de l'Afrique du Nord, est très pudique. Tout ce qui est lié au corps est tabou, on parle de la pudeur *(tašujəšt)*. Ces raisons expliquent pourquoi les femmes ne vont en consultation que lorsque leur état de santé est inquiétant.

Les nomades sont toutefois convaincus de l'efficacité des soins modernes depuis qu'ils ont commencé à fréquenter les structures de soins. Ils qualifient le médecin de « sorcier » *(akrikaw)* car, généralement, dès qu'on leur administre les premiers soins, ils guérissent vite. Un soignant interrogé à ce sujet explique :

> *«... Les nomades ne sont pas habitués aux médicaments, dès qu'on leur donne une injection ou quelques comprimés d'aspirine ils se sentent mieux et ils ne reviennent plus. [...] Je pense que cela s'explique par le fait que leur organisme n'est pas habitué au traitement allopathique et généralement, dès le premier soin, ils guérissent vite. »*

L'irrégularité et la non fréquentation des structures sanitaires observées chez les nomades ont certainement une explication, nous y reviendrons plus loin.

L'auto médication est un comportement que nous avons observé dans le milieu. En effet, comme beaucoup de gens le font en ville, les nomades achètent généralement un produit pharmaceutique sur le simple conseil d'une personne qui l'aurait déjà utilisé ou qui l'aurait vu utiliser par une autre personne. Aussi, faut-il le noter, certains patients nomades emportent avec eux les produits prescrits ou recommandés. Au niveau du campement le patient oublie la posologie et dans certains cas, il utilise les produits pour d'autres maladies (pour lui ou pour un autre patient).

On remarque de plus en plus que des guérisseuses constituent de petites pharmacies individuelles, ce qui est inhabituel chez les nomades[133]. Si le risque d'empoisonnement est minime, parce que la guérisseuse ne garde pas trop longtemps les médicaments, aujourd'hui la fabrication de comprimés sans dosage précis peut constituer une menace pour la santé des consommateurs de ces produits.

Le contact avec cette médecine moderne pousse parfois la population vers une situation préjudiciable pour leur santé : on achète sur le marché des comprimés d'aspirine ou de nivaquine périmés, des capsules d'antibiotiques (ampicilline) *'tiblalen-ti šăggaɣnen'* qu'ils utilisent pour soigner en même temps leurs maladies (maux de ventre, d'yeux, de poitrine, les blessures et celles de leurs animaux).

Pour conclure, notons simplement qu'aujourd'hui tous les nomades, mis à part quelques cas isolés (quelques familles maraboutiques et quelques conformistes de l'orthodoxie musulmane), souhaitent avoir des soins médicaux modernes lorsqu'ils sont malades sans cependant renier leurs valeurs ancestrales.

Au moment de l'enquête, nous avons constaté que c'est l'ONG Médecins Sans Frontière (MSF) qui est la plus active en matière de soins sur le terrain, d'où l'intérêt de s'y attarder pour montrer les moyens dont elle dispose pour faire face à sa mission, la manière dont elle organise ses activités sur le terrain et les difficultés auxquelles elle est confrontée.

L'ONG « Médecins sans Frontière Espagne » (MSF-E) est la toute dernière structure installée (mois d'août 2015) à Kidal dans le but de faire face au problème de santé des populations de la région. Par rapport au volet santé, elle travaille avec d'autres ONG locales mais c'est l'ONG SOLISA (Solidarité pour le Sahel) qui est son partenaire privilégié.

---

133. Comme l'a écrit Ag Erless (2000 : 69) : « Dans la médecine touarègue, il n'existe pas de 'pharmacie'... Les médicaments sont rarement conservés puisqu'ils sont directement offerts par la nature en cas de besoin, ce qui exclu semble-t-il le risque d'empoisonnement du malade. »

En termes de ressources humaines MSF-E emploie un personnel composé de :

- un Chef de base ;
- un responsable des activités médicales ;
- un infirmier superviseur ;
- un superviseur pharmacien ;
- un superviseur logistique ;
- un assistant administratif et financier ;
- une femme de ménage ;
- 5 gardiens.

En plus de son personnel, l'ONG appuie financièrement près de Soixante agents dans les différents CSCOM du District sanitaire de Kidal.

Comme activités sur le terrain, MSF offre un paquet de soins de santé primaires constitué non seulement de la prise en charge curative, mais aussi les activités préventives dont la vaccination et les activités promotionnelles : distribution des moustiquaires et la sensibilisation de la population par rapport à comment faire face à certaines maladies, comment les prévenir.

La dernière rébellion a eu des conséquences désastreuses sur le dispositif sanitaire de la région affectant ainsi la santé des populations.

L'histoire de la région de Kidal, rappelons-le, où vit depuis des siècles un peuple d'éleveurs nomades, a connu pendant plusieurs décennies des pressions et des agressions à la fois exogènes et endogènes à cause de sa position géostratégique et de ses richesses naturelles qui sont entre autres la qualité des pâturages, des terres salées, du cheptel, les ressources minières supposées, etc…

Les agressions extérieures importantes citées par les personnes ressources sont celles liées aux invasions des Regaybates, des Iouillimidenes, des Kel Aïr, des Kel Ahaggar, des français au 20e siècle et les sécheresses cycliques dont celles récentes de 1973, 1984 et 2010.

Les pressions « endogènes » sont, quant à elles, issues des différentes rébellions qui ont éclaté dans la région en 1962,1990 et 2012. A ces catastrophes il faut ajouter des inondations survenues à Tessalit, Abéibara et Kidal entre 2008 et 2010.

Comme le note Rousmane Ag Assilakane[134] :

> *« Pendant toutes ces périodes de troubles majeurs où la région n'a pas eu de répit, […] un nombre important d'hommes et d'animaux ont été décimés surtout lors des grandes sécheresses. Ce fut en effet, de terribles années de désolation et de famine jamais vécue ayant eu pour conséquences des vagues de migrations vers les pays limitrophes (Algérie, Libye, Niger) où des familles entières d'éleveurs nomades se sont définitivement installées pour faire souche […]. »*

134. *Rousmane Ag Assilaken « Le retour du Maître sur une «Terre de Dieu ! » Publié dans Tamoudre WWW. tamoudre.org avril 2016 consulté le 20 septembre 2016.*

L'année 1973, dite de la grande coulée *« Awătay wa n-Tənjay »* a été la catastrophe socioéconomique la plus dramatique jamais vécue par les habitants de l'Adagh. De par son ampleur, certains fatalistes avaient même prédit la fin du peuple touareg.

Comme l'a fait remarquer Rousmane (op. cite) :

> *« Mais, malgré les traumatismes, les blessures et les séquelles des souffrances, des familles nomades ont choisi de rester chez elles pour affronter les défis conformément à leur adage selon lequel : 'hak ašinkăd d-ăkall-net, ălloz, ăffuud iṭṭaf-t amyar-net…' 'On n'est jamais mieux ailleurs que chez soi quelles que soient les difficultés' ».*

Avec la rébellion de 2012, nous empruntons à Rousmane ce petit passage :

> *« Le contexte a beaucoup changé dans la région de Kidal. La rébellion est cette fois-ci d'une autre nature, car couplée d'une impressionnante offensive jihadiste. Tout le nord du Mali fut occupé par les forces rebelles. La déstabilisation fut considérable, tout a été mis sens dessus - dessous. En effet, les administrations publiques, les centres de santé, les mairies, les écoles, les bibliothèques, les commerces… sont saccagés et le vandalisme était d'une telle envergure que tout fut emporté comme un feu dévastateur. Ce fut véritablement une petite fin du monde aux yeux des habitants de la région. Les éleveurs, les maraîchers, les commerçants, les agents de l'Etat sont restés désemparés… Pris de vertiges, ils ne savaient plus que faire et l'idée du « partir ailleurs » a gagné les esprits faisant ainsi de nombreux déplacés en direction, encore une fois de l'Algérie, du Niger, du Burkina Faso et du sud du pays. Là aussi, malgré la tourmente et les incertitudes engendrées par la situation, des familles résolument attachées à leur terroir ont résisté et sont restées pour vivre le martyre et poursuivre courageusement leurs activités de survie. Dans leur âme profonde et à force de côtoyer l'adversité et le revirement récurrent des situations, ces familles sont devenues de vrais résistants mais « damnés » sur leur propre terre. »*

Depuis janvier 2012, le pays a sombré dans une insécurité quasi permanente surtout dans sa partie septentrionale. La situation sécuritaire reste complexe, volatile et très fragile et certainement cette situation a davantage impacté la situation socio-économique de la population, situation déjà précaire avant la crise. A Kidal, l'Etat du Mali reste complètement absent et l'accès aux soins de santé de la population a été davantage hypothéqué par le retrait des ONG qui travaillaient dans la région suite à la dégradation des conditions sécuritaires.

La rébellion armée et l'intégrisme ont plongé le Mali dans une crise sécuritaire, politique, alimentaire et humanitaire d'une ampleur et d'une complexité sans précèdent dans l'histoire du pays.

Il faut relever que les populations survivent depuis des années dans un environnement d'insécurité très difficile au sein duquel, la petite lueur d'espoir réside dans la présence sur le terrain, d'un autre Acteur, avec une autre mission, celle de venir en aide aux populations vulnérables et affectées par la crise.

Il s'agit des «Humanitaires » qui interviennent sur des questions de santé et d'alimentation, qui travaillent au quotidien dans la région pour minimiser les effets des nombreux dégâts collatéraux provoqués par le conflit.

Pendant la crise, les couches vulnérables, particulièrement les déplacés, ont connu les moments des plus difficiles de leur vie au plan sanitaire. Les déplacements forcés à cause des affrontements et du retrait de l'administration, de la famine et de la crainte de représailles, ont aggravé la situation sanitaire déjà précaire des cibles. Les populations nomades qui sont allées loin dans les brousses les plus reculées se sont contentées de leurs soins traditionnels pour faire face à la maladie, les sédentaires qui n'ont pas pu quitter faute de moyens ou restés pour protéger leurs biens ont utilisé à la fois les médicaments traditionnels et modernes[135].

Les déplacés vers les pays voisins et l'intérieur du Mali ont rarement sinon n'ont pas du tout bénéficié de facilités pour se soigner eux et leurs familles. Globalement, les personnes rencontrées disent qu'elles se sont débrouillées pour se soigner[136].

Ceci étant, dans le parcours qui suit, nos allons observer à partir de notre approche principale, les capacités de résilience et les *capabilites*, les alternatives et les recours en matière de soins qui ont permis aux cibles de faire face aux difficultés liées à leur santé pendant cette période de crise.

Pour rappel, la résilience c'est l'aptitude d'un individu à se construire et à vivre de manière satisfaisante. On peut aussi considérer que c'est la capacité d'adaptation.

Nous avons expliqué plus haut le mode de vie des populations nomades, une vie qui exige des déplacements en permanence à la recherche de l'eau et des pâturages. Malgré l'austérité de leur milieu naturel, les nomades ont su s'adapter et tirer profit de façon optimale de ces grands espaces désertiques. Ces dernières décennies les populations ont souffert de la rigueur du climat (très faible pluviométrie, insuffisance des pâturages, catastrophes...) qui ont parfois détruit leur existentiel (les moyens de production et la base de l'économie).

Quant au concept des *capabilites*, il est né de « *l'entitlement* » traduit en français par « droit d'accès ». Ce concept est développé dans l'œuvre de Sen intitulée *Poverty and Famines : An Essay on Entitlement and Deprivationp*, il permet de démontrer que la famine ne résulte pas nécessairement d'une insuffisance de la production alimentaire mais à un défaut d'accès à ces biens pour

135. Après le départ de l'administration, quelques agents du milieu ont assuré l'administration des soins avec les restes des anciens stocks et quelques produits offerts par les humanitaires. Il s'agissait du paquet minimum..

136. Se débrouiller veut dire pour nos interlocuteurs, celui qui n'a pas d'argent doit trouver des moyens auprès d'un proche pour aller aux soins.

l'ensemble de la population, en particulier les plus pauvres.

L'approche par les *capabilites* est en quelque sorte une généralisation des *entitlements* [de l'accessibilité] à tout type de bien économique ou social : "ce qui est important ce n'est pas les biens en eux-mêmes mais c'est notre accès à ceux-ci et ce qu'ils nous permettent de réaliser et qui a du sens pour nous".

Partant de cette approche, on peut comprendre que pour les Kel-tamasheq la vie nomade a un sens, un sens vital. Ce qu'ils veulent c'est de les aider à mieux s'organiser, pour mieux profiter des ressources naturelles de leur environnement en les équipant en biens sociaux de base comme les écoles, les structures de soins, de l'eau courante, de l'électricité (pourquoi pas) adaptés à leur contexte.

Malgré la rareté des ressources et l'insuffisance d'accès aux biens sociaux de base ci-dessus cités, les Kel-tamasheq restent attachés à leur terroir comme le cas de la biche dans un adage bien connu dans tous les milieux touareg, que nous avons cité plus haut qui dit en substance « *Quels qu'en soient les avatars la biche reste attachée à son terroir* ».

L'attachement au terroir est une philosophie bien chère aux Kel-tamasheq.

Il important de relever que la condition de couches vulnérables ne fait pas de ces populations des mendiants ou des nécessiteux. Elles ne sont pas des quémandeuses mais ce qu'elles veulent c'est de les aider à s'organiser et de leur donner des moyens pour s'épanouir, une mission qui revient aux parties prenantes (Etat, ONG nationales et internationales…).

Nous verrons plus loin quelle a été la mobilisation des parties prenantes pour aider les couches vulnérables non seulement dans la région mais aussi dans les régions d'accueil (Gao et Bamako) pour les couches vulnérables déplacées. De quels appuis les cibles ont bénéficié, particulièrement du point de vue de la prise en charge de leur santé.

En effet, les déplacés, après cette longue période d'errance entre les villes au sud de la région de Kidal et dans les pays limitrophes, certains ont profité d'une relative accalmie pour regagner leur terroir et se reconstruire, d'autres par contre, jusqu'ici, par manque de moyens et la crainte du retour dans l'incertitude, sont restés dans les localités d'accueil. La résilience des ces populations c'est d'abord cette adaptation aux nouvelles conditions de vie (hors de leur milieu naturel) et ensuite la résistance au choc (choc psychologique, économique, culturel,…) puis la capacité de surmonter, d'accepter et même d'oublier les dures épreuves traversées lors des déplacements forcés causés par la crise.

Appliqué à notre sujet, il faut entendre par le concept de capabilites la liberté de choisir volontairement le mode de soins parmi les différentes offres et la capacité de faire face à ces soins pour obtenir la guérison (itinéraires thérapeutiques et les choix préférentiels en matière de soins de santé).

Ceci étant, pour collecter les informations nécessaires au sujet, nous avons utilisé une fiche d'enquêtes qui s'adressent aux différents acteurs (acteurs bénéficiaires et parties prenantes) qui méritent d'être spécifiés.

Ce sont les hommes, les femmes en âge de procréer, les parturientes, les jeunes, les leaders villageois, les leaders communautaires, les leaders religieux, les indigents, les personnes âgées et les femmes seules chargées de la famille.

Ce sont la Direction régionale de la santé, la Direction Régionale du Développement Social et de l'Economie Solidaire, l'Académie, les Collectivités, le CSRéf, les associations.

Ce sont Médecins du Monde Belgique, Médecins Sans Frontière Espagne, les Partenaires Techniques et Financiers, les CSCOM, les ASACO, les Programmes.

Les acteurs stratégiques furent la Croix Rouge, le Comité International du Croissant Rouge (CICR), le Programme Alimentaire Mondial (PAM), de la Mission des Nations Unies de Stabilité au Mali (MINUSMA), Barkhane et les Mouvements armés.

C'est ainsi que des discussions ciblées ont eu lieu avec les différents acteurs :

✔ Les services chargés de la prise en charge des indigents et couches vulnérables (DSES) par rapport à la définition des différents concepts, au certificat d'indigence, la prise en charge des indigents et la gratuité des soins ;

✔ Les Services techniques (tutelle, DRS, DRF) par rapport aux textes législatifs ;

✔ Les collectivités territoriales par rapport à la prise en charge des indigents et couches vulnérables ;

✔ La société civile (FERASCOM, FELASCOM, AMO, ONG) par rapport à leur implication dans les interventions en direction des couches vulnérables ;

✔ Les couches vulnérables (indigents, femmes enceintes, personnes âgées, enfants en situation difficile, femmes seules chargées de famille), avec elles les discussions ont porté sur :

- l'identification
- la durée du séjour dans la ville d'accueil
- sur la nature de sa maladie, les structures visitées pour les soins,
- le revenu pour faire face aux soins de santé
- les différents recours pour les soins
- les consultations (gratuites, payantes)

- les difficultés rencontrées dans la prise en charge des soins de santé
- l'impact des catastrophes (sécheresses, guerres…) sur le mode de production
- les stratégies adoptées pour faire aux soins pendant la période de crise (2012-2015).

Avant d'étudier les discours des populations vulnérables déplacées rencontrées, ouvrons une petite fenêtre sur les interventions des parties prenantes dans la région au moment de la crise et dans les régions d'accueil des populations déplacées.

Nous avons expliqué plus haut l'état du dispositif de santé dans la région de Kidal. Il était bien organisé, bien structuré selon la politique sectorielle de santé au Mali et se trouvait dans un état acceptable pour les besoins des populations en soins de santé. Rappelons que la question de santé avant la crise était entièrement assurée par l'Etat et certains partenaires comme MDM-B qui appuyait le CSRéf et les CSCOM de la région.

La crise survenue en 2012 a provoqué la dégradation de tout le dispositif : retrait de l'administration et son personnel, particulièrement le plus qualifié, délabrement des structures de soins (CSRéf, CSCOM) qui n'arrivent plus à travailler faute de moyens (plateau technique très réduit). C'est grâce au partenaire MDM-B que les populations ont bénéficié d'une assistance médicale jusqu'à son retrait forcé en 2014 suite à l'insécurité et au banditisme.

C'est dans ce contexte que d'autres humanitaires constitués d'ONG locales et internationales ont fait leur apparition dans la région. On peut citer entre autres : la Croix Rouge, le CICR, le PAM, la FAO, OCHA, SOLISA, AIED Relief.

Il faut préciser que tous ces humanitaires ci-dessus cités n'interviennent que de façon partielle dans le domaine de la santé des populations (à travers un seul volet), aucune n'atteint le niveau d'implication de MDM-B. C'est justement pour combler le vide laissé par cette dernière ONG que MSF-E a ouvert son bureau dans la région de Kidal à partir du mois d'août 2015.

L'enquête réalisée le mois de mars auprès de cette ONG nous autorise à dire qu'elle est très dynamique et bien organisée en matière de santé des populations en ce sens qu'elle offre gratuitement ses services, mais uniquement dans le District sanitaire du cercle de Kidal et comme signalé plus haut, ses activités sur le terrain s'articulent autour d'un paquet de soins de santé primaires (prise en charge curative de certaines maladies, activités préventives don la vaccination et les activités promotionnelles comme la distribution des moustiquaires et la sensibilisation de la population, l'hygiène assainissement et la prise en charge des maladies chroniques comme le diabète, l'asthme, la drépanocytose).

Selon le Chef de Base de Kidal, MSF a des ambitions pour faire face au problème de santé des populations dans le district sanitaire de Kidal et dispose de moyens techniques (personnel) pour le faire certes, mais il y a de grandes difficultés à surmonter : terrain difficile d'accès et presque vierge en matière de santé des populations, structures partenaires (CSCOM) totalement démunies en matériel et en personnel, non fonctionnalité des réseaux traditionnels de communication (relais communautaire, ATR), insuffisance des moyens de communication (matériel roulant).

Le Chef de base explique : « *Nous avons un début difficile, des structures partenaires sous équipés, le problème d'insécurité, la non fonctionnalité du réseau des relais et des ATR, L'absence du volet communication (pas d'animateurs pour les séances d'IEC), l'absence des moyens de communication (matériel roulant) et RAC.*»

L'ONG MSF travaille directement avec les Comités de Gestion des 5 CSCOM du district sanitaire de Kidal au niveau desquels elle intervient (appui en consommables : médicaments), en logistique (matériel frigorifique, moteurs électrogènes, plaques solaires) et un appui financier conséquent à travers les COGES (salaire des personnels).

Signalons que l'ONG prend en charge environ une soixantaine d'agents dont des médecins, des sages-femmes, des infirmiers et des infirmières obstétriciennes ainsi que du personnel subalterne.

Au cours de notre enquête, nous avons observé sur le terrain des équipes de MSF qui vaccinaient des enfants qu'ils tiraient du fond des habitations, parfois aussi à dos d'ânes, ils les arrêtent pour les piquer. Et ceux qui couraient pour échapper à cette opération de soins étaient rattrapés par leurs parents. Cela montre le changement des mentalités et l'intérêt que les populations accordent désormais aux soins médicaux.

Disons que sur le terrain, les populations qui sont restées, en plus de leur système de soins traditionnels elles ont bénéficié de soins gratuits offerts par les humanitaires ci-dessus évoqués. Malgré les limites de la couverture en quantité et en qualité, les populations qui se trouvent dans l'aire de santé du cercle de Kidal ont bénéficié de soins médicaux gratuits.

Dans les régions de Gao et Bamako, les déplacés sont arrivés en vagues dispersées et de façon presque désordonnée. Ce sont généralement des parents ou des connaissances qui les ont accueillis dans des conditions souvent très difficiles.

De façon plus officielle, ce sont l'administration à travers ses services techniques (développement sociale), quelques ONG et associations qui ont été leur second contact en vue de leur prise en charge au plan médicosocial. En situation d'urgence, les déplacés avaient surtout besoin de logement, de nourriture, de soins médicaux et ensuite des structures scolaires pour leurs enfants. L'examen des différents entretiens laisse apparaitre que les populations déplacées n'ont nullement bénéficié d'assistance médicale. Elles déclarent qu'elles ont été des laissées pour compte, ce qui leur fait dire que c'est grâce à la débrouillardise qu'elles ont pu surmonter les difficultés liées à leur santé et celle de leur famille.

L'action gouvernementale s'est traduite par des cris de détresse lancés en direction de la communauté internationale afin de venir en aide aux populations déplacées suite à la crise survenue dans notre pays. Cet appel à secours a été entendu par les humanitaires du monde entier qui se sont mobilisés pour fournir au Mali une aide conséquente composée entre autre d'une importante quantité de vivres (céréales, farine, sucre, huiles,...), des sanitaires (couvertures, tentes, accessoires de cuisine...), des médicaments, etc.

Toutes les aides réceptionnées par les autorités maliennes devaient être distribuées à ces populations démunies à travers l'administration, des ONG et associations mises en place par des ressortissants des régions, qui disent les représenter afin de les aider pour soulager leurs souffrances.

Mais dans la pratique, il est important de le souligner, les cibles disent avoir observé des détournements excessifs à tous les niveaux de la part de ceux-là qui avaient la charge des opérations pour s'enrichir. Des personnes qui n'avaient rien avant la crise ont profité de la situation pour changer leur statut de pauvre en riche possédant villa et voiture à Bamako.

> *« D'importantes quantités de dons sont arrivées au Mali pour soulager les déplacés mais ces gens n'ont rien vu, certaines personnes chargées de les distribuer ont tout volé, ils ont détourné ces dons pour acheter des voitures et construire des villas. Regardez, il fut un moment où on voit débarquer des cargos de produits à l'aéroport de Bamako et le lendemain ou deux jours après ils sont étalés au marché pour être écoulés... »* Déplacé RAA.

> *« On nous a appelés nous les déplacés de Kidal pour avoir des dons. Je ne veux pas dire le nom de la personne, nous sommes arrivés en grand nombre, des femmes, des pauvres qui n'ont rien avec l'espoir d'avoir de quoi se nourrir pendant un certain temps. Mais ma déception a été grande. Devant ce magasin dans lequel sont entassées des tonnes de céréales (mil, riz), des cartons d'huile, des seaux, des nattes, les gens se bousculent, se bagarrent pour avoir seulement de petites quantités.... 100 kg de mil à partager entre 2 personnes, 25 kg de riz par personne, un seau et un baignoire par personne, un bidon d'huile par personne. J'ai constaté qu'après cette distribution le magasin est resté plein comme si on n'en y avait rien enlevé. Quelques jours plus tard des déplacés sont partis pour avoir quelque chose on leur a dit qu'il n'y avait plus rien. C'est normal, il n'y a plus rien car tout est vendu. »* (Veuve déplacée).

> *« Nous avons appris que le Mali a reçu des médicaments pour les déplacés, mais nous n'avons jamais vu ces médicaments. Nous sommes très souvent malades mais on n'a jamais reçu un seul comprimé. » (AWT, femme seule chargée de famille).*

De l'avis général, les bénéficiaires, dans leur écrasante majorité déclarent n'avoir bénéficié que de miettes en denrées alimentaires, tandis que certains qui n'ont jamais voulu se mettre dans la bousculade n'ont jamais rien reçu. Globalement personne n'affirme avoir reçu une aide en soins médicaux ni de la part de l'Etat (administration) ni d'aucune autre structure (ONG, Association). On peut dire, en réalité que c'est grâce à la solidarité légendaire toujours fonctionnelle dans nos sociétés et la parenté que les couches vulnérables ont évité le pire.

Dans le parcours qui suit, nous allons livrer les témoignages et les récits de vie de certaines cibles que nous avons rencontrées à Gao et Bamako par rapport à leur prise en charge médicale, aspect qui est au cœur de la présente recherche.

Toutes les personnes rencontrées sont des Kel-tamasheq originaires de la région de Kidal (un des quatre cercles). Elles déclarent être venues à Gao ou à Bamako suite à la crise de 2012 dans des conditions souvent très difficiles à décrire. Globalement elles sont déplacées depuis plus de deux ans comme l'indiquent ces témoignages :

> *« Au moment des événements j'étais à Tessalit avec toute ma famille. Les accrochages entre militaires et groupes armés nous ont trouvés là-bas. Après la défaite des militaires, tout le monde a commencé à partir et vers la fin il y avait très peu de personnes dans la ville, c'était la misère, on ne trouvait rien à manger. C'est comme ça que j'ai pris la décision de venir avec ma famille d'abord à Kidal chez mon cousin qui travaillait au gouvernorat. Lorsque nous sommes arrivés il se préparait lui aussi à partir à Bamako avec sa famille. Là c'était terrible pour moi car je n'avais presque plus rien pour la nourriture et le déplacement de ma famille, une épouse et 5 enfants. Mon cousin est parti me laisser en me disant de me débrouiller en attendant qu'il arrive à Bamako et qu'il prenne contact avec les autres parents pour organiser mon déplacement. Après trois mois de vie très dure à Kidal, mon cousin a vendu à vil prix son terrain pour payer mon voyage avec ma famille jusqu'à Gao. […] J'ai rencontré des problèmes de nourriture, de santé et de problèmes matériels que je n'avais jamais vus... Je pensais à la fin du monde et ne savais pas qu'un jour j'allais pouvoir raconter à quelqu'un cette expérience....* » MAR, maçon.

> *« Mon lieu de résidence est Kidal, plus précisément du cercle de Abéibara. Je suis venu ici au début de 2012. Je suis un déplacé suite aux événements. Avec le retrait de l'administration il était devenu difficile de vivre car tout commençait à maquer, la nourriture aussi bien que les médicaments.»* (SAAA)

> *« La prise de Kidal par les islamistes nous étions à Kidal. Mon mari enseignant disait qu'il ne partait nulle part. Nous sommes une famille de sept personnes. Deux mois après le départ de l'administration, mon mari est décédé. Je suis rentrée dans le veuvage jusqu'à la fin. Pendant ce temps grâce à mes grands frères qui sont des fonctionnaires à Bamako que j'ai pu joindre les deux bouts. Après le veuvage c'est encore eux qui ont organisé mon voyage avec les enfants sur Gao. Là j'ai pu trouver un logement et inscrire les enfants à l'école. La première année à Gao a été un peu dure mais grâce à l'appui de mes frères et autres parents j'ai pu tenir. La deuxième année avec l'aide de mes frères je suis venue avec les enfants à Bamako. Il faut dire que ça été dur pour moi malgré l'aide de mes parents. Nous avons été complètement désorganisés et c'est surtout le côté de la santé, les enfants sont très souvent malades. Il n'y a aucune aide dans ce sens, les humanitaires, l'administration, les associations, personne ne fait quelque chose, c'est dur !* » MWH, veuve

Les déplacés ont été confrontés à quelques maladies comme les maux de tête, de ventre, des os (articulations), le rhume... mais c'est surtout le paludisme suivi du changement climatique et alimentaire qui sont beaucoup cités comme étant responsables de la maladie.

« *Je vais généralement pour les maladies comme celles liées au paludisme (tenedé). Là où nous vivions cette maladie n'était pas trop fréquente alors qu'ici nous sommes toujours confrontés aux maladies à cause du changement de lieu. Le milieu ici est très humide, ce n'est pas comme le nôtre.* » (SAAA)

Ce même enquêté informe que les maladies sont saisonnières dans son milieu naturel et les populations connaissent les moments de l'année où elles apparaissent. Il arrive très souvent que les gens prennent des mesures préventives en évitant de consommer certains aliments.

« Nos maladies surviennent surtout en période hivernale « akăsa » ou en saison froide « tajrəst ». C'est pendant ces périodes de changement de climat que surviennent les maladies. Le reste du temps il y a moins de maladies. Au moment de « aməkkəsu » les maladies commencent, au moment de « tajrist » elles commencent. Après les deux premiers mois aussi elles commencent à diminuer.... En début de l'hivernage nous évitons de consommer les grains sauvages comme le fonio (asɣal). On dit que ça provoque le paludisme. »

« Ici, le climat est humide, différent de celui de notre région où il fait très chaud et le vent est sec. En plus des maladies provoquées par les moustiques, l'humidité, les saletés, il y a des maladies provoquées par l'alimentation, c'est-à-dire des aliments contenant beaucoup d'huile, de graisse et cube Maggi.... Notre alimentation est saine par rapport à celle d'ici.... » AAM, éleveur déplacé.

En cas de maladie, comme nous l'avons expliqué plus haut, les Kel-tamasheq font recours soit aux soins traditionnels ou aux soins modernes. Dans nombre de cas on utilise les deux systèmes, surtout dans les centres urbains où il y a la possibilité de trouver des médicaments dans les structures sanitaires. Il faut retenir que le recours dépend du milieu (nomade ou urbain) dans lequel on se trouve et aussi du statut social (riche ou pauvre) du patient.

Dans le cas de la présente recherche qui porte sur les couches vulnérables déplacées, certaines personnes ont fait recours aux deux systèmes de soins tant disque d'autres n'ont utilisé que des médicaments modernes achetés soit dans une pharmacie sans ordonnance, soit avec ordonnance ou alors dans les 'pharmacies par terre'[137] .

A ce sujet voici quelques avis :

137. *Les africains appellent 'pharmacie par terre' les médicaments que l'on trouve sur les étals à même le sol, les tables ou dans de grands récipients avec des vendeurs ambulants. Ils sont généralement de la contrefaçon et vendus beaucoup moins cher que ceux des pharmacies officielles.*

« Les nomades se soignaient à base de leur plantes. Avec les différentes catastrophes les gens qui sont venus dans les villes utilisent surtout la médecine conventionnelle tandis que ceux qui sont restés continuent avec leurs produits traditionnels. Ils continuent encore à se soigner avec leurs médicaments, ...Par exemple on pile les crottins, on les mouille pour les déposer sur le corps de quelqu'un qui a le palu, cela permet de baisser la fièvre. Les gens qui sont dans la proximité des centres de santé, mélangent les deux systèmes. » (L.W, veuve déplacée)

« Moi depuis que j'ai quitté la brousse pour la ville je ne me soigne que dans les structures de santé. Je vais soit au CSCOM soit dans une pharmacie pour acheter le médicament mais toujours sur le conseil du spécialiste. Ici à Gao, je n'aime pas acheter les médicaments traditionnels car je ne sais pas ce qu'on y mélange.... Je n'ai pas confiance.... » A.G, déplacé à Gao.

«... D'autres aussi n'aiment pas jusqu'ici les médicaments conventionnels, préférant encore les plantes sauvages. » (L.W, veuve déplacée)
« En cas de maladie, depuis que je suis ici, je me rends dans une structure de santé. Personnellement je ne vais jamais voir le guérisseur mais je sais qu'il y a des gens qui les consultent ... » (élu déplacé).
Les lieux de consultations sont généralement le CSCOM, la pharmacie, l'hôpital, les cliniques. Voici quelques réactions des cibles.
« En cas de maladie je vais dans une structure de santé. Je ne vais jamais voir les guérisseurs. Je vais dans les structures de santé pour l'asthme, le mal de pieds et beaucoup d'autres maladies, le paludisme.... Je fréquente la clinique et le CSCOM » G. W, femme seule chargée de famille.

« En cas de maladie, moi aussi bien que les membres de ma famille nous nous rendons dans le CSCOM le plus proche, il est moins cher que l'hôpital et les cliniques. Pour de simples maux de tête ou de la fièvre souvent je m'adresse au pharmacien qui me conseil un produit. » A.A.S, chauffeur déplacé de Kidal)

Les guérisseurs, les grands-mères, les marabouts et les vendeurs de médicaments à base de plantes sont fréquentés par une minorité de personnes parmi les cibles par habitude, par confiance ou pour des raisons économiques.

« Pour certaines maladies comme celles liées à la maternité 'abuyəs' que les spécialistes de la santé arrivent difficilement à guérir, ou les maladies des enfants, je préfère aller voir une grand-mère. Généralement son traitement est rapide et elle est moins chère que dans les structures de santé. » (L.W, veuve déplacée).

> *« ... Je me soigne dans les structures de santé mais pour les maladies invisibles 'kel-essouf', je vais chez le marabout. Il est trop cher par rapport aux structures de santé mais il a aussi l'avantage d'accepter le payement par échéance. On lui donne une petite avance et le reste à la guérison. »* (L.W.H, veuve déplacée)

Les guérisseurs, ambulants surtout, sont beaucoup moins fréquentés, particulièrement par les populations déplacées de la région de Kidal. Celles-ci avancent comme arguments la contrefaçon dans la fabrication des médicaments, l'escroquerie et la grande publicité qu'ils se font pour attirer la clientèle.

> *« ... les guérisseurs qu'on appelle 'magănităn' font beaucoup de publicité de leurs produits, ils jurent même que la guérison est assurée quand tu prends leur médicament alors que c'est faux. J'ai vu ils ont fait ça à mon cousin qui a mal aux genoux, il a payé beaucoup d'argent pour des produits et des gris-gris depuis trois mois. Chaque fois le guérisseur lui dit que ça va aller et finalement il a même disparu, on ne le voit plus. »* HAI, retraité déplacé.

Les populations vulnérables déplacées de Kidal, en dehors de quelques fonctionnaires, l'écrasante majorité est constituée de personnes sans emploi régulier et rétribué. Dans la région ils étaient des anciens porteurs d'uniformes (garde-goumiers, militaires, gendarmes, douaniers), travailleurs indépendants (menuisiers, bouchers, maçons), de travailleurs non-salariés (apprentis socio professionnels), de petits commerçants (vendeurs de tables, vendeuses de condiments), etc.

Si certains survivent grâce à une maigre pension, d'autres, par contre ne vivent que grâce à la solidarité. En temps de crise tout le monde est dans les difficultés mais comme le dit une vérité bien connue du milieu touareg « *A ija abror ih-e anšišam* » qui signifie 'même dans la misère, il y a des degrés différents'. Autrement dit, même étant dans les difficultés c'est à degrés différents. C'est pour cette raison que traditionnellement, ceux qui possèdent le minimum prêtent attention à leurs proches qui sont dans le besoin et aux démunis qui n'ont rien du tout.

Interrogés sur les moyens dont ils disposent pour faire face aux soins de santé, les enquêtés soulèvent le manque de ressources.

> *« La difficulté pour la prise en charge de ma santé c'est d'abord le manque de moyens (pas assez d'argent). J'ai une maigre pension de mon mari décédé. Je suis chargée de famille avec mes enfants et mes petits-enfants. Le pouvoir d'acheter les ordonnances ou les consultations dépend des moyens dont on dispose. Mon revenu est très insuffisant pour faire face à la nourriture et aux médicaments.... »* F.W, femme seule chargée de famille).

« A Kidal, je vendais des condiments au marché pour faire manger mes enfants. Je ne gagnais pas grand-chose, mais Dieu merci. Avec ce déplacement j'ai été totalement désorganisée, je n'ai pas de fonds de commerce et tout ce que je gagne à travers mes relations entre dans l'alimentation et la location. Ici la vie est très dure, on ne peut rien économiser et même si on a un peu d'argent ce n'est pas facile de faire du commerce. Il y a trop de monde et il faut d'abord s'adapter. » T.F.W, femme seule chargée de famille).

« ... Lorsqu'on me donne une ordonnance, j'achète une partie et l'autre partie attend que je trouve de quoi acheter.... Parfois aussi ce sont mes enfants qui s'en chargent. » (F.W, femme seule chargée de famille).

«... La consultation est payante. Il y a certains médecins dont la consultation atteint 15 000 FCFA, rien que la consultation. Je n'ai pas les moyens de payer mes médicaments. Je cherche de l'argent, parfois ce sont des dons parfois ce sont des gestes des amis et parents, tout ce que je trouve.... » I.A.D, chauffeur.

Les différentes rébellions et catastrophes cycliques survenues dans la région depuis 1963 à nos jours ont porté un coup dur à la vie socioéconomique des populations de la région en général et des couches les plus démunies en particulier. On l'a remarqué, après la survenue d'une hécatombe, les populations se battent pour se réorganiser et refaire leur vie mais cela n'est pas toujours aisé puisque les pertes sont considérables, particulièrement dans l'élevage qui est leur principale source de vie. Les autres secteurs comme le maraichage, le commerce, le tourisme, etc. ont été également affectés. Aucun moyen de production n'a été épargné par ces catastrophes.

« Les sécheresses de 1973 et celle de 1984 ont été les plus grandes dévastatrices de l'économie des Kel-Tamasheq. Ce sont elles qui ont provoqué l'exode des populations (ad dd-orăwăn s-ăddinăt ăjjotnen ad ahăjărăn ăkall-năsăn, əntănăteḍ ad dd-orăwăn s təmmăḍrit ad təzjăr taməzzoɣt ta təzzăy tăkk jer-ikallăn), la dispersion de la jeunesse entre les pays. Ce sont ces sécheresses qui ont provoqué cette situation et cette jeunesse n'est pas tranquille (wăr təjrew iman-net, wăr təjrew taməzzoɣt), elle n'est pas stable. Elle n'est ni dans la brousse (əssăxra) ni dans la ville. Il n'y a pas plus grande catastrophe que celle-là. ... la crise de 2012 elle aussi est grave. Ces sécheresses et rébellions ont eu pour conséquences la destruction de l'économie des populations. Les gens cherchent à vivre dans les villes mais ils n'ont pas les moyens pour ça. » (SAAA).

« C'est à cause de la sécheresse de 2010 qui a décimé mon bétail que j'ai été contraint de me sédentariser. J'ai perdu plus de quatre-vingt têtes de moutons et chèvres sur les quatre-vingt-dix que je possédais, cinq dromadaires et quatre ânes. Je n'avais plus envie de vivre parmi mes parents qui me connaissaient grand propriétaire de bêtes. J'ai opté alors pour m'installer en ville et entreprendre du commerce. L'idée c'est de gagner beaucoup d'argent et reprendre ma vie nomade. Et voilà encore qu'une autre catastrophe me tombe dessus et me ramène au point zéro. Tout mon commerce est détruit, les bandits ont tout volé et ce qui est à crédit entre les mains des gens est irrécupérable. Même si les créanciers veulent te payer, ils ne peuvent pas pendant cette période de crise car tout le monde pleure, chacun se cherche. » (S.M.A, commerçant).

« ... *Personnellement j'avais un garage à Kidal, des nomades venaient me chercher très souvent pour dépanner leurs véhicules en brousse. Je m'en sortais très bien. Mais depuis la crise, les gens ont fuit et moi aussi j'ai été obligé de quitter avec ma famille et laisser mes meubles et mes outils de travail dans la maison. Plus tard j'ai appris que de bandits sont partis casser les clés, enlever bagages et battants. Tout est parti ! Je suis de Gao et à des gens comme moi on disait « Les noirs, derrière le fleuve ! » C'était donc une bonne raison pour piller mes affaires.* » IMM, mécanicien.

Avec la crise, le départ brusque des agents de l'Etat et des structures communautaires qui assuraient les soins n'a pas donné aux populations le temps de réfléchir à une stratégie pour palier ce vide. Les populations sont complètement dépassées par la situation et dans ce contexte chacun emprunte la voie qui lui semble la meilleure pour se soigner, se protéger. A ce propos un des sondés dit :

« *Le départ du personnel soignant par rapport à la santé des gens a laissé de graves conséquences,..... C'est dire que les gens sont abandonnés à eux-mêmes « la couverture ta n-ăssexăt s kăla təla ărbaxăn dăɣ-s ădddinăt wi n-əssăxra hakd wi n-iɣărman ibas-t təlla » qui veut dire la couverture sanitaire qui profitait aux nomades aussi bien qu'aux villageois n'existe plus. Donc celui qui doit guérir, guérit et celui qui doit mourir meurt. Celui qui peut venir à Bamako ou aller en Algérie aussi pour les gens qui ont les moyens « ămatuj » cela aussi ce sont des stratégies parce que celui qui était là pour soigner n'est plus là.* » (Élu déplacé).

« *Les stratégies des populations pour faire face à leur santé : il n'y en a pas, il y avait chez nous MDM, qui a été remplacé par MSF. Les gens ne regardent que ces organisations. Sinon il n'y a pas de stratégie venant des populations pour faire face à la santé. La communauté en période de guerres n'est pas dans les dispositions de mettre en place un système de santé ou pour faire revenir la santé. Autrement dit ce sont les ONG seulement qui font quelque chose et ça ne couvre pas toute la région, c'est seulement la ville de Kidal et les populations des CSCOM périphériques qui en bénéficient. Les habitants des autres localités ne voient rien. Les nomades celui qui a la force « ăṣṣahăt*[138] *» arrive et celui qui ne l'a pas va mourir là-bas.... Les déplacés qui ont pu atteindre les villes, les lieux des soins ça va, il y a les humanitaires « imadhalăn » qui aident pour l'alimentation... en tout cas les gens qui sont arrivés dans les villes sont proches des services de santé. La stratégie « tayyətte ou ăddăbara » chacun va adapter la stratégie qui lui convient pour sa santé.* » (AAM, déplacé à Bamako).

« *Chaque fois que survient un cas de maladie dans ma famille, ma stratégie c'est d'aller rapidement dans la structure de santé la plus proche, généralement le CSCOM du quartier, on examine le malade et on me donne une ordonnance, c'est moins cher. Je paie ce que je peux et le reste je cherche avec mes parents et mes connaissances. En tout cas je ne laisse jamais la maladie s'aggraver.* » (IME, retraité déplacé à Bamako).

138. L'expression force « ăṣṣahăt » veut dire ici les moyens, l'argent pour faire face au déplacement et à la prise en charge des soins.

« Moi, j'ai toujours utilisé les plantes pour me soigner, je garde toujours des poudres elles sont mon premier recours. Il y a des vieilles femmes de chez nous ici dans mon entourage, je m'adresse à elles quand cela est nécessaire. Les médicaments de la pharmacie je le trouve très chers et je n'ai pas les moyens de les acheter. C'est ça ma stratégie » (FWI, indigente).

Ce parcours nous a permis de voir, à partir des témoignages des couches vulnérables déplacées, les recours possibles et les différentes stratégies mises en œuvre pour faire face au problème de leur santé. Il est apparu qu'aucun filet de sécurité n'a été mis en place dans ce sens et que chaque personne n'a compté que sur la solidarité ou la débrouillardise.

La politique de santé de notre pays n'a-t-elle pas prévu des mécanismes de prise en charge des couches vulnérables et des indigents pour leur éviter d'être dans cette situation de non-assistance ? Dans le chapitre ci-dessous nous allons évoquer ce que prévoient les textes législatifs et intentionnels.

Chapitre IV : Politique de santé et décentralisation

IV.1. La protection sociale au Mali

La protection sociale est perçue dans le monde comme une composante clef dans les plans et politiques de réduction de la pauvreté[139], mais également de la sauvegarde des droits humains fondamentaux[140]. Consacrée par la Déclaration Universelle des Droits de l'Homme, à cet égard elle fait partie des droits fondamentaux.

Par les différents mécanismes qu'elle met en œuvre, elle contribue à la lutte contre la pauvreté et l'exclusion sociale de par ses fonctions de rétribution de revenus et de prise en charge des soins de santé.

La protection sociale est un droit consacré par plusieurs instruments internationaux et régionaux dont la Déclaration universelle des Droits de l'Homme ; le Pacte international relatif aux droits économiques, sociaux et culturels ; la Convention internationale sur l'Elimination de Toutes les Formes de Discrimination Raciale ; la Convention internationale sur l'Elimination de Toutes les Formes de Discrimination à l'égard des Femmes ; les normes de l'OIT relatives à la sécurité sociale, en particulier la convention n° 102) concernant la sécurité sociale (normes minimum), 1952, la recommandation (n° 67) sur la garantie des moyens d'existence, 1944, et la recommandation (n°69) sur les soins médicaux, et tout récemment la Recommandation 202 Sociale adaptée en juin 2012.

Force est de constater cependant que malgré la reconnaissance universelle du rôle fondamental de la protection sociale, qu'elle ne couvre de façon adéquate qu'un très faible pourcentage de la population malienne. En réalité, dans notre pays, la couverture est en général très réduite, les personnes sont couvertes de manière inadéquate, marquant ainsi l'exclusion de la majorité de la population. Cette situation est motivée, entre autres, par plusieurs facteurs économiques, politiques et sociaux souvent défavorables à la formulation et à la mise en place de politiques appropriées.

IV.2. La politique nationale de solidarité

A l'avènement de la IIIème République en 1992, une des préoccupa-

---

139. La population rurale constitue 90% des pauvres de l'Etat malien (Essor n°18289 du 26 octobre 2016).
140. Pour Sen (1999, p.75) l'Etat est garant de la cohésion sociale par la mise en œuvre des mécanismes de solidarité visant au respect des libertés individuelles. Pour cela, le système de protection sociale, par la couverture maladie, l'assistance aux chômeurs et aux plus pauvres joue ce rôle régulateur de l'équité sociale. L'objectif visé reste, malgré tout, la recherche d'une égalisation des capabilités.

tions majeures du Gouvernement a été de revaloriser la solidarité entre les maliens.

Cette volonté politique s'est traduite par l'adoption de la politique nationale de solidarité en 1993 et ses programmes et plans d'action : (i) les programmes de promotion communautaire et de protection sociale (ii) les politiques en faveur des personnes âgées (iii) programme spécial de solidarité-1993.

A la suite de ces trois programmes, la mise en œuvre de la politique s'est faite à travers le Plan Décennal de Développement Sanitaire et Social (PDDSS 1998-2007) et de ses tranches quinquennales et le Programme de Développement Sanitaire et Social (PRODESS). Sur les cinq volets constituant le premier Programme PRODESS I (1998-2002), les interventions spécifiques au développement social ont été regroupées dans deux volets, l'un concerne la lutte contre l'exclusion sociale, l'autre concerne le développement des formes et des modalités de financement alternatif de la santé.

Le renforcement institutionnel et le développement des ressources humaines, faisaient l'objet de deux volets distincts, les interventions ont été communes au secteur santé et au secteur social.

La politique nationale de solidarité a été adoptée en 1993 à la suite de la déclaration de la politique sectorielle de santé et de population (décembre 1990) qu'elle renforce. L'objectif affiché de la politique est de lutter contre l'exclusion et la marginalisation en plaçant au centre de ses préoccupations les personnes âgées, les enfants, les handicapés et les plus démunis[141].

La mise en œuvre de la politique s'est réalisée dans un environnement mouvant caractérisé par :

◆ **Au plan international.**

- Adoption par de l'assemblée générale des Nations Unies le 13 Décembre 2006 de la convention internationale relative aux droits des PH (CIDPH).
- Déclaration de Copenhague sur le Développement social,
- Déclaration du Millénaire des Chefs d'Etat,
- Principes des Nations Unies sur les Personnes Agées,
- Plan d'action 2002 de Madrid sur le vieillissement,
- Convention relative aux droits de l'enfant,
- Convention relative aux droits des personnes handicapées,
- Convention sur la protection des enfants et la coopération en matière d'adoption internationale,

---

141. Le 25 octobre 2016 à l'occasion de la 22e édition du mois de la solidarité et de la lutte contre l'exclusion ont été lancés les travaux de la 2e Conférence Nationale sur la protection sociale. L'objectif de ces assises est d'échanger avec l'ensemble des acteurs nationaux et internationaux sur le dispositif de protection sociale au Mali en vue d'une meilleure couverture sociale de l'ensemble de la population (cf. Essor op.cit.)

- Convention sur l'élimination de toutes les formes de discrimination à l'égard des femmes (CDEF/CEDAW),
- Résolution 46/182 de l'Assemblée générale des Nations Unies sur le renforcement de la Coordination de l'assistance humanitaire d'urgence des Nations Unies,
- Règlement du Conseil Economique (CE) n°1257/96 du 20 juin 1996 sur l'aide humanitaire.

◆ **Au plan africain**

- Décennie Africaine des Personnes Handicapées,
- Charte Africaine des Droits et du Bien-Etre de l'Enfant,
- Charte africaine des droits de l'homme et des peuples et le protocole de la charte relatif au droit des femmes en Afrique,
- Traité de Marakech du 28 juin 2013 visant l'accès des personnes handicapées visuelles et des personnes ayant d'autres difficultés de lecture des textes imprimés aux œuvres publiées,
- Protocole sur la libre circulation des personnes, le droit de résidence et d'établissement, CEDEAO 1979,
- Protocole relatif au mécanisme de prévention, de gestion, de résolution des conflits, de maintien de la paix et de sécurité, CEDEAO 1999,
- Politique Humanitaire de la CEDEAO, Commission de la CEDEAO.

◆ **Au plan national**

- Tenue à Ségou en juin 2001 des premières assises sur le dévelop pement social, Elaboration du cadre stratégique de lutte contre la pauvreté (CSLP) en 2003,
- Elaboration du cadre stratégique pour la croissance et la réduction de la pauvreté 2006-2011, 2012-2017,
- Elaboration de plans décennaux de développement social et sanitaire 1998- 2007 et 2014-2023 ainsi que de leurs programmes quinquennaux,
- Développement et implication de la société civile (Associations et ONG) dans tous les domaines du développement notamment dans les programmes de solidarité et d'action humanitaire,
- Crise politico sécuritaire, sociale et humanitaire qui a déstabilisé le pays depuis 2012 et dont les conséquences sont jusqu'ici en train d'être gérées.

IV.3. Politique de santé, de la gratuité au recouvrement

Signalons que, dès les premières années de son accession à l'indépendance, le Mali s'était prononcé pour une politique de soins de santé accessibles au plus grand nombre de la population.

Au début des années 1970, l'Etat malien a vécu une crise économique qui l'a empêché d'assurer correctement le fonctionnement des structures socio-sanitaires, ce qui a accru les difficultés des populations déjà fortement paupérisées et fragilisées. Une des premières conséquences durement ressentie par les populations fut la suppression de la gratuité des soins et la baisse de la qualité des prestations : « *Dès lors, le principe de la gratuité des soins était remis en cause. Le début des années 1980 a vu les moyens consacrés par l'Etat à la santé se [réduire] et leur mauvaise gestion a conduit à une baisse progressive de la qualité des prestations dans les structures sanitaires publiques.* » (Ag Iknane A. et al, 2000).

En 1964 fut organisé le premier Séminaire National des Travailleurs Socio-sanitaires, en vue de l'extension des « soins de santé de base » pour atteindre le niveau qualitatif le plus élevé possible au bénéfice de la majorité de la population.

C'est à partir des recommandations du Deuxième Séminaire National des Travailleurs de la Santé Publique et des Affaires Sociales, tenus les 11, 12 et 13 novembre 1978, qui a fait suite à la conférence Mondiale d'Alma-Ata (Ex URSS) sur les soins de santé primaires et qui ont été entérinés par le congrès constitutif de l'Union démocratique du Peuple Malien (UDPM) tenu les 28, 29, 30 et 31 mars 1978 que le concept de soins de santé primaire est adopté.

Selon les spécialistes du domaine, « *les Soins de Santé Primaires» sont des soins essentiels, universellement accessibles à tous les individus et à toutes les familles par des citoyens qui leur sont acceptables avec la pleine participation de la communauté* ».

L'objectif des Soins de Santé Communautaire est d'offrir aux communautés des soins de qualité accessibles géographiquement et économiquement au plus grand nombre avec leur pleine participation active et volontaire.
Notons que le Premier Plan Décennal de Développement socio-sanitaire (PDDSS) a concerné la période 1981-1990. Ce plan a été segmenté en deux phases quinquennales (PRODESS).

En 1982, le Mali comme d'autres pays en voie de développement, a adopté la politique d'ajustement structurel[142] imposée par le FMI et la Banque Mondiale. Les secteurs de l'éducation et de la santé ont été les plus durement touchés par ces mesures qui ont eu de graves conséquences sur les couches les plus vulnérables de la population que sont les femmes et les enfants. Face à cette situation catastrophique, l'UNICEF a publié un rapport intitulé 'L'ajustement à visage humain'[143] .

---

142. Compte tenu de la mauvaise situation socio-économique qui devenait intenable, le Mali décida de faire appel à la Banque Mondiale et d'autres bailleurs de fonds, pour financer ses programmes de réforme dont le premier soutien à l'ajustement structurel est intervenu en 1998.

143. Ce rapport visait à consacrer une part responsable du budget des états aux dépenses relevant du secteur social. Les politiques d'ajustement structurel imposées par le Fonds monétaire international (FMI) depuis les années 1970 ont conduit les gouvernements à réduire les budgets sociaux consacrés aux dépenses d'éducation et de santé.

En 1985, pour tenter de résorber une crise économique généralisée, le gouvernement malien décide de privatiser les professions médico-pharmaceutiques (Loi 85-41/ AN-RM), se désengageant graduellement et provoquant une baisse de la fréquentation des structures socio-sanitaires publiques. Cela a amené certaines populations à s'organiser en Association de Santé Communautaire pour se prendre en charge conformément à l'esprit de l' «Initiative de Bamako » (IB).

En 1987, lors de la 37e session de l'OMS à Bamako, les ministres africains de la santé ont adopté une stratégie d'appui à la redynamisation des soins de santé primaires appelée désormais « Initiative de Bamako ». Le concept de l'accès universel des soins de santé primaires est né de la Conférence d'Alma-Ata (ex-URSS) de 1978. Son objectif était de faciliter l'accessibilité géographique et financière des populations aux soins de santé de base, tout en garantissant la qualité de ces soins, en vue d'une réduction de la mortalité maternelle et infantile.

Ajoutons que l'« Initiative de Bamako » recommandait l'achat, par les Etats, des médicaments essentiels plutôt que celui des médicaments de spécialité, beaucoup plus chers, en espérant augmenter la fréquentation des populations des structures de soins. Mais cette initiative s'est soldée par un échec qui *« est dû au manque de soutien de la part des professionnels de santé et surtout de l'administration qui ne voyait dans cette initiative 'qu'un moyen d'obtenir une aide extérieure supplémentaire pour donner l'illusion d'une amélioration des services […]* » Brunet-Jailly (1992 : 16) et comme le note bien Valéry Ridde (2004)[144] l'Initiative de Bamako, un agenda inachevé.

L'Initiative de Bamako ci-dessus évoquée visait à accélérer la mise en œuvre des Soins de Santé Primaires à travers quatre stratégies fondamentales :

- ✔ Faire évoluer la notion de pyramide sanitaire d'une conception hiérarchique et administrative vers une conception plus fonctionnelle qui différencie les niveaux opérationnels d'appui et d'orientation. Ainsi, le cercle représente le niveau opérationnel et constitue l'unité chargée de planifier le développement de la santé, de la budgétiser et d'en assurer la gestion. La région est chargée d'appuyer le cercle sur le plan technique. Le niveau central, quant à lui, est chargé de l'appui stratégique, détermine les investissements et le fonctionnement du secteur, les standards qui tiennent compte des principes d'efficacité, d'efficience, d'équité et de viabilité. Il s'efforce de mobiliser les ressources privées, celles de l'Etat et celles des partenaires au développement pour le financement des soins de qualité accessibles à tous.

144. siteresources.worldbank.org/.../Resources/.../BamakoInitiativeReview.pdf de V Ridde -2004, consulté le 03/05/2013.

✔ Assurer en permanence la disponibilité et l'accessibilité des médicaments essentiels à travers une série de mesures dont la réforme de la PPM et de l'UMPP, la levée du monopole d'importation.

✔ Etendre la couverture tout en rendant les services accessibles à la population en :

✔ implantant un dispositif de soins adapté aux réalités socio-économiques et le plus proche possible des populations ;

✔ assurant des services de santé de qualité géographiquement et économiquement accessibles y compris la disponibilité des médicaments essentiels ;

✔ intensifiant l'utilisation des services par des actions d'information d'éducation et de communication ;

✔ Rendre le système de santé viable et performant en :

✔ intégrant la politique socio-sanitaire dans celle du développement socio-économique du pays ;

✔ rationalisant les services du secteur de la santé et de leur expansion en rapport avec les ressources disponibles et mobilisables ;

✔ améliorant l'efficacité du système de santé par une gestion rationnelle des ressources humaines, matérielles et financières ;

✔ organisant la participation de l'Etat, des collectivités, des individus et des partenaires au développement à la prise en charge de l'action sanitaire ;

✔ développant une approche multidisciplinaire et multisectorielle de l'action sanitaire.

✔ En nationalisant la distribution, la prescription et le recouvrement des coûts des médicaments.

✔ Renforcer la participation communautaire à la gestion du système. Les populations peuvent désormais avec de maigres moyens grâce à de nouvelles techniques peu coûteuses, assurer leur propre santé. A travers la démarche, l'objectif majeur de la politique de santé au Mali était de garantir la santé pour tous dans un temps raisonnablement rapproché. Cet objectif global a permis d'atteindre certains objectifs spécifiques comme :

- la réduction de la mortalité maternelle et infantile,
- la réduction de la mortalité et de la morbidité dues aux principales maladies,
- le développement de la planification familiale,
- la promotion des attitudes favorables à la santé et au bien-être de la famille.

Ces structures (CSCOM) ci-dessus évoquées, nouvellement créées sont fondées sur principe du recouvrement des coûts et la participation des populations en ce qui concerne leur gestion.

La première expérience fut celle des populations du quartier de Banconi qui ont créé en 1986 leur association dénommée l'« Association de Santé

Communautaire de Bankoni (ASACOBALA) » inaugurée en mars 1989. Le succès de cette expérience a favorisé l'expansion de cette forme d'organisation.

L'initiative de Bamako est une politique de l'Etat qui concerne l'ensemble du pays, autrement dit toutes les régions en vue de faire face à la santé des populations à moindre coût. Mais cette stratégie ne peut pas être efficace partout compte tenu des particularités propres à chaque région.

A Kidal, nous avons remarqué l'inaccessibilité géographique en ce sens que la région est très vaste (261000 km²) et la population majoritairement nomade est dispersée à travers les vastes étendues.

L'organisation de la participation de l'Etat, des collectivités, des individus et des partenaires au développement à la prise en charge de l'action sanitaire rencontre des difficultés en ce sens que les collectivités sont pauvres et ne disposent pas de ressources pour payer leur quote-part.

La participation communautaire à la gestion du système est très faible sinon nulle. La population ne s'est pas encore approprié leur structure de santé (CSCOM).

IV.4. La décentralisation du système de santé

C'est en 1998 que la décentralisation du système de santé démarre en mettant l'accent sur la responsabilisation des communautés pour la prise en charge et la gestion de leurs problèmes de santé ; ce faisant, l'Etat confie aux populations organisées en association une mission de service publique portant sur la mise en place et la gestion de centres de santé communautaires.

Cette approche a pour but de parvenir à relever le niveau des indicateurs de santé en tendant vers les normes internationales.

Conformément à l'esprit de l'arrêté Interministériel n° 94 - 5092 du 21 Avril 1994 et du Décret n° 02 - 314 /P- RM du 04 juin 2004 (fixant les détails des compétences transférées de l'Etat aux collectivités territoriales des niveaux « communes » et « cercles » en matière de santé) dans le cadre de la mise en œuvre de la politique sectorielle de santé et de population, un cahier de charge destiné aux Associations de Santé Communautaire (ASACO) a été élaboré avec comme préoccupations :

- faire assurer par le CSCOM le paquet minimum d'activités pour les habitants de l'aire de santé ;
- concourir à la mise en œuvre du plan communal de santé, de la lutte contre la vente illicite des médicaments et de la lutte contre les catastrophes et les épidémies ;
- gérer le centre de santé communautaire conformément aux normes et procédures du manuel de gestion ;

- cofinancer le coût de construction, de réhabilitation ou d'extension du centre de santé communautaire ;
- élaborer et transmettre au maire de la commune une copie du plan d'opération annuel ;
- assurer l'entretien de l'infrastructure et des équipements ;
- prendre en charge les dépenses de fonctionnement courant du Centre de Santé Communautaire y compris les salaires non couverts par d'autres sources ;
- fournir des rapports d'activités, ainsi que les statistiques sanitaires au maire de la commune ;
- fournir un rapport bilan financier (semestriel) au maire de la commune ;
- assurer le renouvellement du petit matériel ;
- affilier à l'INPS le personnel du CSCOM employé par l'association de santé communautaire ;
- veiller à la bonne gestion des médicaments essentiels en dénomination commune internationale et assurer le renouvellement du stock ;
- assurer le renouvellement démocratique du bureau de l'ASACO aux échéances statutaires ;
- tenir régulièrement les réunions statutaires ;
- tenir les réunions du conseil de gestion de l'aire de santé ;
- recevoir l'équipe de supervision et lui communiquer toutes informations utiles ;
- participer à l'animation de la commission santé du conseil communal ;
- veiller à l'approvisionnement adéquat en vaccins, médicaments spécifiques et produits hormonaux (Anti lépreux, Antituberculeux, etc…).

Des Associations de Santé Communautaire ont été mises en place dans le cadre de la mise en œuvre de la politique sectorielle de santé et de population. Des Conseils d'Administration et comités de gestion élus ont été mis en place. La plupart de ces Conseils d'Administration ont été mis en place dans des conditions parfois précipitées qui font qu'aujourd'hui ils ont des difficultés à faire face à leurs responsabilités. Parmi ces conditions, nous pouvons citer :
- une fois élus, les membres des Conseils d'administration ont reçu une formation initiale insuffisante en gestion sans recyclage et sans suivi adéquat ;
- au cours du choix des membres, les populations ont surtout compté sur les rapports sociaux et la connaissance des résidents, et non sur la compétence. Donc on pouvait rencontrer des trésoriers qui ne savaient ni lire ni écrire alors qu'ils sont censés tenir une situation à présenter au CA ;
- en milieu rural, une majorité des membres des Comités de gestion sont analphabètes.

Selon les différents constats des observateurs et des intervenants, la problématique relative aux soins de santé de qualité pour les populations du nord reste limitée par :

• le déficit de concertation entre les acteurs impliqués dans la gestion de l'accès des services dans les domaines de la santé ;

• la faible implication des femmes et des jeunes dans les prises de décisions se rapportant à la santé ;

• le dysfonctionnement des organes de gestion et des structures d'offre de soins (CSCOM).

IV.5. Historique de la mise en place des stratégies

Pour rappel, au début des années 1980, afin de résorber une crise économique généralisée, le gouvernement malien décide de privatiser les professions médico-pharmaceutiques, se désengageant graduellement et provoquant une baisse de la fréquentation des structures socio-sanitaires publiques. Cela a amené certaines populations à s'organiser en Association de Santé Communautaire pour se prendre en charge conformément à l'esprit de l'«Initiative de Bamako » expliquée plus haut. Ainsi, la nouvelle forme d'organisation née, la « santé communautaire » est fondée sur le principe de recouvrement des coûts et la participation des populations à la mise en place et à la gestion de structures de soins appelées Centre de Santé Communautaires (CSCOM) créées par les populations organisées en Associations de Santé Communautaires (ASACO).

Le 15 décembre 1990, la Déclaration de Politique Sectorielle de Santé et de Population (PSPHR) fut élaborée avec comme objectif l'amélioration de l'état de santé des populations afin qu'elles participent plus activement au développement socio-économique du pays, à étendre la couverture sanitaire, tout en leur rendant accessibles les services et à assurer la viabilité et la performance du système de santé. Cette stratégie visait principalement les couches vulnérables, particulièrement les femmes et les enfants. Globalement, cette politique a pour objectif d'exposer la question de santé et de population du Gouvernement de la République du Mali, elle sert de cadre à la réalisation des plans, projets et stratégies de développement du secteur.

Il est apparu à nos yeux que cette déclaration répond plutôt à la dégradation persistante de l'état de santé des populations malgré les efforts mis en œuvre lors de l'application des deux premiers plans décennaux de développement sanitaire (de 1966 à 1976 et de 1981 à 1990). C'est à partir des résultats de l'application de cette déclaration qu'a été élaboré le troisième plan décennal de 1998 à 2007. Celui-ci vise à offrir de meilleurs soins de santé aux populations maliennes. Dans le domaine de la santé de la reproduction, ce troisième plan

(1998 à 2007) avait pour ambition de "réduire de 30% la mortalité maternelle attribuée aux dystocies (accouchements longs et difficiles) et aux hémorragies du post-partum". Pour atteindre cet objectif, il se propose de mettre en place une nouvelle stratégie : le dépistage précoce et la prise en charge des urgences obstétricales.

Les principaux partenaires au développement de l'Etat malien se sont engagés en appuyant la politique sectorielle par la mobilisation des ressources indispensables dans le cadre d'un projet intitulé « Projet Santé Population et Hydraulique Rurale » (PSPHR) qui a officiellement pris fin en décembre 1998 et dont les attributions ont été transférées au PRODESS (Programme de Développement Sanitaire et social) (Ag Iknane A. et al. 2000).

Avec l'avènement de la décentralisation au Mali, nous l'avons évoqué plus haut, la politique de santé à tendance à mettre l'accent sur le transfert des compétences du niveau central vers les collectivités par la mise en place des ASACOs/CSCOMs. Dans cette nouvelle forme de gestion, le degré de participation et d'implication des communautés locales, particulièrement des femmes et des jeunes, est très attendu.

Il est important se souligner qu'au Mali, le domaine de la santé est bien structuré avec une répartition entre plusieurs secteurs différents : les établissements publics dont certains sont érigés en établissements publics à caractère administratif (EPA), le secteur privé (cliniques, cabinets, centres d'obédience confessionnelle), le secteur parapublic (Institut National de Prévoyance Sociale INPS), le secteur interétatique (IOTA, Institut Marchoux), le secteur traditionnel (tradithérapeutes, arboristes...) qui s'organise peu à peu et, enfin, le secteur communautaire.

Le système public de santé se présente sous une forme pyramidale appelée encore niveaux. Les différentes structures sont sous l'égide du Ministère de la santé qui définit le plan d'action de la santé, les stratégies à mettre en œuvre et les objectifs à atteindre.

Au sommet de la pyramide, on trouve le secteur hospitalier constitué par les hôpitaux nationaux (CHU) qui constituent la troisième référence, au nombre de cinq : l'hôpital Gabriel Touré et l'hôpital du Point G, l'hôpital de Kati, le Centre d'Odonto stomatologie (CHUOS), l'hôpital du Mali (dernier né).

La deuxième référence est constituée par les hôpitaux régionaux devenus Etablissement Publics Hospitaliers (EPH). Il en existe un dans chacune des régions administratives, sauf à Kidal.

Les Centres de Santé de Référence (CSRéf) installés dans les chefs-lieux de cercles (42)[145] et dans certaines localités constituent le deuxième niveau de référence.

145. Avant la crise dans les 4 cercles de Kidal seul celui du chef-lieu de région était fonctionnel à l'image d'un vrai Centre de Santé de Référence. Il tenait même lieu de d'Hôpital de Région. Dans les autres cercles ce sont des CSCOM qui tiennent lieu de CSRéf. Actuellement toutes ces structures marchent au ralenti.

Le premier niveau est constitué par les dispensaires confessionnels et les Centres de Santé Communautaires.

L'exercice privé comprend un premier niveau (cabinet de soins ou d'accouchement), un deuxième niveau (cliniques privées) et un troisième niveau (polycliniques).

Après ce bref rappel de l'historique du système de santé au Mali, son évolution avec l'avènement de la décentralisation, nous allons observer un des aspects marquants, celui de la gratuité des soins et sa mise en œuvre.

Lorsqu'on parle de la gratuité des soins, il faut le préciser, elle ne concerne pas tous les actes. Dans sa politique de santé, rappelons-le, l'Etat n'a pas manqué de s'intéresser à la prise en charge gratuite de certaines couches très sensibles :

✔ Les femmes pour la prise en charge de la césarienne. Au Mali, la mortalité maternelle a atteint 464 décès pour 100000 naissances[146]. En outre, moins de 50% des femmes accouchent dans un centre de maternité. Ces tendances résultent principalement de facteurs socio-économiques : de manière disproportionnée, les femmes les plus démunies ont un accès très limité aux soins de santé à cause de la barrière financière que représente le paiement direct par l'usager. En guise de réponse, le gouvernement malien a initié en 2005 une politique d'exemption de paiement pour les accouchements par césarienne. Afin de mener une telle politique, le gouvernement subventionne le coût de la césarienne pour chaque femme quel que soit son statut socio-économique. Il faut observer que dans la réalité cette mesure n'est pas opérationnelle aujourd'hui.

✔ **Les tuberculeux.** Au Mali, le taux de détection de la tuberculose était de 25% en 2011 et l'incidence tuberculeuse était estimée à 68 cas pour 100 000 habitants au cours de la même année. 5573 cas de tuberculose toutes formes confondues ont été notifiés en 2011 contre 5 299 cas en 2010 et le succès de traitement était de 76%[147]. Pour accélérer le processus d'élimination de la maladie qui connaît une résurgence liée au Vih/Sida, le Mali a multiplié les stratégies d'intervention efficaces (dépistage et traitement). Chaque année, le Mali célèbre le 24 mars qui est la Journée mondiale de lutte contre la tuberculose[148].

✔ **Les enfants de 0 à 5 ans malades de paludisme.** Il faut le rappeler, le paludisme est un problème de santé publique majeur au Mali. Il est la

---

146. Source : Tidiane Mogue, étudiante en dernière année de Médecine au Mali Version 01 Février 2008, reseausida@yahoo.fr www.reseausida.org.

147. www.afro.who.int › Mali › Press materials, consulté le 03/05/2013.

148. Il consacre l'anniversaire de la découverte en 1882 du mycobacterium tuberculosis (bacille de Koch, responsable de la maladie) par le microbiologiste allemand Robert Koch.

première cause de morbidité et de mortalité, particulièrement pour les enfants de moins de cinq ans et les femmes enceintes qui sont les plus vulnérables par rapport à la maladie. Les estimations nationales indiquent qu'en moyenne, les enfants de moins de cinq ans subissent deux accès de paludisme par an et on s'attend à un accès en moyenne par an pour les autres groupes d'âge[149] . En 2005, 962 706 cas cliniques ont été enregistrés dans les formations sanitaires publiques, ce qui correspond à 36% du total des motifs de consultations. En 2006 les besoins clairement exprimés en matière de Moustiquaires Imprégnés d'Insecticide (MII) étaient de 1.918.752 pour couvrir 80% des cibles : les femmes enceintes et les enfants de moins de 5 ans qui représentent 23 % de la population malienne. Les MII sont gratuits pour les femmes enceintes au cours de la première consultation prénatale et les enfants < 5ans après la première vaccination ou au cours de la consultation des enfants sains[150].

✔ **Les personnes vivant** avec le VIH/SIDA. Au Mali, le gouvernement s'est engagé pour l'adoption d'une politique plus volontariste de lutte contre les Infections Sexuellement Transmissibles et le Sida en 2004. Cela s'est traduit par des actions notamment l'institution de la gratuité de l'accès aux traitements anti-retro viraux (ARV). Avant 2004, les malades du Sida achetaient tout, mais avec l'arrivée du Fonds Mondial en 2005, l'accès aux soins et aux traitements anti-retro viraux est devenu facile.

✔ **La prévention des maladies métaboliques et nutritionnelles** : généralisation dans les centres de santé communautaire de la surveillance nutritionnelle de la mère, de l'enfant et de l'iodation du sel, le développement des activités d'éducation nutritionnelle au niveau des communautés, distribution des capsules de vitamine A au niveau des populations à risque (campagnes de vaccination).

La décentralisation répond à un souci démocratique pour une bonne gouvernance et un besoin de développement local et régional. Rappelons que la loi n° 93.008 sur la décentralisation a été votée le 11/02/93.

Les Collectivités Territoriales (CT) sont organisées conformément aux dispositions relatives à l'ordonnance n° 41/PCG du 28 mars 1959 relative aux associations. La constitution du 25 février 1992 décide que les collectivités s'administrent librement par des conseils élus. La loi 93-008/AN-RM du 11 février 1993 détermine les conditions de libre administration des collectivités territoriales, modifiée par la loi 96-056/AN-RM du 16 octobre 1996 dispose en son article 1er que la région, le district de Bamako, le cercle et la commune

---

149. Médecins Sans Frontière « Améliorer l'accès aux traitements efficaces contre le paludisme au Mali-Expérience positive de réductions de la barrière financière pour les patients dans le cercle de Kangaba ». Résumé du rapport, Médecins Sans Frontières, Bamako, 2008, 4 p.

150. Source : Tidiane Mogue, étudiante en dernière année de Médecine au Mali Version 01 Février 2008, reseausida@yahoo.fr www.reseausida.org, consulté le 06/12/2012.

urbaine ou rurale sont dotés de la personnalité juridique et de l'autonomie financière.

La mise en œuvre de la politique de décentralisation a entraîné une redistribution des rôles et responsabilités des différents acteurs intervenant dans le secteur socio-sanitaire (entre l'Etat et les Collectivités Territoriales).

Le constat est que cette nouvelle forme d'organisation a permis un accroissement très rapide des structures de santé du premier échelon. En termes d'infrastructures, le Mali peut se prévaloir d'un nombre important de structures de santé de première ligne, en l'occurrence les Centres de santé Communautaire (CSCOM) et Centres de Santé d'Arrondissement (CSAR). En 2000 sur le territoire malien (701 communes), on comptait un peu plus de 300 ASACOs. En 2009, ce chiffre est passé à 993 CSCOM fonctionnels. La même année, le taux de couverture était de 57% pour les populations situées dans un rayon de 5 km d'une structure sanitaire, cette proportion est de 88% pour celles habitants dans un rayon de 15 Km (DNS, Annuaire statistique 1995, 1997, 2009).

La déconcentration du système sanitaire a été renforcée par la décentralisation administrative qui a créé les différentes collectivités territoriales. Ceci a permis le rapprochement des centres de santé des utilisateurs. Cependant, soulignent les professionnels de santé, la lenteur dans le financement des CSCOM, principalement la participation des communautés, a joué négativement sur l'accessibilité des populations au Paquet Minimum d'Activités (PMA).

Au niveau déconcentré, la Direction Nationale de la Santé est représentée par la Direction Régionale de la Santé (DRS) et les services périphériques : Centres de Santé de Références (CSRéf) au niveau Cercle et Centres de Santé Communautaires (CSCOM) au niveau commune.

Les missions et l'organisation des Directions Régionales de la Santé (DRS)[151] sont définies par le Décret n°90-264/P-RM en date du 05 juin 1990, portant création des services régionaux et subrégionaux de la Santé et des Affaires Sociales. Rappelons que les Directions Régionales de la Santé et des Affaires Sociales qui représentaient les deux directions nationales du même département de tutelle à l'époque, étaient sous l'autorité administrative des Gouverneurs de régions et l'autorité techniques des Directeurs nationaux.
La politique sectorielle de santé et de population adoptée en 1990 par le gouvernement du Mali est basée sur la décentralisation du recours aux soins et la participation communautaire. Son objectif général est l'extension significative de la couverture sanitaire et la facilité d'accès aux médicaments pour toutes les couches de la population[152].

Pendant plusieurs années, l'Etat à travers ses services déconcentrés a eu pour mission la planification, le financement et la réalisation des ouvrages socio-sanitaires. La Direction Régionale de la Santé et la Direction Régionale

151. Commissariat au Développement institutionnel, étude su l'audit organisationnel des services publics (Administrations centrales et déconcentrées) lot N°1, pp. 51-58.
152. Plan Stratégique de développement régional de Kidal 2007-2016, M. de l'Administration Territoriale et des Collectivités Locales, Assemblée régionale de Kidal, 2008.

du Développement Social et de l'Economie Solidaire ont eu pour mission d'appuyer les collectivités décentralisées dans le cadre des actions de santé et du développement social. Dans le domaine de la santé, le Programme de Développement Sanitaire et Social (PRODESS) reste le seul cadre d'intervention de tous les partenaires et s'inscrit dans la politique de décentralisation des services de santé qui vise à rapprocher les centres de décision et les ressources des acteurs sur le terrain et à permettre aux collectivités décentralisées d'intervenir efficacement dans le développement local en matière de santé. Il est important de rappeler que la politique de santé au Mali a connu plusieurs phases :

- ◆ Le Premier Plan Décennal (PDS) 1966-1976
- ✔ Le Programme Décennal de Développement Socio-sanitaire (PDDSS) : 1981-1990
- ✔ La politique sectorielle de santé et de population (le 15 décembre 1990)
- ✔ Le Plan Décennal de Développement Sanitaire et Social (PDDSS) : 1998-2007
- ✔ Le Plan de Décennal de Développement de Santé + (PDDSS +) 2008-2012
- ✔ Le quatrième plan est en cours de validation (PDDSS) 2013-2022.

Notons aussi que le PDDSS est scindé en deux tranches quinquennales (PRODESS). Le PRODESS I a commencé en 1998 avec cinq (5) composantes :

- ✔ l'extension de la couverture sanitaire de premier niveau et l'amélioration de la qualité de services de santé ;
- ✔ la lutte contre les exclusions ;
- ✔ la promotion des mécanismes alternatifs de financement ;
- ✔ le développement des ressources humaines ;
- ✔ le renforcement institutionnel.

Le PRODESS II, quant à lui comporte sept (7) composantes :

- ✔ accessibilité géographique aux soins ;
- ✔ la disponibilité, la qualité des soins et la gestion des ressources humaines ;
- ✔ la disponibilité des médicaments essentiels génériques, des vaccins et des consommables médicaux ;
- ✔ amélioration de la qualité des services et de la demande et la lutte contre la maladie ;
- ✔ accessibilité financière soutien, à la demande et à la participation ;
- ✔ renforcement des établissements hospitaliers et de la recherche
- ✔ renforcement de la capacité institutionnelle et de la décentralisation.

Le PDDSS constitue l'outil de mise en œuvre de la politique sectorielle de santé de la population qui a abouti à la création de nombreux CSCOMs au cours des dernières années avec un fervent enthousiasme[153] des populations.

L'Association de Santé Communautaire (ASACO) apparaît, entres

153. Nous le verrons plus loin, la multiplication des CSCOM est l'œuvre de certains leaders et non une conscience collective.

autres, comme un cadre d'organisation des populations décidées à participer à la mise en œuvre d'un Centre de Santé Communautaire (CSCOM). Cette forme d'organisation est soumise à l'ordonnance n° 41/PCG du 28 mars 1959 relative aux associations, devenue la Loi 04-038/AN-RM. On relève deux autres textes réglementaires et juridiques qui fixent les conditions de création des CSCOM et les modalités de gestion des services socio-sanitaires de cercle, commune, des CSCOMs : les Arrêtés interministériels n° 94-5092/PSSPA-MATS-MF du 21 avril 1994 modifié par le n° 95-1262/PSSPA-MFC du 13 juin 1995.

Il n'est pas inintéressant de révéler quelques précisions concernant l'ASACO et le CSCOM. En effet, par définition une Association de Santé Communautaire (ASACO) fait appel à un mode de regroupement dans un domaine précis d'activité.

D'une part, il s'agit *d'une convention par laquelle plusieurs personnes mettent en commun, d'une manière permanente, leurs connaissances et leurs activités dans un but autre que le partage de bénéfices* (Ordonnance 41/PCG, article 1er).

D'autre part, *l'ASACO apparait comme un cadre d'organisation de populations résolues de participer à la mise en place d'un centre de santé communautaire (CSCOM) et d'en assurer la gestion*[154].

Quant au Centre de Santé Communautaire (CSCOM), il est défini comme *une formation sanitaire du 1er niveau créée sur la base de l'engagement d'une population organisée en Association de Santé Communautaire pour répondre de façon efficace et efficiente à ses problèmes de santé.* (Arrêté n°94-5092/MSSPA-MATS-MF qui fixe les conditions de création et de gestion des CSCOM modifié en certains endroits par l'arrêté interministériel n°95-1252/MSSPA-MATS-MFC, ch. I et II).

L'ASACO doit assurer le Paquet Minimum d'Activités (PMA) et signer avec l'Etat une Convention d'Assistance Mutuelle (CAM) qui précise les obligations des deux parties (Etat-ASACO) et détermine *les domaines de compétence des CSCOM par rapport au Centre de Santé de Référence* (l'ordonnance 94-5092). Il y a donc un contrat entre l'Etat et l'ASACO qui fait obligation à celle-ci d'assurer un service public dévolu à celui-là. En contre-partie l'Etat vient en assistance à l'ASACO (Ag Iknane A. et al. « La Santé Communautaire au Mali : Aspects juridiques, réglementaires et l'économie politique », Ed. Jamana, 2000 : 35).

A ce niveau nous avons constaté quelques irrégularités, notamment le manque de précision des missions assignées au CSCOM comme le signale Ag Iknane 2000 : 35-36 « *Contrairement à la prévision, la CAM n'apporte pas la précision*

154. Ag Iknane A Kadjoké M. , Camara I et Camara M, 2000 : La Santé Communautaire au Mali, aspects juridiques, réglementaires économiques et politique, Ministère de la santé du mali, édt. Jamana- Bamako 250 p.

sur les domaines de compétence : elle énumère tout simplement les éléments faisant partie du Paquet Minimum d'Activités réservé aux structures de premier niveau d'intervention que sont les CSCOM et les Centres de Santé d'Arrondissement (CSARs). Ces activités sont donc celles que ces structures, et elles seules en principe, doivent obligatoirement assurer. Dans la pratique, non seulement ces activités sont assurées par les structures de niveau supérieur mais aussi ce Paquet Minimum d'Activités est considéré par les autorités sanitaires comme un Paquet Maximum d'Activités pour les CSCOMs et les CSARs. »

La bonne marche de toute structure impose une bonne organisation administrative et technique pour que chaque membre de l'équipe connaisse sa place dans la chaîne. Les raisons évoquées par nos sondés et qui ressortent dans certains documents traitant de la question sont principalement le manque de formation doublé de l'analphabétisme.

A ce propos Ag Iknane A. (2000 : 49) écrit : « *L'un des problèmes brûlant des ASACO réside dans le fait que les membres des bureaux ne savent pas souvent ce qu'ils doivent faire parce qu'il n'y pas une répartition harmonieuse des tâches. Ce phénomène est plus accentué dans le milieu rural. Cela peut s'expliquer, en partie, par la manière dont les bureaux ont été mis en place et par le fait que les membres de ces bureaux n'ont pas reçu de formation d'entrée de jeu. Les membres des bureaux ne savent rien fondamentalement des textes qui régissent la santé communautaire. Le bureau ne sait même pas quel est le contenu des statuts qui régissent l'ASACO et ignorent presque totalement ce que la population peut attendre de lui. Le manque d'organisation pratique constitue un réel problème : qui fait quoi ?* »

L'implication effective de la population à la prise en charge de son destin, telle que souhaitée par la décentralisation, particulièrement dans le domaine de la santé laisse à désirer. Pour rappel, la loi 93-008/AN-RM du 11 février 1993 détermine les conditions de la libre administration des collectivités territoriales, modifiée par la loi 96-056/AN-RM du 16 octobre 1996 dispose en son article 1er (in fine) que *la Région, le District de Bamako, le Cercle et la commune urbaine ou rurale sont dotées de la personnalité juridique et de l'autonomie financière.*

La même loi précise d'une part, que *les collectivités territoriales ont pour mission la conception, la programmation, et la mise en œuvre des actions de développement économique, social et culturel d'intérêt régional ou local et d'autre part, que chaque collectivité territoriale règle par délibération ses affaires propres.*

Nous observons que de nos jours encore, les collectivités décentralisées ne se sont pas appropriées ce dispositif qui est censé être leur patrimoine et les populations ignorent que c'est ici que les couches à faible revenu ou sans revenu doivent se soigner. Il y a donc un problème de mobilisation des communautés autour de leur centre de santé. Lors de la mise en place des instances associatives, on voit une certaine capacité de mobilisation (enjeux : de pouvoir, social…). Celle-ci s'estompe rapidement à cause du manque de motivation[155]. Il en résulte que les populations ignorent presque tout de leurs associations (informations sur la vie financière et les difficultés rencontrées).

Ag Iknane, A. (2000 : 52) l'explique de cette manière : « *L'assemblée générale constitue l'occasion idéale de mobilisation et d'information des populations sur la vie de leur centre de santé. Etant donné que celle-ci ne se tient pas régulièrement, la mobilisation des populations par le bureau de l'ASACO devient aléatoire. Ainsi, on pourrait penser que la fréquentation des CSCOM par les populations n'est pas liée au facteur de mobilisation mais plutôt à la proximité et à l'offre de soins.* »

En 2000, sur le territoire malien (701 communes), on comptait plus de 300 ASACOs. En fin 2009 on compte 950 CSCOM à travers le pays (703 selon ODHD 2000 : 9)[156].

La Fédération Nationale des Associations de Santé Communautaire du Mali (FENASCOM) qui joue le rôle de coordination entre les ASACO et les services techniques de l'Etat gère aujourd'hui à travers le pays 1065 CSCOM et 5 mutualités.

La naissance de la santé communautaire et les résultats qu'elle a enregistrés assez rapidement (moins d'une décennie) sont porteurs d'espoir pour l'amélioration de l'accès aux soins des populations. En effet, après la création des premiers CSCOM par les populations et le soutien de certains partenaires au développement, les succès obtenus ont permis l'extension de l'expérience et son adoption à partir de 1990 au niveau national comme option de développement sanitaire et social par la déclaration de politique sectorielle de santé et de population.

Cependant, notons avec Ag Iknane, A. (2010 : 12)[157] que « *Les populations nomades ont été longtemps exclues de l'offre de soins de santé en raison de son inadaptation aux conditions de vie de celles-ci* ».

Les soins offerts jusque-là, n'ont pas pris en compte de façon significative le mode de vie des populations nomades. L'accessibilité géographique aux services de santé des districts sanitaires due à l'augmentation de la couverture sanitaire n'a pas été suivie d'une augmentation significative de l'utilisation des

---

155. Cf. Ag Iknane A. Mbessan P. et al. « Gestion des soins de santé primaires et mobilisation sociale », Edition GPSPT, Bangui, RCA, mars 2005, pp.268-275.

156. Observatoire du Développement Humain Durable et de Lutte contre la Pauvreté au Mali : « Décentralisation et Réduction de la pauvreté. Rapport National sur le développement humain durable au Mali. », Ministère du Développement Social, de la Solidarité et des Personnes Âgées, Bamako, 2003, 66 p.

157. Ag Iknane A, 2010 : Etude pour la Définition et l'Elaboration de Stratégies Alternatives de Santé dans la zone d'intervention du PIDRK (Kidal), 165 p.

services. Alors que l'avènement de la décentralisation, qui donne le pouvoir aux élus municipaux de gérer les services de santé communautaire offre l'opportunité de mise en place d'un système de soins de proximité adapté aux réalités socio culturelles des populations administrées.

En ce qui concerne le transfert de compétences et de ressources, selon les textes sur la décentralisation, les Collectivités locales ont des compétences propres (exclusives), des compétences transférées et des compétences consultatives.

Selon l'art. 4 de la loi n° 93-08 du 11 février 1993 déterminant les conditions de la libre administration des collectivités territoriales « Tout transfert de compétences à une collectivité doit être accompagné du transfert concomitant par l'Etat à celle-ci, des ressources et des moyens nécessaires à l'exercice normal de ces compétences[158]».

La stratégie nationale prévoit deux modes de transfert :

• Le transfert automatique des compétences qui concernent la passation des pouvoirs entre les représentants de l'Etat et les élus. Les domaines concernés sont liés entre autres aux actions de développement économique, social et culturel, à l'environnement, à l'aménagement du territoire et la gestion domaniale et foncière et l'acquisition du patrimoine.

• Les transferts modulés qui concernent les domaines de la santé, l'éducation et l'hydraulique. Dans ce contexte, le processus de transfert doit en principe se faire progressivement et selon un schéma prédéfini qui s'articule autour de trois axes :

✔ dévolution des infrastructures existantes aux collectivités territoriales par décisions des gouverneurs ;

✔ appui conseil des services décentralisés de l'Etat ;

✔ transfert des ressources financières aux collectivités territoriales sous forme de subventions affectées.

Le Ministère du Développement Social, de l'Economie Solidaire et des Personnes Agées à travers ses services déconcentrés (régionaux et subrégionaux) tient une grande part de responsabilité dans la prise en charge des couches vulnérables (cf. Arrêté N°01-3036/MDSSPA du 13 novembre 2001 fixant les modalités d'organisation et de fonctionnement des services Régionaux et Subrégionaux du Développement Social et de l'Economie solidaire, Article 6 de la Section II).

---

158. Comme le rappelle Ag Iknane A. (2000) « ... le transfert de compétences doit être suivi de transfert de ressources (humaines, matérielles et financières). Ce qui n'est pas encore le cas au Mali où les ressources suscitées sont toujours détenues par les structures étatiques. Donc, un décalage continue de demeurer entre les textes et les pratiques dans le domaine de la décentralisation. »

Lors de la crise de 2012, il a été constaté que les actions de ce département en direction des couches vulnérables en détresse étaient très limitées par rapport à la demande. Cela pourrait s'expliquer par la mauvaise gestion dont nous avons parlé plus haut.

La décentralisation a été initiée pour soulager les souffrances des populations en ce qui concerne l'axe de la santé certes, cependant sur le terrain des efforts considérables restent à faire. Les collectivités ne sont pas encore à mesure de faire face aux problèmes de santé de leurs administrés. Le problème majeur qui mine actuellement la santé communautaire c'est l'incapacité des collectivités dans leur écrasante majorité à participer financièrement à la prise en charge de certaines dépenses relatives à la référence-évacuation et la prise en charge des couches défavorisées. Aussi, la gratuité de certains actes que nous avons étudiés plus haut reste toujours une équation à résoudre car rien n'est fait dans ce sens. Nous avons été témoins, lors de notre enquête des cas de déplacés sans ressource qui se sont vus refuser les soins par manque d'argent. Le dernier cas a eu lieu au CSCCOM de Sogoniko. J'accompagnais une enquêtée dont l'enfant âgée de 4 ans avait un accès palustre. Au bureau des entrées alors qu'on s'attendait à un traitement gratuit, on nous informe que nous devons tout prendre en charge : le ticket de consultation, les examens médicaux et le lit d'hospitalisation.

A ce sujet un professionnel de santé au CSRéf explique :

> *« Par rapport à la gratuité des soins des enfants de moins de cinq ans tout comme la césarienne et d'autres actes, l'Etat malien en parle depuis longtemps mais ça n'a jamais vu le jour… »*

La décentralisation n'a pas trouvé la solution au problème de santé des populations comme le témoigne cet enquêté :

> *« Je crois que la décentralisation de la santé est une très bonne chose mais le problème est loin de trouver sa solution, parce que ces collectivités qui ont en charge la santé communautaire n'ont pas assez de moyens pour faire face à certaines dépenses que cette décentralisation leur a fait supporter. Pour preuve, la participation des collectivités, plus précisément les quotes-parts pour ce qui concerne la référence évacuation. Actuellement il y a beaucoup de collectivités qui peinent à s'acquitter de ces quotes-parts c'est-à-dire le transport des femmes enceintes du niveau CSCOM au niveau CSRéf. Généralement les raisons que ces collectivités avancent c'est l'absence de transfert des ressources. Ils disent que les compétences sont transférées mais les ressources n'ont pas suivi. »* (MD, DDSES).

L'Etat étant conscient de ce dysfonctionnement s'est toutefois engagé à accompagner les collectivités comme le rappelle cet agent de la DDSES :

> *«… Donc, pour qui connait ces collectivités, le problème des ressources se pose avec acuité. L'Etat est conscient des problèmes que ces collectivités connaissent dans la mise en œuvre du transfert des compétences. C'est pourquoi souvent il y a des subventions qui sont allouées par l'Etat pour pallier ces insuffisances-là. En ce qui concerne la référence évacuation malgré le fait que les collectivités ne s'acquittent pas de leur quote-part, les structures de l'Etat parviennent tant bien que mal à pouvoir assurer cette référence évacuation. »* (MD).

La politique de décentralisation du secteur de la santé s'est opérée sans octroyer le transfert total des compétences aux collectivités territoriales. L'effectivité du transfert des compétences devrait permettre une prise en charge des soins de santé d'un grand nombre de nécessiteux. Le chapitre suivant permettra de comprendre le degré de prise en charge des indigents et des couches vulnérables.

Chapitre V : Prise en charge des couches vulnérables

A travers la présente recherche socio anthropologique nous visons d'étudier les itinéraires thérapeutiques et les choix préférentiels en matière de soins de santé des populations de Kidal en général et identifier les mécanismes qui ont permis à celles qui ont subi le choc de la crise de résister et de se reconstituer (résilience/capabilites).

Nous allons traiter cette partie sous l'angle de ces deux concepts qui sont des synonymes (la résilience aux chocs et aux stress des personnes exposées à des catastrophes et des crises ainsi qu'aux facteurs de vulnérabilité sous-jacents) dans le chapitre III.

La FICR[159], dans son étude intitulée 'la clé de la résilience combine secours et développement' définit la résilience comme : « *La capacité des individus, des communautés, des organisations ou des pays exposés à des catastrophes et des crises et aux facteurs de vulnérabilité sous-jacents à : anticiper, réduire l'impact, faire face, et se relever des effets de l'adversité sans compromettre le potentiel de développement à long terme* ».

Cette même étude a fait remarquer que la résilience aux chocs et aux stress est le résultat d'un processus complexe et multiforme, qui doit être analysé à des niveaux différents mais interconnectés, impliquant les individus, les communautés, les acteurs nationaux ainsi qu'internationaux. Elle est aussi fortement influencée par des facteurs externes et institutionnels.

La résilience peut être mesurée dans des contextes déterminés. Ainsi, nous rejoignons cette même étude de la FICR qui note : «… la résilience communautaire peut être mesurée par l'impact des activités de renforcement de la résilience sur les communautés ou le stade de progression vers la résilience. Ceci pose la question de quand mesurer : à l'étape finale (impact sur les communautés) ou durant le processus de construction de la résilience ? Parallèlement, il est essentiel que les mesures de la résilience soient contextualisées et relatives à des risques spécifiques. »

De toutes ces définitions retenons que la résilience c'est l'aptitude d'un individu à se construire et à vivre de manière satisfaisante. On peut aussi considérer que c'est la capacité d'adaptation. Quant au concept de *capabilites* (mot d'origine anglaise) très proche de résilience veut dire pour nous la liberté de choisir volontairement le mode de soins parmi les différentes offres et la capacité de faire face à ces soins pour obtenir la guérison.

Dans le premier chapitre de cette quatrième partie nous allons observer les mécanismes de prise en charge des couches vulnérables dans leur milieu traditionnel.

---

159. Fédération internationale des Sociétés de la Croix-Rouge et du Croissant-Rouge. www.ifrc.org.PagesFiles/96178/1224500-Road to resilience_Fr_Web pdf consulté le 2 juillet 2016.

Chapitre VI : Prise en charge sociale des pauvres dans la région de Kidal

VI.1. Les indigents et les couches vulnérables

Il est important de souligner que les indigents et les couches vulnérables bénéficient de soutien, au niveau local, dans la communauté, et national qui se traduit par des actions d'entraide et de solidarité. Dans bon nombre de communautés du Mali, traditionnellement, on prête attention aux pauvres. Chez les Kel-tamasheq, les chefs de fractions ou de campements les plus nantis expriment leur solidarité en donnant généralement des animaux à ceux qui n'en ont pas et en protégeant les nécessiteux et les victimes des guerres ou des catastrophes.

Dans la commune urbaine de Kidal, les démunis sollicitent très souvent une aide sociale auprès des chefs de quartiers qui à leur tour approchent la Mairie ou des donateurs comme la Croix Rouge et les bonnes volontés pour les soutenir.

Les bénéficiaires des actions de solidarité sont soit les membres de la famille, du clan, des parents, des nécessiteux (malades, handicapés, victimes de conflits ou de catastrophes naturelles, les réfugiés, etc.), les Ulémas (enseignants des écoles coraniques).

Les formes traditionnelles de la solidarité les plus courantes sont :

- dons : (ihuk en tamasheq), c'est donner gratuitement quelque chose à un proche, un ami ou à une connaissance quelconque ;
- prêts de bêtes : (*təyyiten* en tamasheq), c'est laisser à un parent ou un proche un animal (généralement une laitière) pour en exploiter l'usufruit ;
- aide / appui : (*tadhəlt* en tamasheq) dans ce cas on apporte sa contribution à une personne qui est dans le besoin. Par exemple dans le cas de la prise en charge médicale d'un patient ou pour son évacuation ;
- travaux : (tălilt en tamasheq) pour confectionner une tente, forer un puits, chacun apporte sa contribution soit physique ou matérielle…

Un proverbe bien connu chez les Touaregs illustre ces deux derniers cas : « *Ere s-tosed wăr-dd-e iwăr anu ar d-təla-net* » qui veut dire chacun n'ira au puits qu'avec son bien, sa force. Autrement dit 'chacun n'interviendra qu'avec ses moyens'.

Une enquêtée explique le fonctionnement de la solidarité en milieu kel-tamasheq : « *Les gens vivent aussi de solidarité, d'entraide. Depuis ma naissance, j'ai vu, si toi tu ne possèdes rien et moi j'ai des bêtes (chèvres, moutons,….), même si c'est deux seulement je donne (prête) à toi ou à Fadimata une des bêtes (laitière) en début d'hivernage pour vivre de son lait. Il arrive que cette femelle se multiplie et devient un petit troupeau, tu peux même tout laisser au pauvre, c'est de cette façon que la société fonctionnait avant.* » FWA, indigente déplacée à Bamako

L'Islam, la principale religion du milieu prône la solidarité entre les croyants. A ce sujet nous faisons référence à un hadith du Saint Coran qui dit : « *Au jour de la résurrection, il sera demandé à chacun ce qu'il a fait de ses biens, de son corps et de son savoir* ».

Les différentes formes de solidarité les plus courantes se traduisent par :
- l'instauration de la Zakat pour aider les pauvres ;
- la solidarité dans le développement de la cité ou de la Nation (chacun doit apporter sa part dans la construction pour le bien-être de tous) ;
- la solidarité dans la défense de la Patrie (chacun doit participer à la défense nationale) ;
- les Waqfs (dons et legs).

Les sociétés modernes sont confrontées à de grosses difficultés : la promiscuité, la crise de logement, le chômage, la précarité, l'extrême pauvreté, la délinquance, la criminalité, etc.

Ici, la solidarité est l'œuvre des associations (ONG), des congrégations religieuses, (Mosquées, Eglises), de l'Etat (services sociaux), des individus (Restos du Cœur en France).

La prise en charge des indigents et des couches vulnérables est du ressort de l'Etat à travers ses deux grandes structures : la santé et le développement social. Mais c'est cette dernière qui est indiquée pour faire face aux problèmes sociaux. Pour cela, avant de voir plus loin ce que le PRODESS prévoit en matière de prise en charge des couches sensibles, il est important de révéler quelques dispositions prises par l'Arrêté N°01-3036/MDSSPA du 13 novembre 2001 qui fixe l'organisation et les modalités de fonctionnement des Services Régionaux et Subrégionaux du Développement Social et de l'Economie Solidaire[160]. En son article 4, le Directeur Régional de Développement Social et de l'Economie Solidaire est chargé de :

- ✔ planifier et organiser les activités de la Direction Régionale ;
- ✔ répartir le travail entre les divisions ;
- ✔ élaborer le programme d'activités de la Direction Régionale ;
- ✔ assurer la coordination, la supervision et le contrôle des activités des divisions et des services subrégionaux et services rattachés ;
- ✔ suivre toutes études et travaux relatifs à l'identification des programmes régionaux en matière de développement social et de l'économie solidaire ;
- ✔ établir le rapport d'activités de la Direction régionale ;
- ✔ suivre, évaluer la mise en œuvre des plans, programmes et projets

160. *MDSSPA, SG, Arrêté N°01-3036 du 13-11-01.*

dans le domaine du développement social et de l'économie solidaire.
Suivant l'article 5 de ce même Arrêté, la Direction Régionale du développement Social et de l'Economie Solidaire comprend trois (3) divisions ayant chacune ses missions :

- la Division Défense et Protection Sociale ;
- la Division Promotion Communautaire ;
- la Division Promotion des Organisations.

L'Article 14 du chapitre II, Section I portant création des Services du développement Social et de l'Economie Solidaire de Cercle ou de Commune du District de Bamako indique les missions du Service du DSES :

- élaborer et mettre en œuvre des objectifs, des plans et programmes du cercle ou de la commune du District de Bamako en matière de solidarité, de lutte contre la pauvreté, de protection sociale et de promotion de l'économie solidaire ;
- suivre les activités des établissements privés d'actions et d'œuvres sociales ;
- suivre la gestion des dossiers de création des coopératives et mutuelles ;
- instruire les dossiers de création d'établissements sociaux ;
- élaborer et mettre en œuvre les programmes de mobilisation sociale ;
- gérer l'aide et le secours ;
- collecter et traiter les données en vue de l'élaboration des statistiques sociales ;
- mettre en œuvre les activités de lutte contre les fléaux sociaux ;
- promouvoir le partenariat entre tous les intervenants dans le domaine de la solidarité, de la lutte contre la pauvreté et la protection sociale.

Avant de passer à l'analyse des discours des cibles sur l'accès aux soins de santé moderne, regardons comment l'Etat au plan politique s'investit dans ce champ.

Il faut remarquer qu'à travers les différents Programmes de Développement Social et de Santé il y a eu des avancées dans les approches par rapport à la prise en charge des populations maliennes en majorité très pauvres. Le Programme de Développement Sanitaire et Social (PRODESS 1998-2002) tirant vers sa fin, notre pays entame le Programme de Développement Sanitaire et Social (PRODESS) qui est la première étape opérationnelle du Plan Décennal de Développement Sanitaire et Social (PDDSS) 1998-2007. Ce programme constitue la continuité des politiques de santé et d'action sociale.

Rappelons le contexte du PDDSS. En effet, au Mali, le développement des secteurs de la santé et de l'éducation demeure un engagement politique prioritaire mais qui pose un certain nombre de questions fondamentales telles que : a) quel état sanitaire d'ici l'an 2006 ? b) quel changement opérer dans la société ?

Ces questions visaient particulièrement les domaines suivants : le système de soins, l'action sociale et la solidarité, l'assurance maladie, la sécurité sociale et le développement de la mutualité, la réforme hospitalière, la réforme pharmaceutique, le développement des ressources humaines, l'éthique et la formation, le financement du secteur de la santé, la recherche, le développement institutionnel.

En examinant le PDDSS[161] on s'aperçoit que pour améliorer le niveau de la santé des populations, des axes stratégiques ont été clairement définis et concernent les domaines suivants :

• Les soins de santé : la prévention des accidents et des maladies professionnelles, la prévention des maladies métaboliques et nutritionnelles, la prévention des risques pendant la grossesse et l'accouchement, la prévention des grossesses rapprochées et multiples.

• Les soins curatifs : la revitalisation des Centres de Santé d'Arrondissement (CSA), l'organisation de l'offre de l'ensemble des composantes du Paquet Minimum d'Activité (PMA) et de la référence.

• Les Centres de Santé de Référence (CSRéf) et les hôpitaux : le renforcement du plateau technique, du personnel et de l'organisation de la référence et de sa prise en charge.

• Les ressources humaines et financières, les infrastructures et les équipements : établissement de normes d'infrastructures et équipements, réalisation de la carte sanitaire nationale, réhabilitation des infrastructures et équipements.

• La participation des communautés : amélioration de la participation des communautés.

Dans le domaine de l'action sociale et de la solidarité, la rationalisation de la gestion des dispositifs de sécurité en vigueur notamment l'INPS et l'amélioration des prestations octroyées sont concernés par les différentes stratégies du PDDSS. Par exemple la couverture sera obligatoire pour les catégories sociales dites « Les indépendants », l'Etat et les collectivités locales seront impliqués dans la prise en charge des personnes à faible revenu. Le programme en faveur de la famille et de l'enfance a été pris en compte. Il s'agit de l'application de la convention relative aux droits de l'enfant et une meilleure prise en charge par la coordination effective de l'ensemble des actions en faveur de l'enfant telles que retenues dans le plan d'action pour la survie, le développement et la protection de l'enfant.

---

161. MSSPA - Document d'orientation du PDDSS 1998-2007, p.13-36

Les personnes âgées n'ont pas été oubliées. Dans le programme les concernant on relève entre autres qu'une assistance médicale pour promouvoir une véritable politique dans les domaines de la protection sanitaire et sociale, les stratégies à mettre en œuvre doivent dépasser la prévention et la prise en charge des maladies liées à l'âge. Il s'agira de combiner les modes de prise en charge dans les structures de santé (hôpitaux, CSRéfs) et des stratégies visant la promotion à domicile. L'action sociale étant l'expression de la solidarité nationale, elle ne saurait être financée seulement par l'Etat mais doit impliquer les différents acteurs : les familles, les collectivités décentralisées, les acteurs du mouvement associatif et les partenaires au développement.

Dans le cadre de la lutte contre l'exclusion sociale qui est une priorité du gouvernement, il a été retenu plusieurs actions qui visent particulièrement à réduire les causes de vulnérabilité des groupes sociaux défavorisés et à apporter des remèdes immédiats aux situations d'extrême détresse. C'est pour cette raison que nous sommes intéressés au Programme de Développement Sanitaire et Social (PRODESS II) 2005-2009, principalement à deux de ses composantes : santé et développement social.

A travers ce programme, il convient de rappeler les axes stratégiques et les stratégies en direction des populations en général et des couches vulnérables en particulier. Dans la composante santé, les axes stratégiques[162] ont concerné la réduction de la pauvreté avec des approches en milieu rural qui doivent encore se focaliser sur la mise à disposition et l'utilisation de paquets d'interventions essentielles et renforcer l'offre de santé. En ce qui concerne le milieu urbain, des actions multisectorielles prenant en compte des activités de lutte contre la malnutrition et de prévention du VIH/SIDA devront être développées dans les quartiers les plus pauvres du District de Bamako et dans les autres villes.

Ce programme présente plusieurs stratégies et leurs objectifs :

✔ les stratégies à mettre en œuvre pour améliorer l'accès géographique aux services de santé (Volet I du PRODESS II) sont entre autres : l'extension de la couverture (multiplication des centres de santé), la réalisation d'un centre de santé fixe pour les populations vivant à plus de 5 km, la stratégie mobile polyvalente pour les populations ne pouvant être touchées ni par la stratégie communautaire ni par la stratégie avancée (le cas des populations nomades), le renforcement de l'organisation du système de référence/ évacuation pour atteindre tous les cercles. Ces stratégies doivent tenir compte non seulement de l'indice de pauvreté mais aussi du taux de couverture sanitaire de chaque zone ;

✔ les stratégies pour améliorer la disponibilité et la gestion des res-

162. Ministère de la Santé, programme de développement socio-sanitaire II 2005-2009, pp. 35-38.

sources humaines dans le secteur de la santé (Volet 2 du PRODESS II) : recrutement des infirmiers polyvalents et médecins par les communes, le renforcement des capacités des ressources humaines, la formation continue, l'instauration d'un système de motivation, de primes de performance du personnel, la réalisation de logements pour les médecins et les infirmiers dans les zones rurales défavorisées, disponibilité de matrones dans tous les CSCOM, la formation et le recyclage des accoucheuses traditionnelles, des matrones, des aides-soignants et des gérants au niveau de toutes les formations sanitaires ;

✔ les stratégies à mettre en œuvre pour améliorer l'utilisation, la performance et la qualité des services de santé (volet 3 et 4 du PRODESS II) : le renforcement du plateau technique, le développement et la gestion des ressources humaines, la formation continue, la promotion des contrats de performance avec les ONG et associations, les privés et les communes pour la mise en œuvre de certaines activités du Paquet Minimum d'Activités (PMA), le renforcement de la prise en charge psychosociale, médicale et nutritionnelle des personnes vivant avec le VIH/SIDA… ;

✔ les stratégies pour protéger les revenus des ménages (volet 5 du PRODESS II) : augmentation de la dotation et du budget de l'Etat en faveur des régions pauvres, révision des systèmes de tarification et fixation des services publics et associatifs pour les activités de santé essentielles, développement des stratégies d'accessibilité financière… ;

✔ les stratégies clés pour améliorer la participation (volet 5 du PRODESS II). Elles portent sur le renforcement de la capacité de gestion des ASACO et des collectivités territoriales, la promotion de la participation des femmes, des jeunes et des groupes les plus pauvres dans les comités de gestion des centres de santé communautaires, la participation des groupes les plus spécifiques (les handicapés, les malades atteints de SIDA, les malades chroniques, etc.) ;

✔ les stratégies pour rendre adéquat le comportement des ménages et des communautés (Volet 5 du PRODESS II). Elles sont entre autres : l'Information Education Communication (IEC) et la mobilisation sociale, le développement de l'expertise en communication pour un changement de comportement, l'implication plus forte des médiats modernes et traditionnels de proximité notamment ;

✔ les stratégies pour améliorer les politiques de santé/créer des conditions favorables à la production de santé (Volets 6 et 7 du PRODESS). Le Ministère de la santé a décidé d'allouer la marge budgétaire dans le cadre de la mise en œuvre de son Cadre de Dépenses à Moyens Termes (CDMT) bâti sur sept (7) programmes afin que le financement du secteur santé prenne en compte les besoins des plus pauvres. Partant de cela des résultats significatifs ont été atteints ;

- l'allocation équitable des ressources financières, humaines et matérielles sur la base des besoins et des performances avec comme cibles les régions et les groupes socio-économiques défavorisées (couches vulnérables) ;
- l'allègement des coûts en faveur des pauvres pour les soins (vaccinations, consultations prénatales, imprégnation des moustiquaires, etc.) ;
- l'augmentation de la subvention des ressources en matière de santé pour les régions et les groupes les plus vulnérables ;
- la participation des communes au financement de la santé au moins à 15% de leur budget ;
- l'accélération de la mise en œuvre de l'initiative malienne de l'accès aux antirétroviraux, etc.

Le secteur de la santé a été développé en matière des ressources humaines avec mise en œuvre de la réforme indiquée dans le programme notamment à travers le soutien de la formation du personnel para médical du secteur privé, la régionalisation des écoles professionnelles de santé, la création d'une direction des ressources humaines, etc.
La lutte contre la pauvreté passe par la réalisation d'un meilleur équilibre entre la dynamique de la population et le développement économique et social. L'amélioration de la prise en compte des questions de population dans les stratégies sectorielles de développement, la réduction des inégalités et le respect du genre dans les politiques de développement sont entre autres des stratégies très importantes dans ce secteur.

VI.2. Composante développement social du PRODESS II

A travers la composante développement social[163] du PRODESS II on s'aperçoit que les couches vulnérables ont été prises en compte, notamment à travers 5 volets.

A travers ce volet des mesures de prévention, de réparation et de réinsertion devraient permettre d'améliorer la protection et la promotion de certaines catégories sociales en situation difficile. Ce volet est élaboré afin d'une part de promouvoir l'équité en aidant les individus à surmonter leurs handicaps sur le plan physique, social ou professionnel pour faire valoir leurs intérêts et d'autre part à poursuivre la politique de solidarité pour renforcer la cohésion sociale. Ne pouvant pas s'étendre à toute la population malienne pauvre dans sa quasi-totalité[164], ce programme est initié pour la promotion des catégories

163. Ministère du Développement Social, de la Solidarité et des Personnes Agées, PRODESS II 2005-2009, composante Développement social pp. 27-66.
164. Notons que 78% des maliens ne sont couverts par aucun régime de protection sociale (Essor, op. cite)

sociales pour lesquelles il y a déjà un programme (les handicapés) et celles pour lesquelles l'Etat accorde la priorité (les personnes âgées, les femmes et les enfants).

Selon le CSLP 2002, la pauvreté se manifeste en termes d'absence de capacité dans les domaines majeurs du bien-être : analphabétisme, malnutrition, longévité réduite, mauvaise santé, habitat insalubre, participation réduite à la vie économique et sociale. Sachant que la maladie, la sous-alimentation, le manque de travail constituent les principaux facteurs de risques, la pauvreté est alors un phénomène généralisé au Mali et les statistiques indiquent que 63,8% et 21% de la population totale vivent respectivement dans la pauvreté et dans l'extrême pauvreté. De ce fait, le renforcement des capacités d'autopromotion et l'amélioration des revenus et l'accès aux services de base pour les plus pauvres constituent l'effet attendu par le présent volet.

La question du renforcement de la protection sociale est une préoccupation majeure dans le domaine du développement social, compte tenu de la faiblesse notoire du taux de couverture de la population contre les risques sociaux (maladie, vieillesse, accidents de travail, maladie professionnelle, maternité, invalidité, ...). Ainsi, le pays a choisi certains mécanismes[165] visant à réduire la vulnérabilité des pauvres et à améliorer leur accessibilité aux soins qui sont entre autres : l'Assurance Maladie Obligatoire (AMO), les mutuelles, la Caisse de Solidarité, le Fonds d'Assistance Médicale (FAM), le Régime d'Assistance Maladie (RAMED). L'effet attendu par ce programme était d'étendre progressivement la couverture des risques sociaux à l'ensemble de la population en améliorant en même temps l'accessibilité financière aux soins de santé[166].

L'objectif du PRODESS I était d'obtenir une plus grande synergie d'action en augmentant la performance des services de l'action sociale, en concevant les conditions de coordination des actions sectorielles et le suivi de leur mise en œuvre et en assurant la plus grande coordination des acteurs de l'action sociale. C'est pourquoi, de ce programme il est attendu du MDSSPA et des opérateurs du développement social un renforcement du développement social aux niveaux l, déconcentré et décentralisé. A ce titre, la problématique du transfert des programmes du développement social aux collectivités territoriales sera fortement prise en compte dans le processus de mise en œuvre des actions.

Il faut souligner que le PDDSS s'est fixé des objectifs dans le domaine

---

165. Cf. Déclaration de la Politique Nationale de Protection sociale et le Cadre Stratégique de Lutte contre la Pauvreté (CLP).

166. Notons qu'à la 2e Conférence Nationale sur la protection sociale évoquée plus haut, le Ministre en charge de la solidarité et de l'action humanitaire a déclaré ceci : « Les mécanismes de cette solidarité ont besoin de se moderniser et de l'adapter aux exigences du temps... il ajoute que la protection sociale est l'ensemble qu'un Etat met en place pour apporter une assistance préventive à tous ses citoyens, et une assistance curative à ceux qui sont menacés d'exclusion. » (cf. Essor op. cit.)

du développement social tels que satisfaire les besoins nouveaux en ressources humaines pour les différents échelons du système de l'action sociale, améliorer les compétences grâce à une meilleure adéquation entre la formation et l'emploi, transformer l'Ecole de Formation pour le Développement Communautaire en Institut. Les résultats obtenus dans le secteur de la politique des Ressources Humaines par le PRODESS I n'avaient pas atteint le souhait puisque le département de la santé n'a pas été doté d'une division spécifique des Ressources Humaines (RH). Pour ce volet, l'effet attendu consistait à la professionnalisation du secteur social à partir de l'amélioration quantitative et qualitative des ressources humaines.

Le lecteur à travers ce chapitre comprend aisément l'évolution du système de santé avec la décentralisation qui a mis en place plusieurs programmes et des stratégies d'intervention en direction des populations en général avec l'objectif d'aider singulièrement les couches défavorisées/vulnérables et indigents. Les deux composantes, santé et développement social du PRODESS II (2005-2009) donnent la lecture de la prise en charge de ces cibles à travers cinq volets. Au plan opérationnel il faut remarquer la convergence de certaines stratégies de ces volets. Par exemple entre le volet n°5 de la composante Santé « accessibilité financière, soutien à la demande et participation » et le volet n° 3 « renforcement de la protection sociale » de la composante Sociale.

L'Etat a affiché sa volonté à assister les couches vulnérables par la mise en place de la gratuité de certains actes (césarienne, prise en charge du paludisme, des anti-retroviraux, campagnes de vaccination). Malgré ces efforts importants, on peut toujours se poser les questions suivantes : Qu'est-ce qui a été concrètement et spécifiquement fait dans le cadre de la prise en charge des indigents et des couches vulnérables au niveau de la région d'étude ? Qu'en est-il de la gratuité des actes ci-dessus évoqués ?

Les discours des couches défavorisées/vulnérables et indigents et les différents acteurs permettront d'apprécier l'accès des personnes sensibles aux soins de santé moderne.

Au Mali, parmi les faits marquant concrètement la solidarité on peut citer entre autres :

• la création d'un département ministériel (MSDSPA)[167] pilote la Solidarité : évidence que la solidarité est l'une des valeurs traditionnelles de notre peuple ;

• l'institutionnalisation d'un mois entier (octobre) mois de la solidarité nationale[168].

---

167. Ministère de la Santé, du Développement Social et des Personnes Âgées.

*168. Depuis 1995, le Mois d'octobre est dédié à la solidarité et à la lutte contre l'exclusion sociale au Mali. Le programme de chaque année est structuré en quatre semaines thématiques. La première est consacrée aux personnes âgées, la 2ème est intitulée semaine thérapeutique, la 3ème semaine est celle des personnes handicapées et la 4ème est dédiée à l'économie sociale et solidaire. Internet : depechesdumali.com/.../469-18eme-**mois-de-la-solidarité**-a-l-unisson-po...ſ*

A cette occasion des actions ciblées sont menées en direction des couches défavorisées (indigents et couches vulnérables). La célébration de ce mois a toujours été une occasion pour les autorités de l'Etat malien, dans toutes les régions, de dresser un bilan des actions réalisées. Dans la région de Kidal, depuis la crise politico sécuritaire à nos jours ce mois de la solidarité a cessé d'être fêté. Les kidalois se rappellent, la 17e Edition est la dernière, elle avait pour thème «Solidarité et genre pour une société plus équitable ».

Elle a ciblé les personnes les plus âgées de Kidal et l'Association 'Charnache' des handicapés de Kidal. Les personnes âgées ont bénéficié d'enveloppes symboliques, de moustiquaires imprégnées d'insecticide, de lait, de sucre, de consultation médicales gratuites. L'association des handicapés quant à elle a bénéficié de distribution gratuite de céréales.

VI.3. L'accès des couches vulnérables aux soins de santé modernes

Les Kel-tamasheq ont un système de soins traditionnel vivant, particulièrement en milieu nomade, nous l'avons décrit plus haut. Il est moins efficace que la médecine moderne, les communautés en ont la certitude. Cependant, il draine un nombre important de la population majoritairement pauvre, celles vivant à proximité des structures de santé. Il est établi que les couches pauvres et même les personnes qui sont dans des conditions meilleures ne se rendent généralement dans les structures de santé seulement que lorsque leur état de santé s'aggrave ou si la décision est prise par un parent ou un proche. Interrogées sur leur motivation, les personnes rencontrées évoquent très souvent les raisons suivantes : le manque d'argent pour les consultations et les examens complémentaires (s'il y a lieu) et l'achat des médicaments, parce qu'il faut le rappeler, avant le retrait de l'administration, il n'y avait pas de gratuité dans les structures de santé dans la région de Kidal. A ces motifs les enquêtés ajoutent d'autres raisons comme l'accessibilité géographique car les campements sont au-delà de 5 km des centres de santé, les moyens de déplacement de plus en plus inefficaces (le dromadaire et l'âne deviennent lents et inadaptés dans certaines situations comme une femme en travail ou un cas de référence urgente), le problème de communication et d'accueil dans les structures de santé pour ne citer que ces cas.

En milieu touareg la question de santé est très importante certes, on va chercher les moyens de se soigner en cas de maladie oui, mais on est plus motivé lorsque l'effort n'est pas grand et que la gratuité dont on bénéficie traditionnellement est assurée.

La question qui préoccupe reste de savoir ce que l'Etat fait concrètement à travers ses services déconcentrés (service du développement social) en

direction des populations vulnérables en matière des soins de santé.
A ce sujet le représentant de DRDSES chargé de la Solidarité, l'Action Humanitaire et Promotion des Collectivités explique :

> *« L'action du développement Social vise à favoriser l'accès aux soins de santé des couches vulnérables : [...], notre action aide les couches vulnérables à pouvoir bénéficier des soins de santé acceptables. Par exemple, en 2011 avant la crise, nous avons assuré la prise en charge médicale de soixante (60) personnes démunies dans la région[169]. En plus de cela, nous avons mené d'autres actions dans le but de permettre aux personnes vulnérables de pouvoir accéder aux soins de santé. »*

Plus loin ce même sondé explique :

> *« Chaque fois que surviennent des catastrophes comme des incendies, des inondations etc. l'Etat à travers ses services techniques se mobilise pour intervenir. Très souvent les moyens ne sont pas disponibles face à la gravité de certains cas mais on les cherche pour soulager la souffrance des victimes. L'exemple de la dernière crise, le Ministère a essayé à travers ses services techniques de venir en aide à un nombre important de déplacés qui sont dans une situation de vulnérabilité. Tout le monde sait que les actions n'ont pas atteint la satisfaction des cibles mais mieux vaut donner un peu que de ne rien donner.... je dois avouer que la question de la santé des populations déplacées n'a pas été à hauteur des souhaits. C'est surtout au niveau des camps comme le cas de Sévaré que ça été mieux organisé. A cet endroit un dispositif de santé a été installé pour soigner gratuitement les malades. »*

La question de la gratuité si importante qu'il nous semble intéressant nous y attarder afin de mieux comprendre son fonctionnement selon les perceptions des différentes cibles.
Les personnes âgées, les femmes à césariser, les enfants paludéens, les malades vivants avec le VIH/sida et les tuberculeux sont régis par des textes officiels qui reconnaissent leur statut et de ce fait, leur donnent droit à la gratuité de la prise en charge médicale. Mais dans la pratique, sur le terrain on est dans une confusion totale obligeant les patients à payer pour se soigner.
Nous avons recueilli quelques avis à ce propos.

> *« [...] Différents programmes, la malnutrition, le VIH/SIDA, le paludisme, la tuberculose, tous ces programmes étaient bel et bien fonctionnels jusqu'en 2011. Les patients venus à la consultation sont entièrement pris en charge médicalement (consultations, frais d'ordonnances, hospitalisation,...). [...]Mais il faut absolument être dans la tranche d'âge du paludisme par exemple, sinon on ne te prend pas en charge. [...] »* M.B, personnel soignant.

Selon un autre enquêté :

> *« ... Vous savez l'Etat a décidé de tout cela sur papier mais il n'a pas les moyens d'appliquer les textes... Si les partenaires n'interviennent pas c'est difficile pour nos autorités. Nous avons ce problème dans les structures de santé, des patients arrivent dans des situations d'urgence difficiles mais on ne peut rien faire s'ils ne paient pas. »*

---

169. Cet effectif concerne l'ensemble de la région de Kidal (les 4 cercles) et la liste est indisponible au moment de notre enquête.

Lors de cette recherche, les soignants que nous avons rencontrés ne manquent pas de dénoncer les difficultés qu'ils rencontrent dans la prise en charge des couches vulnérables. Par manque de médicament ou de fonds disponibles, certains agents mettent la main à la poche pour aider socialement des personnes indigentes qui sont sans ressource et sans soutien.
Voici quelques avis à ce sujet :

> *« [...] Les veufs, les veuves, les orphelins et les infirmes sont des catégories qui nous préoccupent nous les professionnels de la santé. Quand ces catégories viennent nous voir pour des problèmes de soins nous avons mal parce que nous sommes conscients que ce sont des personnes vulnérables, indigentes. Il est difficile de les prendre en charge. Nous nous tournons vers le service du Développement social et l'économie solidaire ou nous les orientons vers ce service qui fait de son mieux. »* (Personnel soignant)

Un autre enquêté ajoute :

> *« Socialement il y a des difficultés. Certains malades, vous leur donnez l'ordonnance, ils ne peuvent pas acheter les produits et devant certaines situations, ce sont les agents de la santé eux-mêmes qui mettent la main dans la poche pour assurer la prise en charge. Un enfant qui est là, qui n'a pas besoin de grand-chose, vous donnez l'ordonnance aux parents, ils disent qu'ils n'ont pas d'argent, faut-il laisser cet enfant mourir ? Non, il faut faire quelque chose. [...]Une femme enceinte à laquelle on a demandé de faire l'échographie, elle dit qu'elle n'a pas d'argent. On ne peut pas la laisser. [...] J'ai été obligé de donner des consignes pour faire son échographie à mon compte. »* A.M., Service Social au CSRéf.

Il faut relever qu'il y a trop de polémique autour de la gratuité des actes décidés par l'Etat malien.

Au cours de notre recherche, nous avons constaté que la mise en œuvre de tous les actes dont l'Etat malien a décidé la gratuité est loin d'être entièrement fonctionnelle. En effet, force est de constater que les spécialistes du domaine de la santé et les usagers que nous avons rencontrés ne semblent pas s'accorder sur la question. Pour les premiers la gratuité a été décidée par l'Etat, donc elle est fonctionnelle. Cependant, soulignent-ils, il arrive que les conditions ne soient pas réunies au niveau des structures de santé pour faire face à la demande des patients. Les usagers eux, dans leur écrasante majorité, soulignent ne bénéficier d'aucune gratuité ou n'ont pas connaissance d'une telle faveur. Généralement lorsque les malades indigents ou non, viennent pour des problèmes de santé, aucune information ne leur est donnée concernant, ni les actes gratuits ni les catégories de personnes devant bénéficier de ces actes.

A ce sujet, lors de nos enquêtes, nous avons récolté quelques réactions des spécialistes du domaine :

> *« Tous les actes (consultations, analyses, médicaments, transfusion sanguine, hospitalisations) relatifs à la césarienne, au paludisme des enfants de moins de 5 ans, à la tuberculose, à la malnutrition des femmes enceintes et des jeunes enfants ou au VIH/sida sont gratuits ici dans nos structures de santé »* Dr T, DRSK.

Un autre professionnel ajoute :

> *« [...] Les catégories sociales concernées par la gratuité des médicaments sont classées au nombre de cinq (5) : a) le paludisme : il faut prendre les enfants de 0 à 5 ans et les femmes enceintes si c'est confirmé par le test ; b) la malnutrition : concerne toutes les tranches d'âge, que ce soit les femmes enceintes, les enfants de 0 à 5 ou autres*[170] *sont pris en charge gratuitement; c) le VIH/sida : toutes les personnes atteintes sont prises aussi en charge sur le plan médical gratuitement quelle que soit la tranche d'âge ; d) la tuberculose : tous les tuberculeux sont pris en charge gratuitement ; e) la césarienne : l'acte et les médicaments sont gratuits. [...] Si nous détectons que c'est une femme à risque, cette femme doit être évacuée au niveau du Centre de Santé de Référence dans le système de référence évacuation ; F) Le Programme élargi de vaccination PEV : il concerne les enfants de 0 à 11 mois et aussi les femmes enceintes. A part ces programmes-là je pense qu'il n'y a pas de gratuité. Pour la gratuité des médicaments, moi je ne sais pas ce qui s'est passé avant moi, parce que je suis rentré à la santé en 2004 [...], pour le moment il n'y a pas de médicaments gratuits. Tous les médicaments sont à payer. »* B.M.

Tous ceux qui sont détenteurs de la carte d'adhérent dans certaines structures de santé (CSRéf et CSCOM) payent 50% pour les consultations. Les analyses et les radioscopies ne sont pas concernées par cet allègement.

Un spécialiste de santé rencontré précise que la gratuité pour les analyses au labo concerne uniquement la tuberculose pour la recherche de BK dans les crachats et l'IDR (intra Dermo Réaction à la tuberculine) et le Sida pour le dépistage. (Dr A.A.I).

Un usager confirme la remise dont bénéficient les adhérents de certaines structures de santé :

> *« C'est au niveau des CSCOM et du service technique du CSRéf Central, celui qui achète sa carte, il y a un pourcentage qu'on lui enlève. Si tu présentes ta carte, on te fait une remise. Si tu dois payer 500 F pour la consultation, tu paies 250 F, autre que cela il n'y en a pas. »* FD.

Bon nombre de malades ne perçoivent pas tellement la gratuité des actes qu'on leur offre. C'est pour cette raison que les différentes catégories rencontrées expliquent qu'en cas de maladie elles se rendent dans une structure de

170. Par autres il faut entendre VIH/SIDA, tuberculeux, ils sont classés autres. Ici, autres c'est toutes les autres couches de la société.

soins seulement lorsqu'elles ont de l'argent. Sinon c'est inutile d'y aller. A ce sujet voici quelques témoignages.

> *« Je suis femme seule chargée de famille. Avec d'autres femmes qui sont dans la même situation que moi, nous nous sommes organisées en association dont je suis Présidente. Je suis aussi la Présidente de l'AMALDEM une association qui s'occupe des enfants handicapés, touchés dans leur esprit. [...] Pour les problèmes de santé, nous fréquentons le CSRéf et les CSCOM de la ville de Kidal. Personnellement je suis allée plusieurs fois dans ces structures. Parfois je vais moi-même, parfois c'est pour mes enfants ou les enfants AMALDEM parfois aussi j'accompagne une amie qui est comme moi ou plus pauvre que moi. Je n'ai jamais bénéficié de soins gratuits. J'ai toujours acheté les médicaments avec mes fonds propres comme les autres patients. Au dispensaire, les médicaments c'est l'argent seulement si tu n'en as pas ça y est, il n'y a rien pour toi. C'est l'ONG Médecins du Monde (MDM) quand les blancs y travaillaient m'aidait à soigner les enfants AMALDEM quand il y en avait un qui tombe malade. Mais depuis leur départ tout est arrêté. [...] »* F. D.

> *« [...] En tout cas si ces enfants sont traités gratuitement ailleurs, chez nous ce n'est pas le cas. Cet acte gratuit, on ne l'a jamais vu ici. »* Groupe de jeunes.

En 2010, à la maternité du CSRéf de Kidal, on précise qu'il n'y a aucun doute sur la gratuité des actes la césarienne :

> *« Nous avons réalisé au moins une dizaine de césariennes au niveau du CSRéf cette année. La prise en charge (hospitalisation, médicaments, ...) a été entièrement gratuite pour toutes les patientes sans aucune différence de statut ou de condition sociale ».* Mme M.C. sage-femme.

La population est insuffisamment ou n'est pas du tout informée sur la gratuité de certains actes comme la césarienne et la prise en charge du paludisme pour les femmes enceintes et les enfants de moins de 5 ans et d'autres cas. Les programmes initiés par les autorités dans ce sens n'ont certainement pas bénéficié d'IEC suffisants afin que tous les bénéficiaires (indigents et couches vulnérables) en profitent. Les trois enquêtés ci-dessus restent encore confus sur la question.

> *« L'aide aux enfants malades de paludisme, les femmes enceintes oui, j'entends cela mais je n'ai jamais accompagné quelqu'un qui a un problème de ce genre chez eux. J'ai appris qu'elle existe cette forme d'aide. J'ai appris qu'il y a des soins gratuits mais je n'en sais rien. »* A.W., femme seule chargée de famille.

> *« Moi je suis une personne âgée, plus de soixante ans. Il y a quelques mois je suis allée avec mon petit fils qui avait un grand palu au grand dispensaire. Quand je suis arrivée, ils ont regardé l'enfant et ils m'ont dit de payer les médicaments. Je ne sais pas mais il y a des piqûres, j'ai donné l'argent, ça ne dépasse pas 2500 FCFA. J'avais beaucoup peur pour l'enfant mais comme il a dormi peu de temps après j'étais soulagée. Le plus important pour moi c'est la santé de mon enfant. [...] Si le traitement est gratuit moi je ne le sais pas ; on ne m'a rien dit et je n'ai pas demandé. »* Mme I. H.W., ménagère.

> *« Les visites et prise en charge d'un enfant en bas âge dans les structures de santé c'est tous les jours, on ne cesse même de façon bénévole d'amener des enfants de 0 à 5 ans dans les structures de santé. Souvent ils sont pris en charge ; ils sont consultés et soignés gratuitement. Pour les césariennes, nous savons que notre pays s'est engagé dans la gratuité de cet acte. En réalité nous n'avons jamais accompagné une femme à l'hôpital pour cette opération. »* B.A., personne ressource.

Voici le témoignage d'un professionnel de la santé :

> *« Le problème de la gratuité est très compliqué... C'est la gratuité qui tue le système. Depuis 2015 tout est gratuit au CSRéf de Kidal avec les ONG.... Ces derniers temps les ONG n'approvisionnent plus le CSRéf, donc il y a manque de médicaments et les couches vulnérables n'ont pas de soins gratuits.... La gratuité a commencé mais on n'a pas pu maintenir le système. »* Dr G.

Un autre poursuit en disant :

> *« Au Mali, officiellement la prise en charge des enfants par rapport au paludisme et à la malnutrition est gratuite. Le traitement du paludisme chez les femmes enceintes est gratuit. La césarienne et le traitement du VIH/sida officiellement leur traitement est gratuit. Mais c'est la mise en œuvre qui pose problème. Prenons le cas du paludisme chez les enfants de 0 à 5 ans, vous trouverez dans certaines structures, quand les enfants viennent, il y a souvent des ruptures de test pour faire le diagnostic et de médicaments qu'on doit donner après le diagnostic. Le plus souvent les médicaments envoyés sont destinés au paludisme simple, rarement pour le paludisme grave. Souvent les parents amènent leurs enfants à un stade compliqué pensant à la prise en charge gratuite. Et cela va trouver qu'il y a rupture de tel ou tel intrant et cela va poser problème. C'est le même problème pour la césarienne.... Le plus souvent la question de quote-part pose problème. Normalement les mairies et les ASACO doivent donner chacune sa quote-part mais elles ne donnent plus rien. Donc la charge revient aux parents. Au niveau du CSRéf, il y a souvent rupture de kit. Les soignants vont faire en sorte que le patient paie même s'il ne doit pas payer. Parce que si la femme vient tout de suite on ne sait pas si c'est la césarienne ou pas, il faut la suivre. Pendant le suivi les prestataires prennent souvent certaines choses aux parents de la patiente. Et après cela ça se transforme en césarienne. Comment faire la part des choses. Donc il y a de petites nuances dans la mise en œuvre.... Au Mali officiellement, dans aucune structure on ne doit prendre de l'argent pour la prise en charge médicale des enfants de 0 à 5 ans. »*

Nous l'avons vu plus haut, les soins de santé étaient gratuits pour tous au Mali. A cause de la démographie galopante (près de 14 millions d'habitants), l'Etat ne pouvant plus faire face à la gratuité des soins médicaux a initié d'autres alternatives comme le Régime d'Assurance Maladie (RAMED) pour aider les populations à soulager leurs souffrances. Ce système une fois fonctionnel pourrait apporter une réponse efficace au problème des indigents en matière de soins. Ce régime, jusqu'au retrait de l'administration, n'a malheureusement pas atteint la région de Kidal, du moins jusqu'à la survenue de la crise de 2012.

M. D., DRDSESK l'explique en ces termes :

> *« La gratuité des soins dans le passé, c'est une évidence. A cette époque je crois que la population du Mali n'était pas aussi nombreuse comme on le constate aujourd'hui, ça permettait au gouvernement d'assurer la gratuité des soins à ces populations d'alors. Mais avec une population qui frôle aujourd'hui les quatorze, quinze millions d'habitants, je crois qu'il serait très difficile pour l'Etat d'assurer la gratuité des soins. Ses moyens ne lui permettent pas de telles choses. Mais je crois qu'il y a une alternative qui a été trouvée à ce problème, c'est l'institutionnalisation du régime de l'assurance médicale (RAMED) au profit des personnes indigentes. Je crois que le RAMED est opérationnel dans quelques localités depuis le début de l'année 2011 et progressivement la couverture devait s'étendre sur toutes les localités. Ce régime permet d'assurer la gratuité des soins médicaux aux personnes éligibles, à savoir les personnes indigentes.*

Selon le régime malien de sécurité sociale, un plan d'action national d'extension de la protection sociale a permis la mise en place d'un régime d'Assurance Maladie obligatoire (AMO) et d'un régime d'Assistance Médicale (RAMED). C'est ma Caisse nationale d'Assurance Maladie (CANAM) qui est chargée de la gestion du régime AMO tantdis que le RAMED est géré par l'Agence Nationale d'Assistance Médicale sous la tutelle du Ministère de la solidarité, de l'Action Humanitaire et de la reconstruction du Nord.

Selon les texte, la loi n° 09-031 du 27 juillet 2009 a permis la mise en place d'un régime d'Assistance Médicale (RAMED) afin d'assurer une couverture médicale aux personnes dépourvues de revenu.

Pour bénéficier du RAMED, la personne ainsi que ses ayants droit à charge, doit :

- ✔ s'immatriculer auprès de l'Agence Nationale d'Assistance Médicale (ANAM), disposer d'un 'certificat d'indigence' délivré par la mairie du lieu d'habitation,
- ✔ ne pas être assujettie à l'AMO,
- ✔ être sans ressources.

Sont bénéficiaires de fait :

- ✔ les pensionnaires d'orphelinats, les enfants abandonnés,
- ✔ les personnes sans domicile fixe,
- ✔ les pensionnaires d'établissements pénitentiaires,
- ✔ les pensionnaires d'établissements de bienfaisance.

Sont considérés comme ayants droit à charge :

- ✔ le conjoint
- ✔ les enfants de moins de 14 ans,
- ✔ les enfants âgés de 14 à 21 ans en cas de poursuite d'études,
- ✔ les enfants handicapés, quel que soit l'âge, justifiant d'une impossi-

bilité totale et définitive d'avoir une activité rémunérée.
Le panier de soins du RAMED couvre :

✔ les soins ambulatoires : consultations médicales, soins infirmiers, soins dentaires, imagerie médicale, examens de laboratoire, petites chirurgies,

✔ les hospitalisations : frais d'hôtellerie hospitalière, actes médicaux et chirurgicaux,

✔ les produits pharmaceutiques inscrits sur une liste des médicaments admis,

✔ les prestations de maternité : ensemble de frais médicaux, analyses, examens, hospitalisation liée à la grossesse, accouchement et ses suites.

Tous ces soins doivent être fournis dans un établissement public ou communautaire conventionné et sont pris en charge à 100%.

Le bénéfice des prestations et l'admission à ce régime est prévu par une période d'un an reconductible tant que dure le motif de l'éligibilité.

Le RAMED, comme nous l'avons dit plus haut, est une opportunité pour l'accès aux soins des couches vulnérables, particulièrement les indigents. Cependant, force est de constater que la population malienne en général, qui est à 90% analphabète, ne connait pas ce régime. Les autorités qui en ont la charge ne semblent pas avoir employé de gros efforts pour en faire une large diffusion auprès de la population au sein de laquelle on devait savoir non seulement qui est éligible mais aussi comment faire valoir ses droits. On se trouve alors dans une situation de sous information en ce sens que l'indigent ne sait pas qu'il a droit à une prise en charge médicale et la démarche nécessaire pour bénéficier de cette mesure. Les professionnels de santé quant à eux, estiment que les indigents doivent se munir des documents nécessaires pour bénéficier de la gratuité des soins et de même l'Etat doit prendre les dispositions pour la disponibilité des produits. Mais cette situation de sous information et de confusion semble conforter l'Etat, vus les moyens financiers considérables dont il n'a pas la capacité, à mobiliser pour faire face aux démunis qui constituent l'écrasante majorité de la population malienne.

Tout compte fait, par rapport à la gratuité de certains actes, la population est très mal informée en ce sens que ni pour le paludisme des enfants de 0 à 5 ans et les femmes enceintes, ni pour les cas de césariennes aucun patient n'est informé sur sa prise en charge dans les structures de santé.
A ce sujet voici quelques avis :

> *« Dans la bouche des gens j'apprends qu'on aide les enfants malades de paludisme, les femmes enceintes, mais quand j'accompagne mes enfants dans les structures de santé je suis obligée de payer tous les frais... De même, nous avons accompagné une nièce qui n'a pas pu accoucher par la voie normale, elle a été césarisée. Nous avons tout payé, tous les médicaments. S'il y avait la gratuité pourquoi on ne nous a rien dit ? » Femme seule chargée de famille.*

« Dans les structures de santé les soignants ne fournissent aucun effort pour te dire la vérité concernant la gratuité des soins. Quand on leur parle de ça ils disent toujours le gouvernement dit des choses qu'il ne fait pas. Si on doit soigner gratuitement les malades, on veut bien mais avec quels moyens ? C'est de cette façon qu'un infirmier m'a parlé quand je suis allée avec ma fille de 3 ans qui avait un palu très grave. J'ai été très inquiète pour l'enfant. On m'a donné l'ordonnance, je n'avais que 1500 FCFA seulement. J'ai appelé le mari de ma sœur qui est venu pour acheter les médicaments. Dieu merci, après l'administration des premiers soins, l'enfant a dormi et j'ai été vraiment soulagée. En réalité ce qui était important pour moi c'est la santé de mon enfant. [...] » Ménagère déplacée à Gao.

Notre recherche s'est intéressée à d'autres aspects comme la qualité des soins, le respect de la pudeur et de la dignité, la maltraitance faite aux patientes lors des visites et le fonctionnement des structures de santé.

Les difficultés observées dans la zone d'étude nous autorisent à dire que la consultation en général, particulièrement la « consultation prénatale» 'c'est la guerre'.

Pour tout le monde, riches et pauvres, citadins et nomades, l'idéal reste de se rendre dans une structure de santé pour les soins appropriés, si les conditions pour répondre à leurs sollicitations étaient réunies, comme le respect de leur dignité, un bon accueil et la qualité de soins. Toutes les femmes, nomades ou sédentaires, sont convaincues qu'il est plus sécurisant d'accoucher dans une formation sanitaire sous le contrôle d'un spécialiste que de le faire dehors, sans aucune assistance médicale.

Ce sont les couches vulnérables, les femmes et les enfants qui fréquentent les plus les structures de santé. Les femmes qui viennent pour les consultations prénatales ou avec leurs enfants malades dénoncent certaines pratiques inconcevables. Elles dénoncent par exemple le fait de les déshabiller pour les visites prénatales (pour les doigtées, la mesure du bassin…) et lors de l'accouchement. Il est extrêmement important de souligner que dans la société des Kel-tamasheq le respect de la pudeur est de rigueur. Tout ce qui est lié à la sexualité et au corps est tabou.

Lors de nos enquêtes, le témoignage d'une femme qui a dépassé la quarantaine d'années a retenu notre attention :

« Pour ma part, si le dispensaire est proche, je préfère y accoucher. Il y a des femmes comme moi qui veulent accoucher dans une formation sanitaire (maternité) d'autres, par contre, ne veulent même pas que le médecin entende parler d'elles, ni de leur accouchement, ni de leurs manières [...] tout cela pour ne pas être examinées par eux[171] ou leur faire des doigtés. »

171. Lorsque cette femme parle d'examiner, elle veut dire regarder les parties génitales de la patiente.

Les femmes de la région de Kidal, même déplacées acceptent difficilement certaines méthodes des soignants comme l'explique cette informatrice : « Lors des visites prénatales, les soignants font quelque chose qui n'est pas dans nos traditions et nos coutumes. Je trouve que c'est très maladroit de faire coucher la femme sur la table et de lui ôter ses vêtements et ça se passe souvent devant d'autres personnes ». A.W.I.

Nous avons assisté à une scène au CSCOM principal de Kidal dans laquelle une jeune femme enceinte, une primipare, a refusé d'être consultée par une sage-femme qui lui a demandé de se coucher sur la table et de soulever son voile jusqu'au niveau du ventre. Elle s'exclame et dit :

> *« Bismillahi arrahmani arrahim, me déshabiller devant quelqu'un, ça jamais, même devant ma mère je ne l'ai jamais fait ! »*

Pour les soignants, on ne peut pas tolérer de tels comportements, c'est la santé et on n'a rien à cacher, ignorant totalement les us et coutumes des autres :

> *« mais qu'est-ce que cette femme peut me cacher que ne je ne connais pas, ce qu'elle a, moi aussi j'ai la même chose ! »* Infirmière.

Il est important de souligner que le comportement de cette femme kel-tamasheq est beaucoup moins fréquent chez les femmes déplacées qui sont pour la plupart des citadines et non des véritables nomades.

Dans la région de Kidal, il nous est arrivé d'observer un certain mépris que les soignants affichent à l'égard des patientes nomades qui ne se présentent pas dans de bonnes conditions d'hygiène (corps et vêtements sales, mauvaises odeurs) : « *Pourquoi ces gens ne se lavent pas ? Ils n'ont pas d'eau là où ils vivent ?* » Agent de santé.

Dans les structures de santé les usagers parlent très souvent du mauvais comportement des soignants. Parmi les femmes rencontrées au cours de notre recherche, beaucoup racontent qu'elles ont été victimes ou témoins d'actes de violence, de négligence dans les structures de santé, particulièrement dans la région de Kidal. A Gao et Bamako, les déplacées ne relatent pas de tels faits. Cependant, elles rapportent des cas de négligence ou de longues attentes qui peuvent s'expliquer par le nombre important de patients qu'elles trouvent devant elles. Elles se plaignent peu des visites prénatales car, comme signalé plus haut, les femmes rencontrées parmi les déplacées ne sont pas du milieu nomade. Donc elles ont plus ou moins l'habitude des structures de santé et du contact avec les soignants.

Une enquêtée explique :

> *« Nous qui sommes déplacées ici, nous avons l'habitude des visites médicales depuis Kidal. C'est vrai que nos consœurs qui viennent directement de la brousse ne supportent pas qu'on les déshabille pour le toucher vaginal. Elles détestent ça et c'est pour cela qu'elles n'aiment pas fréquenter les structures de santé. »*

Nous avons interrogé les religieux sur cette question, il y en a qui sont formels, sauf pour des cas de force majeure, la religion n'autorise pas à l'homme de toucher la femme. D'autres par contre trouvent que dans le cadre de la santé tout est permis même consommer des aliments ou des boissons prohibés comme la viandes de cochon, de chien ou boire de l'alcool, pourvu que le malade retrouve sa santé.

Toutes les structures de santé (CSRéf et CSCOM) fonctionnent de façon standard, autrement dit, elles ont un fonctionnement institutionnel qu'elles doivent respecter pour assurer des soins de qualité aux populations. Ce qui nous intéresse ici c'est surtout l'aspect 'rapport soignant-soigné' pour montrer les difficultés que rencontrent les usagers lors des visites médicales.

Nous avons observé les conditions d'accueil au niveau des structures de santé à Kidal, Gao et Bamako. Contrairement à Kidal, les centres de santé à Gao et Bamako sont bien fréquentés, surtout par les femmes qui viennent soit pour les CNP ou avec leurs enfants malades. Dans les structures de santé de Kidal beaucoup moins fréquentées, les femmes de façon générale, dénoncent le peu d'intérêt qu'on leur accorde et du favoritisme dont elles sont victimes. Les femmes nomades sont plus touchées que les citadines qui sont plus ou moins connues dans les centres urbains.

« L'accueil c'est maigre,.... Si tu es connu, on te regarde, on t'accueille mais si tu es un pauvre que personne ne connaît, on ne te regarde pas du tout, tu peux même mourir sans recevoir de soins. » Mme Walet A. veuve.

« Par rapport à l'accueil dans les structures de santé de Kidal, en ce qui me concerne, ils sont obligés parce qu'ils me connaissent. Je ne suis pas comme n'importe quel pauvre. C'est vrai que le malade qui vient, dans un état délabré, qui n'est pas propre, qui ne connaît personne, cette personne souffre beaucoup parce que les agents ne la regardent pas du tout. Mais ici à Bamako ce n'est pas la même chose, même si on ne te connait pas, tu te mets dans le rang et dès que ton tour arrive on t'examine » FD, femme seule chargée de famille.

« [...] D'ailleurs, le personnel, dès le coucher du soleil s'en va sans laisser personne au poste abandonnant les malades, dont certains meurent avant le matin. Un autre problème c'est le manque de considération pour les malades et l'incompréhension entre patient et soignant. » Jeune de Kidal.

Aussi, comme nous venons de le signaler, les femmes kel-tamasheq qui viennent de la campagne se sentent encore plus discriminées que celles de la ville parce qu'elles sont étrangères et ne parlent pas la langue des soignants.

> *« Quand on vient dans au centre santé on ne nous regarde pas, on ne s'intéresse pas à nous parce qu'on ne comprend pas la langue du soignant. Il y a des patients qui trainent sous la véranda des heures et des heures alors qu'ils sont bien souffrants, ils peuvent même mourir comme ça... »* TWS, femme nomade.

A Gao comme à Bamako, nous n'avons pas relevé des cas de discrimination ou de négligence même si cela peut arriver avec certains agents.
La littérature nous enseigne que la déontologie est l'ensemble de règles et de devoirs qui régissent une profession, la conduite de ceux qui l'exercent, les rapports entre ceux-ci et leurs clients ou le public. Dans le domaine qui nous intéresse, nous parlons de l'éthique médicale qui selon le Dictionnaire Le Larousse est « l'ensemble de règles qui s'imposent aux différentes activités des médecins ». Parmi les activités, les usagers voient en premier lieu l'accueil qui est considéré une partie du remède comme le dit une patiente : *« Le soignant qui m'accueille bien, me parle bien soigne déjà une partie de ma maladie... »*

Le comportement des soignants envers les patients est très souvent soulevé par les usagers des structures de santé. Les femmes dans leur grande majorité, surtout celles issues du milieu nomade, racontent que le personnel soignant ne se comporte pas bien avec elles. Les citadines aussi vont dans le même sens en les caractérisant de 'débutants' « *ilemədăn* », de gens sans expérience, qui ne connaissent pas grand-chose et qui ne savent pas comment accueillir un malade. Mais les soignants, de leur côté, rejettent ces accusations et pensent qu'ils reçoivent des gens qui ne sont pas évolués et qui affichent souvent des comportements de mépris à leur égard. Un soignant rencontré à Kidal dit :

> *«... Nous effectuons les visites conformément à la déontologie médicale parce que le respect du malade et de la pudeur relève de la déontologie médicale.... En réalité, le soignant ne peut examiner correctement une patiente que lorsqu'il a accès à son corps (mesure, doigtée...), ce que les femmes d'ici n'aiment pas ».*

A ce sujet voici ce que nous apprend le Cours de Bioéthique cité plus haut : « Mais une chose est demeurée inchangée dans l'éthique professionnelle tout au long son histoire : le devoir moral des professionnels, non seulement de ne pas nuire, mais aussi de faire ce qui est le mieux pour les patients. C'est un des objectifs fondamentaux des codes de conduite que chaque professionnel est tenu de respecter. Les professionnels doivent viser l'excellence. Ils ont entre leurs mains ce que les gens ont de plus précieux, la vie et la santé, et leur devoir est de faire ce qui est le mieux pour eux. »

En réalité, les soignants, même ceux issus du milieu, relèvent la dif-

ficulté de communication qui se pose à leurs collègues originaires des autres régions du Mali. Ils reconnaissent aussi que la gêne et la honte sont des comportements bien présents dans la culture de cette population, particulièrement les nomades.
A ce sujet, une sage-femme sudiste déclare :

> *« Les femmes, surtout celles issues du milieu nomade, ont une mentalité 'négative [172]', elles doivent se débarrasser de la honte pour être bien examinées. [...] Moi, je ne considère pas cela comme la honte, mais c'est leur mentalité seulement. »* Mme S.

Le professionnel de la santé doit tenir compte de la dignité humaine qui comme le fait observer l'éthique : « La reconnaissance de la dignité d'une personne présuppose un respect actif de ses droits de l'homme, de son estime de soi et de son autonomie ; elle suppose aussi que l'on veille à sa vie privée, en la protégeant contre toute intrusion illégitime et en préservant l'espace qui lui revient dans la vie publique.[173]»

Les agents se plaignent beaucoup de la mentalité des populations de la région de Kidal, qui souvent ne rendent pas facile la vie aux soignants. Les usagers des structures de santé ne sont pas toujours faciles à gérer, disent les professionnels de santé. Alors que l'administration des soins de santé moderne nécessite une bonne collaboration des soignants et des usagers. Nous avons observé à Kidal que, certains parents n'hésitent pas à refuser l'hospitalisation de leur patient ou la vaccination de leurs enfants. A ce sujet voici les propos d'agents :

> *« [...] Ici, la mentalité des populations en matière de santé est un peu différente de celle des gens du sud [...] Vous hospitalisez quelqu'un pour un problème de sang par exemple, vous demandez à sa famille de donner du sang, cela devient un grand problème ! [...] Vous proposez l'hospitalisation sachant que ce malade ne peut pas être pris en charge en ambulatoire, ils protestent. C'est une question de mentalité et on ne peut pas les forcer. Ils amènent le malade et quand la situation se complique ils le ramènent. Tu trouveras que c'est trop tard, le malade vient c'est pour constater le décès. Il y a un tas d'exemples qu'on peut donner comme celui de la vaccination. Dans le cadre de la prévention, l'Etat et les partenaires mobilisent des milliards dans l'achat des médicaments, les vaccins. Des équipes se déplacent, se déplacent de tente en tente pour pouvoir vacciner les enfants à Kidal ici. Il y a certains parents qui refusent complètement. »* M., Chef service DS CSRéf.

Il faut reconnaitre que ces situations que nous venons de décrire ont été remarquées particulièrement dans la région de Kidal, milieu d'origine des couches vulnérables déplacées.

172. La sage-femme veut dire par 'mentalité négative' un esprit qui est défavorable aux visites médicales prénatales et la bonne administration de soins.
173. Cours de base de Bioéthique « La notion de dignité humaine » p. 22

Les professionnels de santé ont tous étudié le respect des règles déontologiques mais ils doivent comprendre aussi certaines réalités : leur culture (pour ceux qui ne sont pas issus de la région), la langue de travail (français) et la culture des populations du milieu d'enquête. Les soignants doivent faire des efforts pour être mieux compris et les populations en majorité nomade, qui ne comprennent pas forcement le système de soins moderne ont besoin d'être sensibilisées aux mesures médicales, afin de bénéficier de soins dans les structures de santé. Du discours de cet enquêté nous retenons :

> *« Ce que les gens oublient, que ça soit à la maternité, que ce soit au niveau des consultations générales, nous sommes tous tenus par le respect du malade et le secret professionnel. Le secret professionnel, c'est quoi ? Le problème vient peut-être du fait qu'on n'explique pas dans notre langue qu'aucun membre du personnel médical n'a le droit de dire ou de parler de ce qu'il a vu chez un patient. Une femme est propre, ou non, cela n'engage qu'elle, c'est son affaire à elle. Elle est comme si ou comme ça, je n'ai à le discuter avec personne, mon rôle c'est quoi ? C'est de l'aider puisqu'elle est venue me solliciter. »* Ag S. (soignant issu du milieu).

L'accueil, cet aspect qui relève de l'éthique, de la déontologie médicale constitue un des freins à la fréquentation des structures de soins. Le malade, qu'il soit pauvre ou riche, devant le soignant, a des exigences dont en premier l'accueil qui compte du respect de sa personne. Les spécialistes de la santé rencontrés conviennent tous ensemble que l'accueil occupe une place importante dans la réponse à la souffrance des patients :

> *« L'accueil est un élément essentiel dans la prise en charge des malades. Un malade qui est bien accueilli, en général il va se confier à vous. Si l'accueil n'est pas bien fait, et la première étape de la prise en charge d'un malade étant l'interrogatoire, je pense vous n'allez pas avoir assez d'informations sur ce malade pour pouvoir assurer sa prise en charge. A travers cela, la barrière de confiance se brise, le malade n'a plus confiance en vous et sa prise en charge sera difficile. »* M., Service DSES CSRéf.

Les soignants sont conscients de ce problème récurrent et pensent qu'un effort de leur part est nécessaire, voire indispensable pour bien accueillir les malades comme le souligne cet agent :

> *« Je sais que ça c'est un terrain de bataille de tout agent de santé. Il y a les questions familiales à gérer mais il faut qu'on essaie de forcer sur nous-mêmes pour essayer de bien accueillir nos malades. Je pense que ça c'est essentiel. Il y a des plaintes, il faut le reconnaitre, malgré les efforts que nous fournissons tous les jours. L'individu ne peut pas être toujours parfait. Quelquefois nous avons des plaintes par rapports à ça, on essaie de gérer cas par cas. Essayons d'améliorer ce que nous faisons tous les jours par rapport à cet accueil. »* A.A.M, DSES.

Programme d'éducation éthique secteur des sciences sociales et humaines, division de l'éthique des sciences et des technologies, UNESCO, Paris, 2008.

Dans ce qui précède, nous avons observé qu'il y a une confrontation entre une médecine occidentale scientifique et un ensemble de pratiques de soins dites médecine traditionnelle.

Dans cette confrontation de pratiques entre les acteurs de la santé, les usagers et les soignants, le problème de collaboration constitue une véritable 'pierre d'achoppement' qui ne favorise pas l'accès des patients à des soins de qualité. De ce fait, nous rejoignons Simon-Pierre E. Mvone Ndong (2015)[174] qui s'interroge : « *quelles sont les conditions permettant d'établir une collaboration entre toutes ces pratiques soignantes pour avoir un système de soins qui tienne compte de l'histoire sociale et culturelle des peuples d'Afrique ?* »

Les cibles des différentes stratégies de prise en charge sont les indigents et les couches vulnérables définis plus haut. Il est difficile de chiffrer de façon précise tout ce monde. Les différents intervenants rencontrés ne détiennent pas de statistiques mais plutôt donnent des chiffres concernant les actions. En 1998 dans la région de Kidal, rien que l'effectif des personnes âgées de 60 ans et plus est estimé à 42 479 soit 5,71% de la population totale[175]. Selon cette même source, la population du Mali était estimée à 9.790.492 dont 6,08% étaient des personnes âgées[176].

Il est important de souligner que les couches vulnérables déplacées à Gao et Bamako selon nos informations, n'ont bénéficié d'aucune stratégie de prise en charge médicale. Ni le service de la santé, ni le service du développement social, ni les ONG censés venir en aide à ces couches, aucune de ces structures n'est intervenue dans le cadre des soins de santé. Nous l'avons souligné, les actions ont porté surtout sur l'aide alimentaire.

Malgré les politiques et stratégies mises en œuvre de l'indépendance à nos jours, le Mali n'a pas garanti aux populations la gratuité des soins mais a affiché sa volonté de les aider en mettant en place un système de prise en charge de certaines cibles très sensibles que sont les femmes à césariser, les enfants paludéens, les malades du VIH/SIDA, les tuberculeux…

Le débat que nous venons de voir plus haut, permet de comprendre qu'en dehors de ces actes supposés gratuits puisque l'immense majorité de la population ne le sait pas d'ailleurs et n'en bénéficie pas en ce sens que tout est payant par les patients. Les difficultés d'accès soulevées par les enquêtés obligent certaines cibles à imaginer des mesures de contournements qui ont aussi leurs exigences.

---

174. Simon-Pierre E. Mvone Ndong « Pour une médecine interculturelle en Afrique » (Coll. Études africaines, 196 p., janvier 2015) www.ichrono.info/.../478-medecine-traditionnelle-et-medecine-scientifique-simon-pie.. Consulté le 16 juillet 2016

175. Ibrahima Bane : « La politique nationale de solidarité en faveur des personnes âgées », Forum de concertation avec la FENASCOM et les structures de santé privées du 12 au 16 novembre 200, Direction Nationale de l'Action Sociale, Bamako, 23 p.

176. Nous avons expliqué haut que parmi les difficultés il y a l'indisponibilité des données détruites suite à la rébellion.

Pour avoir accès aux soins, il y a deux voies possibles. La première c'est celle qui permet au patient de se soigner parce qu'il a droit aux soins conformément aux textes en vigueur. Plus haut, nous avons indiqué les différentes cibles concernées par la gratuité des différents actes. Par exemples, un enfant de moins de 5 ans qui souffre de paludisme doit bénéficier de la prise en charge médicale. Un indigent détenteur du certificat d'indigence délivré par le Maire doit bénéficier de soins médicaux sans rien payer. Mais si l'indigent ne sait pas qu'il doit chercher un certificat d'indigence et ne sait pas où trouver ce document parce qu'il n'est pas informé, que va-t-il faire si ce n'est 'regarder Dieu ?

Ceci étant, la difficulté réside en grande partie dans l'ignorance des textes. Le département chargé de la santé ne communique pas et les populations restent dans l'ignorance totale, ce qui du reste est à l'avantage de certains agents mal intentionnés d'où la pratique du « racket[177] » au quotidien. Cette pratique, même si elle n'est pas bien perceptible dans les structures de santé concernées par cette enquête à Gao et Bamako, les usagers se plaignent des longues attentes, du favoritisme et du mauvais accueil à l'endroit des inconnus et de ceux qui ont du mal à communiquer avec le personnel soignant.
Dans l'urgence, selon la loi hospitalière[178]

> *«... toute urgence est prise automatiquement en charge. Le patient et sa famille ne doivent payer les actes qu'après les soins. Comme le précise l'agent de la santé «... tout le monde ne le sait pas raison pour laquelle dès que le patient arrive c'est une ordonnance qu'on lui donne pour acheter les médicaments avant de commencer le traitement ».* Dr A.I.A.

Dans cette situation le soignant n'est-il pas responsable sans s'en rendre compte du décès du patient ?

La deuxième voie utilisée par certains usagers, celle du contournement, est monnaie courante. L'usager se soigne sans qu'il soit tenu compte du statut (indigent, cas de paludisme ou autres) ou de la priorité (cas de personne âgées) mais des rapports sociaux. Dans la plupart des cas, le patient ou son accompagnant fait intervenir ses relations sociales (parenté, connaissances) dans les structures de santé pour se soigner. Comme l'a dit plus haut une mère de famille :

> *«...ils sont obligés parce qu'ils me connaissent. Je ne suis pas comme n'importe quel pauvre. »* F.D.

---

177. Dans les structures de santé des pays en développement, on a observé que certains agents revendent aux patients des produits qu'ils se sont procurés moins cher ou gratuitement ou même subtilisés à d'autres malades. Ce phénomène a été observé par Yannick Jaffré et J.-P. Olivier de Sardan (2003 : 60) lorsqu'ils parlent de captage de ressources à titre privé généralisé dans les formations sanitaires : «... Il est parfois exprimé par les populations en termes crus : « arnaque », « racket », « contexte » (terme signifiant « corruption en Côte d'Ivoire) ».
178. Loi n ° 02 - 050 / du 22 juillet 2002.

Les couches vulnérables, à Kidal ou déplacées vers le sud, se voient très souvent dans l'obligation d'adopter cette démarche pour se soigner.
Les contraintes et stratégies de contournement se présentent sous plusieurs formes qui sont :
- d'ordre économique : par manque de ressources propres, le patient est obligé de passer par des intermédiaires pour accéder aux consultations et aux soins.
- d'ordre social : la personne qui a de grosses charges familiales se trouve dans l'obligation d'entretenir des relations de parenté, d'amitié avec certains agents pour garantir les consultations et les soins.
Les indigents sont déterminés à l'issue d'une enquête sociale qui précise leur statut, et, c'est suite à cette enquête que les services compétents leur délivrent un certificat d'indigence. La prise en charge de cette couche est un processus dans lequel la mairie joue un rôle primordial en ce sens que la prise en charge de l'indigent revient à cette structure. La personne doit faire le premier pas en se présentant à la mairie pour demander de l'aide vu son statut de pauvre. La mairie fait appel alors au service du développement social compétant pour mener l'enquête d'indigence suivant des documents administratifs préparés à cet effet. Dès lors que le statut d'indigent est établi, le service social des collectivités a obligation de prendre en charge alimentaire et médicale la personne. Cette question fait partie des attributions assignées à la commune.

A un autre niveau, les personnes âgées, les femmes enceintes et à césariser, les enfants malnutris, les personnes victimes des catastrophes, toutes ces couches sensibles doivent être prises en charge par les services de l'Etat malien.

Le service social des collectivités territoriales et le développement social ont obligation de veiller sur la santé des populations en général et des couches les plus vulnérables en particuliers. Dans ces conditions les couches vulnérables déplacées ne devraient pas souffrir de manque de prise en charge médicale puisque partout au Mali ces structures sont représentées.

Nous avons approché chacune d'elles pour mieux comprendre.
Le représentant de la mairie explique comment la commune intervient dans ce domaine :

« Quand une personne qui n'a aucun soutien vient au niveau du centre de référence et que nous sommes informés, nous demandons au principal référent qui est le Centre de Référence pour demander sa prise en charge et que les frais seront toujours supportés par notre service de la commune. Et, d'autres viennent directement avec leurs ordonnances pour nous les présenter, le maire principal intervient soit dans les fonds de la commune ou dans ses propres fonds. Lorsque nous sommes saisis de l'arrivée d'un indigent au centre de santé, nous demandons immédiatement sa prise en charge. Nous orientons les patients vers nos CSCOM à qui nous payons directement et ceux-ci organisent l'évacuation vers le CSRéf... » Le secrétaire général (EAW).

Le représentant du développement social explique les critères selon lesquels sa structure définit l'indigent :

> *« ... les critères d'indigence dépendent des conditions dans lesquelles la personne vit. On regarde son activité économique, on regarde si la personne a d'autres parents qui lui apportent une aide. C'est tout cela qui nous permet de qualifier la personne d'indigente. Globalement le manque de soutien, les conditions de vie, le manque d'activité qui constituent les principaux critères d'indigence. »*

Ce même informateur estime que les indigents peuvent être catégorisés et que tous les handicapés ne sont pas des indigents.

Ainsi, la prise en charge médicale des personnes concernées est assurée dans les structures de santé de l'Etat. Dans les CSCOM, avons-nous remarqué, leur prise en charge est laissée à l'appréciation du responsable du centre qui accepte ou non le document signé par le Maire[179]. Tous les CSCOM ne sont pas régis par les mêmes textes bien que partageant la même philosophie « soigner à moindre coût les populations à faible revenu ».

La personne déclarée indigente doit bénéficier normalement d'un certificat d'indigence délivré par le Maire. Mais, combien sont ces personnes à Kidal ? Et même ailleurs il est difficile de le savoir.

Les différentes structures visitées ont été incapables de nous fournir des statistiques. A ce propos un sondé déclare :

> *« Les services socio-sanitaires et particulièrement le service de l'action sociale (DSES) se retranchent derrière l'Etat pour justifier son inaction en faveur des indigents et des couches vulnérables. [...] Un Etat qui n'a pas encore transféré les ressources aux collectivités devant prendre en charge les cibles. »* A.M.

Au cours de nos investigations nous avons découvert un décret qui institue le secours national au Mali. Il s'agit des fonds de secours qui sont mis à la disposition des gouverneurs des régions. Ce document indique qu'au besoin, le service du développement social et de l'économie solidaire intervient dans la prise en charge médicale des personnes vulnérables. Le responsable du service social précise à ce sujet :

> *« Une personne vulnérable qui a des besoins de prise en charge médicale, adresse sa demande au gouverneur qui nous la transmet. Sur la base des enquêtes que nous menons, si la personne est éligible, nous rendons compte au gouverneur qui débloque les fonds pour sa prise en charge. Le montant est plafonné à cinquante mille francs (50 000f) par action et par personne. »* M.D.

179. Le médecin du CSCOM rencontré déclare que les documents délivrés par la Mairie ne sont pas toujours issus d'une enquête sérieuse et, de ce fait, il soigne les indigents selon son appréciation personnelle.

Nous avons observé sur le terrain à Kidal, des personnes qui sont détentrices du certificat d'indigence mais qui ne bénéficient pas des avantages prévus à cet effet.

C'est d'abord le cas d'un homme de près de soixante ans qui, suite à l'incendie qui a ravagé son domicile et ses biens est allé voir la mairie de la commune de Kidal qui lui délivré un certificat d'indigence. Nous l'avons interrogé pour savoir ce dont il bénéficié. Il a raconté les démarches souvent difficiles effectuées avant d'exprimer son mécontentement :

> *«J'ai effectué toutes les démarches au niveau de la mairie et du service social. Plus tard la mairie m'a donné un papier et je pensais, comme cela m'a été expliqué, que je pouvais bénéficier de certains avantages. Et comme j'ai tout perdu suite à ce sinistre, je suis allé à la Mairie pour avoir un appui. Malheureusement je n'ai rien eu. La mairie m'a simplement conseillé de prendre contact avec la Croix Rouge de Kidal. [...] Donc, ni au niveau de la mairie ni au niveau du service social je n'ai obtenu quelque chose, même un sou. J'ai été très déçu »* A. A A.

Le second cas est celui d'une mère de famille âgée de plus de quarante ans, mariée. Elle aussi comme le précédent enquêté a été victime d'un incendie quelques mois avant la crise de 2012. Dans l'entretien qu'elle nous a accordé plusieurs mois après nous retenons :

> *« [...] J'ai bénéficié d'un papier (certificat d'indigence) que la mairie m'a donné. Suite à l'incendie qui a brûlé le toit de ma maison et une partie des affaires je suis allée voir à la mairie pour avoir quelque chose sur le conseil des voisins. Malheureusement je n'ai rien eu du tout. J'étais très malheureuse surtout que deux de mes filles étaient malades. Cependant, je remercie les parents et amis qui ont fait chacun ce qu'il peut. Ils sont venus très nombreux pour éteindre le feu, sauver quelques bagages. Avant la fin de la semaine, par solidarité, les parents, les voisins et de simples connaissances sont venus me donner des couvertures, des draps, des nattes, des céréales et aussi de l'argent. J'ai même pu amener mes enfants au CSRéf pour les soigner. Je remercie et prie Dieu pour toutes ces bonnes volontés.»* W.A.A.

Dans le champ qui nous intéresse, l'observation constitue un élément très important dans la collecte de données. C'est pour cette raison que nous avons prêté attention non seulement au dispositif de santé existant dans les milieux enquêtés (Kidal, Gao et Bamako) mais aussi au comportement des professionnels de santé et les usagers dans leurs relations.

D'abord au niveau de Kidal aucun CSCOM ne respecte les normes du point de vue architectural. Les locaux sont exigus et ne répondent pas aux besoins d'un vrai CSCOM. Le problème de salubrité y laisse à désirer.

Le CSRéf par contre est un établissement qui ressemble à un hôpital construit en dur et comportant de nombreux locaux. En termes d'infrastructure on observe entre autres : le pavillon de médecine générale, de chirurgie, d'ophtalmologie, le pavillon bucco-dentaire, le laboratoire d'analyse, la maternité, le pavillon d'hospitalisation, le bureau du service social, la salle de soins, bureau des entrées, la pharmacie et les bureaux de différents médecins et chefs de services, les toilettes, salles d'attente, etc.

En termes d'équipement la structure était bien lotie avant la crise survenue en 2012. Lors de notre passage en 2016, la situation était toute autre en ce sens que les équipements étaient dégradés ou détruits. Le labo d'analyses n'est plus fonctionnel, le matériel de bureau laisse à désirer.

Nous avons observé également un établissement qui souffre énormément de manque d'entretien. On est frappé par le manque d'hygiène et de salubrité. Partout, on est frappé par la saleté : carreaux et murs tachés, morceaux de papiers ou autres objets par terre, odeur nauséabonde, ... un cadre qui n'encourage pas les visiteurs et les usagers. Une ménagère venue en consultation constate ce spectacle et dit :

> *« Notre lieu de soins (laxtor) je n'ai jamais vu pareil, il est trop sale. Je couvre ma bouche et mon nez pour ne pas vomir. [...] je me demande si ce lieu est fait pour soigner les gens... »*
> F.W.D.

En termes de ressources humaines, il faut souligner que depuis le retrait de l'administration en 2012 à nos jours, il se pose un problème crucial de personnel qualifié dans les différentes structures de la région en général et de la commune urbaine de Kidal en particulier. Le personnel en places est constitué en partie d'infirmiers de second degré, d'aides-soignants, de sages-femmes et de quelques médecins généralistes qui sont engagés par les ONG et non l'Etat.

Les autres lieux de soins que nous avons visités à Gao et Bamako sont totalement différents. Les locaux répondent beaucoup plus aux normes d'un centre de santé de Référence, ils ont une plus grande capacité d'accueil et sont un peu plus entretenus que ceux de Kidal.

L'autre aspect de l'observation a porté sur l'accueil. Il est considéré comme un élément extrêmement important dans le champ de la médecine au point que certains l'assimilent à un remède. «... *le soignant qui t'a bien accueilli, avec beaucoup de gentillesse, cela contribue déjà à ta guérison* » Informateur.

D'une manière générale, l'accueil dans nos structures sanitaires constitue partout un problème majeur qui freine la fréquentation des structures de santé dans certains milieux ou qui ne donne aucune envie d'aller vers elles en cas de maladie (manque d'humanité, longues attentes, coût trop élevé des soins et analyses).

La connaissance des valeurs culturelles d'une société et de ses codes ou règles de conduite sont indispensables pour un professionnel dans l'exercice de son métier, surtout quand il s'agit du domaine de la santé maternelle ou des maladies liées à l'intimité. Les Kel-tamasheq sont une société extrêmement pudique au point que même dans la vie du couple on ne se dévoile pas le corps. Pour parler par exemple d'une maladie du sexe (maladies vénériennes, chaude-pisse, blennorragie...) on dit : « ikm'-ahi wahi-nin » (littéralement 'il me fait mal mon celui-là' mon celui-là me fait mal) ou bien aussi « ikm'-ahi awas-in » (mon urine me fait mal). Par ces deux expressions le patient exprime qu'il a un problème au niveau de son sexe.

Dans le milieu nous avons vu des hommes avec des problèmes de prostates refuser l'opération seulement pour ne pas être déshabillés par le soignant qui va voir son sexe.

Les patients kel-tamasheq, les femmes plus que les hommes, aiment parler généralement doucement, dans la grande discrétion pour expliquer leur problème de santé avec des codes confidentiels, comme expliqué ci-dessus.

Ainsi, le problème devient celui de la communication entre deux acteurs (soignant, patient) parlant des langues différentes. Avant la crise, à Kidal le personnel soignant issu en majorité des régions au sud de la région de Kidal ne s'exprime pas dans la langue du milieu (le tamasheq) et qui ne comprend pas les codes de la culture de la société. Dans ces conditions si le soignant ne fait pas recours à un interprète, ce qui risque de biaiser le diagnostic[180], il se verra dans l'obligation d'imaginer le mal dont souffre son patient et donner un traitement qui ne reflète pas la réalité (remède convenable pour la maladie du patient).

Ainsi, de nos jours encore à Kidal, les visites médicales et les soins constituent la véritable pierre d'achoppement. Les femmes Kel-tamasheq, particulièrement celles issues du milieu nomade, ont du mal à accepter certaines visites médicales, notamment les actes gynécologiques (toucher vaginal, mesure du bassin, écoute des battements du cœur de l'enfant...) effectués même par un soignant féminin. Il en est de même pour l'accouchement qui ne respecte pas leur pudeur et leur tradition.

Nous avons observé qu'en dehors de la sage-femme qui s'occupe de l'accouchement, il y a d'autres personnes (infirmières, stagiaires, soignants masculins) qui entrent dans la salle pendant que la parturiente est nue.

Il est important de le savoir, chez les Kel-tamasheq l'accouchement se fait sous la tente ou dans une chambre aménagée à cet effet à l'abri des regards. La parturiente n'est assistée que de sa matrone appelée dans le milieu 'tănakbalt' (littéralement celle qui cueille l'enfant). Celle-ci peut être est une femme de confiance, une tante ou une grand-mère qui ne doit dire ni ce qu'elle a vu ni ce qu'elle a entendu[181].

---

180. A Kidal les soignants font recours à des interprètes illettrés lors des consultations. Dans beaucoup de cas la traduction est très mal faite et cela se répercute sur la qualité du traitement.
181. Nombreuses sont les femmes qui ne veulent pas qu'on relate les conditions dans lesquelles elles ont accouché (les pleurs, les gémissements...)

Ces dispositions sont valables pour toutes les femmes sans distinction de classe sociale ou du statut (riche ou pauvre). L'accouchement en sécurité dans des conditions hygiéniques acceptables tel dans les structures de santé, les femmes le veulent mais si leur dignité est en jeu, elles préfèrent renoncer. Alors, le choix des soins ne dépend pas seulement de l'efficacité du traitement mais aussi des conditions dans lesquelles il est administré au patient.

Nous avons observé une femme enceinte venue en consultation et qui décide de rentrer à la maison pour motif :

> *«... la méthode de ces gens ne me plait pas. Se coucher sur la table, déshabillée devant tout le monde, je ne supporte pas. Je préfère accoucher à la maison même s'il faut mourir là-bas... »* F.W.M.

Pour les professionnels de santé, la formation reçue à l'école impose l'éthique[182], la déontologie médicale. Les visites médicales de toutes natures doivent se faire selon des normes et des exigences professionnelles.
A ce propos voici l'avis d'une sage-femme :

> *« [...] le problème ici ce que les gens, surtout les femmes n'aiment pas être déshabillés devant quelqu'un, même nous leurs sœurs. Alors qu'à l'école, nous avons appris à déshabiller la femme pour la consulter, c'est ce qu'on doit faire. Mais ici, on ne le fait pas, à cause de leur mentalité. Seulement, on déshabille la partie dont on a besoin mais,.... On déshabille jusqu'au niveau de son sexe et le reste jusqu'à la poitrine est couvert. Mais elles refusent le fait de dévoiler leur sexe. »* Mme S.

Cette situation que nous décrivons ici est une spécificité du milieu kel-tamasheq, particulièrement les femmes qui n'ont pas été à l'école ou qui n'ont pas 'les yeux ouverts'.

Dans les structures observées dans la région de Gao et Bamako, la situation est un peu différente même si nous avons constaté des frustrations. Nous avons observé des locaux qui répondent en grande partie aux normes, avec un équipement acceptable et les ressources humaines nécessaires pour la prise en charge de la santé de la population de leur aire de santé.

Les déplacés qui viennent dans ces structures ne semblent pas rencontrer tous ces problèmes observés à Kidal. Cependant, les plaintes que nous avons enregistrées sont relatives à la longue attente dans certaines structures de santé comme à Bamako où l'affluence est importante. Le manque d'humanité au niveau de l'accueil « *Souvent tu t'adresses à une ou secrétaire qui ne regarde pas* », focus femmes.

182. *Le mot éthique provient du latin « ethica » et du grec « êthicos », qui signifie en français « mœurs ». L'éthique concerne les mœurs, les conduites humaines, et l'« évaluation de ces conduite humaines » constitue par conséquent l'élément central de l'éthique (Legault, 1994). Legault, Gorges A. (1994), « Les disciplines qui étudient l'éthique », dans Questions fondamentales en éthique. Sherbrooke, service à l'édition et à la recherche, Université de Sherbrooke, pp.23-44.*

La question de communication pour certains patients (peu nombreux), qui ne sont pas locuteurs ni du bambara ni du français est aussi soulignée.

La multiplicité des recours thérapeutiques offre à chaque patient parmi les déplacés la possibilité de se tourner soit vers la médecine moderne (CSCOM, CSRéf, Hôpital, Pharmacie privée ou pharmacie parterre) soit vers la médecine traditionnelle (plantes, guérisseurs, marabout, charlatans...).

C'est surtout la question de moyens financiers pour l'achat des médicaments qui motive le comportement de chaque personne. Les considérations culturelles (gêne, honte), la qualité de l'accueil, la confiance aux soins biomédicaux, le problème de communication,...ne sont pas les premiers motifs de freins à la fréquentation des structures de santé aux populations vulnérables déplacées. C'est surtout le coût des actes qui constitue le principal problème. Un enquêté dit à ce sujet : « Pour un problème de tension, le médecin m'a exigé d'aller dans une clinique pour faire des examens, analyses de sang et radio. Quand j'ai demandé le prix c'est au total 69 000 FCFA. Comment vais-je payer cette somme si je ne gagne rien à la fin du mois ? Je ne peux compter que sur la solidarité pour faire face aux actes (analyses et soins).

Nous avons observé aussi sur le terrain que le personnel soignant en place actuellement est en majorité composé des ressortissants du sud. Compte tenu du nombre très réduit des jeunes tamasheq formés dans la discipline. L'intégration des nouveaux venus se fait sans problème dans le milieu parce qu'en hommes avertis ils respectent les us et coutumes de la communauté dont certains parlent déjà la langue.

Pour terminer avec l'observation, il est important de souligner qu'il existe à Kidal un problème réel de communication entre les différents acteurs (patients et soignants) qui sont de cultures différentes. L'insuffisance de médicaments et du personnel qualifié, l'environnement insalubre des structures de santé de la zone d'enquête qui heurte la sensibilité des patients, voici globalement un paquet de problèmes qui constituent un frein à l'accès aux soins de santé moderne aux couches vulnérables. Celles-ci se voient dans l'obligation de se tourner vers la médecine traditionnelle moins chère et plus hospitalière.
Avant d'étudier la résilience des couches vulnérables, regardons la typologie des familles concernées par l'étude et le fonctionnement de la solidarité dans le domaine de la santé.

VI.4. Typologie des familles vulnérables déplacées

En effet, les populations vulnérables déplacées de la région de Kidal sont issues des différentes 'tiwsaten' de la région qui sont entre autres Ifoghas, Idnan, Taghat-Mallat, Iradjanatan, Imghad, Eklan, Inhadan, etc.

Nous l'avons dit plus haut, la population de la région de Kidal est comme un tout en ce sens que des liens de sang (parenté), de mariage, de cohabitation et d'amitié séculaires ont uni les différentes fractions 'tiwsaten' entre elles au point de considérer que la société a été refondée en une seule famille. Au sein de la société les métissages sont fréquents et observables. Pour ce faire nous rappelons ce passage de notre étude qui nous semble très important :
« Des liens de parenté se prolongent parfois jusque dans des groupes (suzerains) qui anciennement étaient fermés à leurs dépendants[183] (vassaux) ou même plus loin, en se mélangeant à des populations étrangères[184]».

C'est pour cela qu'on dit que chaque famille sédentaire est le prolongement d'une famille nomade.

Les tensions intercommunautaires qu'on observe ces dernières années sont le fait de quelques individus qui ont des idées divisionnistes, qui se battent pour le leadership et la défense des intérêts mafieux (commerce illicite des armes et de la drogue), etc.

Les cibles concernées par cette étude sont majoritairement des familles sédentarisées depuis longtemps et quelques personnes issues du milieu nomade qui, par contrainte se sont déplacées vers les régions plus au sud (Gao et Bamako) dans des conditions souvent extrêmes. Pour la plupart, les chefs de familles sont soit des veuves, des petits commerçants, des artisans, des ouvriers ou des petits fonctionnaires (plantons, gardiens...) qui ont des difficultés pour assurer leur déplacement. C'est la solidarité qui a permis à certains de rallier les villes du sud.

> *« Lorsqu'est survenue la crise je ne m'y attendais pas. Je n'avais pas du tout prévu cela. Quelques semaines après le départ de l'administration j'ai senti venir la difficulté de la nourriture, de médicaments en cas de maladie. Je ne savais pas ce qui allait se passer en termes de sécurité. J'ai pris la décision de partir ver Gao. Je n'avais rien et je ne savais sur qui compter car tout le monde est dans le besoin. J'ai été contraint de bazarder quelques affaires à vil prix (une petite télé, quelques matelas, des chaises, une moto d'occasion...). Toute la somme réunie ne dépassait pas cent cinquante mille francs. C'est avec ça que j'ai assuré mon transport avec ma femme et mes trois enfants jusqu'à Gao. »* MAS, planton.

183. Il faut rappeler que la société touarègue est stratifiée dans son organisation et comme l'écrit Pitirim Sorokin : « la stratification sociale correspond à la différenciation d'une population donnée en classes hiérarchiquement superposées ». Lexique de sociologie Dalloz, 2005, p. 252.
184. Avec la sédentarisation, les femmes kel-tamasheq se sont mariées à des hommes originaires des régions du sud (Songhay, Bambaras, Peuls...).

« ... *Pour me déplacer avec ma famille j'ai eu tous les problèmes du monde. J'ai cherché du crédit, impossible. J'ai été obligé de vendre mes outils de travail et quelques meubles que j'ai confectionnés pour des gens qui sont partis. J'ai tout bazardé pour amener ma famille à Gao.* » OM, menuisier déplacé à Gao.

« ... *Ce qui est arrivé est terrible ! Quelques semaines après le départ de l'administration mon mari est décédé. Je suis entrée en veuvage. Pendant le temps que cela a duré ce sont mes frères qui sont à Bamako qui se sont occupés de moi et mes enfants. Vers la fin de l'année scolaire j'ai décidé de partir à Gao avec mes enfants pour les scolariser. Ce sont toujours mes frères et mes oncles qui ont financé ce déplacement et m'ont aidé à louer une maison ici à Gao. Sans leur appui j'étais malheureuse.* » Mme W.W, veuve déplacée à Gao.

Dans ces villes d'accueil, grâce aux liens de parenté et d'amitié que nous venons d'évoquer, les familles déplacées ont bénéficié de l'assistance et de la solidarité qui leur ont évité la catastrophe.

A titre illustratif nous avons retenu quelques témoignages des enquêtés qui ont été confrontés à de sérieux problèmes :

« *Je ne peux pas expliquer comment j'ai quitté Kidal. Quand j'ai vu que l'administration est partie et que la vie commence à devenir très dure, j'ai décidé de me déplacer vers Gao avec ma famille, ma femme et mes cinq enfants. J'ai appelé mon frère à Gao qui m'a encouragé à quitter. Le voyage était arrivé payé. J'ai débarqué chez lui sans rien, ni couchettes, ni matériel de cuisine. Nous avons habité chez lui dans deux chambres et la cour....* » A AM, chauffeur déplacé à Gao.

De nombreuses personnes ont subi un choc psychologique suite à la destruction de leurs biens.

« ... *A cause de la catastrophe survenue à Kidal j'ai failli devenir fou. J'ai une grande famille avec beaucoup d'enfants, les miens et mes neveux. Ma maman très âgée aussi était avec moi. J'ai loué un camion pour transporter mes bagages jusqu'à Gao. De là-bas comme je devais continuer sur Ségou et Bamako. Le véhicule dans lequel j'ai embarqué mes bagages pour me les rendre à Bamako est tombé en panne avant Sévaré. Et lorsqu'il est arrivé à Sévaré après plusieurs jours le chauffeur m'appelle pour me dire qu'il ne venait à Bamako et que mes bagages sont quelque part. Là encore je ne m'en revenais pas. Je suis reparti à Sévaré pour trouver une solution. Mais quoi, la plus grande partie de mes affaires est perdue, une partie cassée. Non c'est fou ! Finalement c'est deux valises presque abîmées que j'ai récupérées. Pour le logement c'est ma belle famille qui m'a reçu avec ma femme, mes enfants, mes neveux et ma vieille.* » MAM, agent ONG.

Ils sont nombreux les témoignages des personnes vulnérables déplacées qui ont été victimes de la crise survenue dans le nord du pays. Les dégâts sont d'ordre matériel, psychologique et même physique. Certains enquêtés ont expliqué comment ils ont perdu des membres de leur famille ou des proches suite à la crise de 2012.

La solidarité et l'entraide ont également bien fonctionné dans le domaine de la santé qui est au cœur de notre étude. Les couches vulnérables déplacées sont constituées de personnes âgées, de femmes veuves ou seules chargées de famille, de retraités, d'ouvriers, de sans emploi, etc., ces catégories de personnes vivent grâce à un faible revenu ou grâce à la solidarité.

En abordant le thème de la santé, nous avons insisté sur les recours et les choix préférentiels, les moyens financiers pour faire face aux soins ainsi que les personnes qui interviennent en cas de maladie.

De l'avis général, les enquêtés déclarent qu'en cas de maladie ils font recours soit à la médecine moderne (officines des pharmacies, pharmacie par terre) soit à leur médecine traditionnelle, soit dans quelques cas rares aux tradithérapeutes des localités d'accueil. Lorsqu'on aborde la question de choix préférentiel, de l'avis général les cibles préfèrent les soins biomédicaux auxquels elles font confiance pour leur efficacité. Comme déjà souligné, nos cibles sont en majorité des sédentaires, qui ont l'habitude de fréquenter les structures de santé pour se soigner. Elles connaissent aussi l'efficacité de la médecine moderne mais c'est seulement la question des moyens financiers qui pose problème et qui motive la personne à se tourner vers des médicaments à bas prix.

Dans la prise en charge de leur santé certaines cibles ont bénéficié du soutien des parents amis et connaissances. Il ressort de nos enquêtes que la solidarité et l'entraide décrites plus haut ont plus ou moins bien fonctionné dans le domaine de la santé. Par contre ni les autorités ni les ONG ne sont intervenues pour leur apporter assistance. Il est difficile voire impossible de soigner sans argent, ce qui explique le recours à la 'pharmacie par terre'. Nous proposons quelques avis des enquêtés.

> *« Le coût, pour l'opération de l'œil à l'IOTA, c'est 50 000 F sans compter les analyses et les médicaments à acheter. Les moyens sont dérisoires « tădabit wăr-t təlla hullan făl a-s salaire i əntəkkăn », le salaire est maigre. Si les frais dépassent 20 000 F ça devient difficile, tu vas vendre ton animal si tu l'as pour pouvoir faire face aux soins couteux (onéreux) ou demander à un parent de te venir en aide. Pour la prise en charge de ma santé c'est surtout le manque de moyens, c'est la plus grande difficulté. Ici, si tu manques d'argent, tu as des difficultés pour te soigner. »* KAA, chauffeur déplacé à Bamako.

> *« Je n'ai pas les moyens de prendre en charge la consultation et les frais médicaux. Généralement je fais face à la consultation d'abord et au traitement ensuite. Je fais les analyses, le soignant me prescrit les produits que je cherche après. C'est soit mes enfants ou mes parents (frères et cousins) qui me viennent en aide. »* RAA, déplacé à Bamako.

> *« La difficulté c'est qu'on ne peut pas se procurer la quantité de médicaments prescrits à cause de faibles moyens et du coût très élevé des produits. On se débrouille à trouver de l'argent avec les parents amis et connaissance ou on va vers la 'pharmacie par terre' chez le tablier pour acheter des produits pour soulager la douleur. Je n'ai jamais vu ni entendu que l'Etat ou une ONG quelconque est venue donner un comprimé aux déplacés »* MAA, sans emploi déplacé à Bamako.

> *« Je n'ai pas les moyens de payer mes médicaments. Je cherche de l'argent, je me débrouille, parfois ce sont des dons parfois ce sont des gestes des amis et parents, tout ce que je trouve. L'Etat et les ONG ne s'occupent pas des pauvres en tout cas pas dans le domaine de la santé. On ne les a jamais vus venir donner un comprimé à un déplacé ou un nécessiteux depuis que nous sommes ici il y a de cela deux ou trois ans. »* A.W.A, veuve déplacée à Gao.

Par manque d'agent, il y a des gens qui ne vont pas dans les structures de santé mais se soignent à l'aide des plantes de la nature comme le cas de cette veuve déplacée.

> *« Je ne vais pas dans les structures de santé pour les soins car je n'ai pas d'argent pour me permettre d'y aller. Je n'ai ni les moyens pour les consultations ni pour les soins. Depuis que je suis ici je boue des plantes que les vieilles femmes m'ont indiquées et Dieu merci cela me soulage beaucoup et c'est que j'applique à mes enfants [...] La seule difficulté que je rencontre pour me soigner et soigner mes enfants dans les structures de santé c'est le manque d'argent. »* LWH, déplacée à Bamako.

Les concepts de résilience et de *capabilites* (des concepts synonymes) sont au cœur de cette étude pour montrer comment des personnes qui sont tombées dans la précarité suite à une série de crises et de catastrophes ont pu faire face au choc et reconstruire leur vie. A ce sujet nous rejoignons cet auteur qui écrit : « La résilience a ses origines dans la théorie du développement psychologique et humain. Ce mot décrit en général la capacité de l'individu de faire face à une difficulté ou à un stress importants, de façon non seulement efficace, mais susceptible d'engendrer une meilleure capacité de réagir plus tard à une difficulté. Diverses études ont examiné la résilience au sein de groupes exposés à la guerre, à la pauvreté et à la maladie chronique. Ces études et d'autres recherches ont permis de cerner les caractéristiques des personnes qu'on dit « résilientes » (Mangham et coll., 1995)[185].

La résilience impose un équilibre entre plusieurs facteurs qui sont entre autres le stress et les difficultés, la capacité de faire face à la situation et l'existence d'un soutien. C'est cette situation que nous avons observée dans le cas des couches vulnérables de la région de Kidal.

Nous rejoignons Mangham et coll., 1995 *(op. cite)* qui ont vu cette corrélation en écrivant bien : « Selon certains, la résilience se compose d'un équilibre entre, d'une part, le stress et les difficultés et, d'autre part, la capacité de faire face à la situation et la disponibilité d'un soutien. Lorsque les sources de stress excèdent les facteurs de protection de l'individu, même les personnes

185. Source : http://www.hc-sc.gc.ca/hppb/sante-mentale/pubs/risque/chap1-2_f.htm, consulté le 4 août 2016.

qui ont fait preuve de résilience antérieurement peuvent être dépassées »

Pour cette recherche nous n'allons pas étudier tous les indicateurs de la résilience, mais quelques-uns qui nous paraissent très importants pour la bonne compréhension des mécanismes mis en place par les couches vulnérables afin de résister au choc. Nous les verrons dans ce parcours dans des aspects comme la santé physique et financière, les dépenses, l'épargne, la consommation, ...

Selon une définition du Web, un indicateur est un outil d'évaluation et d'aide à la décision grâce auquel on va pouvoir mesurer une situation ou une tendance, de façon relativement objective, à un instant donné, ou dans le temps et/ou l'espace[186]....

Dans le contexte de notre étude, socio anthropologique, nous proposons d'analyser la capacité de résilience des couches vulnérables de Kidal en général et celle des personnes déplacées en particulier du point de vue qualitatif. Que le lecteur ne s'attende pas à voir des chiffres ou des statistiques dans le parcours qui suit.

- **Comportements d'adoption :** méthode de gestion, stratégies utilisées pendant la crise et stratégies d'adaptation qui pourraient être utilisées à l'avenir...)

Dans une situation de crise telle que décrite dans cette étude, chaque personne adopte un certain nombre de comportements stratégiques lui permettant de se protéger du danger, de la malade, de la mort...

Les Kel-tamasheq disent : « *taɣărha ăkf-et s-awa-s kăyy təkfa* » qui signifie 'pour chaque situation il faut imaginer des stratégies pour y faire face'.

Dans le contexte de notre étude, les populations de Kidal, d'une manière générale, ne s'attendaient pas à cette crise survenue brusquement et de ce fait, elles n'avaient élaboré aucune stratégie pour en contrer les effets néfastes. Ces populations ont connu de 1963 à nos jours des catastrophes (rébellions et sécheresses déjà expliquées), mais à notre connaissance il n'y a pas eu de stratégies d'envergure très efficaces élaborées par les communautés pour faire face aux difficultés causées par ces crises. Cependant, individuellement ou par petits groupes, on a adopté certains comportements ou stratégies pour se protéger comme le fait de 'fuir vers un lieu plus sûr'. Par exemple quitter la campagne pour la ville ou le contraire, fuir les hostilités et les exactions dans son milieu naturel (sa région) pour les autres régions ou les pays voisins.

A ce sujet nous proposons les données issues du rapport[187] du CICR concernant les déplacée internes au Mali en date du 20 février 2012 pour la région de Kidal.

---

186. Définition selon le Web : http://fr.wikipedia.org/wiki/Indicateur consulté le 6 août 2016.
187. Situation des personnes déplacées internes au Mali (20 février 2012).Sources : CICR, Croix-Rouge du Mali, PAM, protection civile) consulté sur internet.

- Environs d'Aguelhok (Kidal) : 4 200 personnes ont reçu une aide d'urgence et 1200 d'entre-elles des biens de première nécessité (NFI) du CICR et de la Croix-Rouge du Mali.
- Village d'Inhalid (100 km nord de Tessalit) : 11 000 personnes. Situation dans une critique, cas de diarrhées rapportés.
- Village d'Abanco (25 km sud de Tessalit) : 4 200 personnes.
- Kidal ville et environs : nombre de déplacés pas encore connu, environ 10 localités de regroupements.

Suite à ces différentes catastrophes, de nombreux nomades se sont sédentarisés dans les centres urbains de la région de Kidal ou se sont établis dans certaines villes des pays voisins (Niger, Algérie, Libye, Burkina Faso…). Le fait de se sédentariser ou de se réfugier dans d'autres pays n'est autre chose que des stratégies de protection.

Aussi, nous l'avons remarqué, certains mécanismes existant dans la société comme la solidarité, l'entraide et la débrouillardise ont été mis en œuvre par les populations pour faire face aux difficultés, se protéger de la souffrance.

Dans le cas des couches vulnérables et indigents déplacés, ces sont justement ces mécanismes qui ont fonctionné et ont permis de sauver des vies humaines. D'une manière générale, les parents, les amis, les connaissances ont été sensibles aux difficultés des plus faibles pour leur venir en aide. Les témoignages des interviewés ont montré comment la solidarité a fonctionné dans le domaine du soutien en besoins essentiels comme la nourriture, le logement, l'habillement, les soins de santé et aussi dans le transport pour les déplacements. Nous avons déjà transcrit des témoignages révélateurs à ce sujet. Donc, à l'avenir ces stratégies pourront toujours fonctionner puisqu'elles se sont avérées plus ou moins efficaces.

> *« C'est grâce au soutien de mon frère qui a assuré mon déplacement que j'ai pu sauver ma famille. »* I.A.M, gardien déplacé à Bamako.

- **L'ambivalence dans le choix préférentiel des soins :** plus haut nous avons étudié comment les couches vulnérables et indigents ont géré leurs soins de santé malgré les difficultés et avec les moyens de bord. Notre étude a observé également à Kidal le caractère ambivalent du choix préférentiel en matière de soins des indigents et couches vulnérables qui sont restés. Les cibles ont jonglé entre soins traditionnels et biomédicaux à cause non seulement du départ du personnel soignant mais aussi de la rareté des produits pharmaceutiques. A ce sujet nous avons retenu quelques témoignages portraits.

- **Types de l'ambivalence**

1. *« Suite à la crise il était devenu difficile de se soigner à cause de la pénurie de médicaments et le départ du personnel soignant. Pour nous soigner dans la famille nous avons été obligés d'associer nos médicaments traditionnels à base des plantes et autres produits et des comprimés que l'on trouve sur le marché 'pharmacie par terre'. »* IAA, gardien à Kidal

2. *« Depuis avant la crise mes moyens ne me permettaient pas de me soigner dans les structures de santé, raison pour laquelle je me suis toujours accrochée aux médicaments de chez nous qui ne me demandent pas d'argent. Je vais dans la vallée d'à côté je cueille des feuilles ou des racines d'arbres à base desquelles je prépare mes décoctions pour soigner les maux de ventre, de poitrine, le palu et aussi des massages quand j'ai mal aux os. »* LWS, indigente à Kidal

3. *« ... J'étais déplacé à Gao, mais quand j'ai senti une certaine accalmie ici à Kidal, je suis revenu avec ma famille parce que c'est difficile de vivre là-bas quand on n'a pas d'argent. La nourriture, les médicaments... tout est cher. J'avais peur de revenir dans ma ville natale, à cause de mon état de santé, je suis diabétique et il n'y a pas de bons soignants et de médicaments ici. Mais avant de terminer les médicaments que j'ai apportés de Gao, une guérisseuse m'a donné quelques médicaments traditionnels et conseillé de consommer aussi régulier que possible du lait de chamelle. Et depuis un an maintenant Dieu merci, je ne me plains pas... Franchement les médicaments du blanc sont bien mais les nôtres aussi sont parfois très efficaces. », EAA, garde à la retraite retourné à Kidal.*

- **Capital humain :** (dépendance, niveau d'éducation de la tête des ménages - niveau d'éducation familiale par personne, présence de personnes dans le ménage incapable de travailler.)

Les différentes catégories des cibles de cette étude ont déjà été notées. Rappelons simplement que les couches vulnérables et indigents sont constituées de personnes âgées, de femmes seules chargées de famille, de veuves, d'enfants, d'indigents, de handicapés... nous n'avons pas procédé à des statistiques pour savoir la dépendance pour cent, le niveau d'éducation de la tête des ménages, le niveau d'éducation familiale par personne ou la présence de personnes dans le ménage incapable de travailler. Il faut simplement retenir que nous avons enquêté auprès des ménages de petite taille (entre 5 et 7 personnes) dont les membres sont en majorité des enfants de O à 12 ans. Ceux qui sont scolarisables sont soit dans le primaire ou en abandon faute de moyens. Ces catégories de personnes sont sans rendement au niveau de la famille. De même, les personnes âgées et les femmes sans qualification et sans emploi n'apportent pas grand-chose. Nous avons observé que d'une façon générale, ces familles vivent avec de très maigres revenus (le salaire du chef de famille en activité ou retraité, le petit commerce de la mère de famille ou l'aide des parents et amis).

Une indigente interviewée dit : «... *Je vis ici avec ma belle-fille, ses trois enfants et deux neveux. C'est grâce à mes cousins et des connaissances que je trouve à manger et payer la location de ma maison...* »

➢ **Protection et sécurité** (la protection et la sécurité)

Les populations de la région de Kidal ont été confrontées entre 2011 et 2012 à un problème de sécurité sans précédent avec non seulement l'arrivée sur le terrain des rebelles mais aussi des islamistes. Les hostilités entre les belligérants et la peur ont provoqué, comme nous l'avons déjà dit, des déplacements des populations vers les villes, les régions voisines et l'étranger. Personne ne se sentait en sécurité. Les autorités qui étaient censées protéger leurs administrés ne sont plus là. Dans ces conditions chacun assure sa propre protection et sa sécurité. Dans le milieu certains se sont procuré des armes (fusils) pour se protéger. Les faibles qui n'ont pas les moyens d'avoir des armes ont simplement cherché où s'abriter.

➢ **Prévalence des ménages** (qui ont déclaré avoir un problème de sécurité depuis la dernière rébellion).

Nous n'avons pas fait de statistiques mais il reste entendu que l'ensemble des cibles (couches vulnérables) ont quitté la région à cause de l'insécurité. Cette insécurité a touché les personnes physiquement, psychologiquement, économiquement...

La pénurie des vivres a provoqué la sous-alimentation aussi bien chez les femmes que chez les enfants. Ni même les hommes n'ont été épargnés. La peur se lisait sur les visages des gens car personne ne savait ce qui allait se passer entre le lever et le coucher du soleil ou au cours de la nuit. Le banditisme, les braquages et les vols étaient quotidiens dans la région. Les activités économiques ont été considérablement réduites parce qu'il était impossible d'exercer normalement son petit commerce, son petit métier ou autres.

> *« ... il n'y avait pas de marché à Kidal, les gens avaient peur, ils avaient un besoin de nourriture et non pas de meubles... nous avons beaucoup souffert de cette situation »* A.M, menuisier déplacé à Gao.

➢ **Prévalence des ménages** qui ont déclaré que la situation s'était améliorée, est restée stable, est devenue pire, mais retournée à la normale ou est devenue pire et est restée ainsi depuis la rébellion.

Nous n'avons pas fait de statistiques mais il reste entendu que l'ensemble des cibles (couches vulnérables et indigents) ont quitté la région à cause de l'insécurité. Cette insécurité a touché les personnes physiquement, psychologiquement, économiquement...

Une fois encore, nous n'avons pas fait de statistiques, cependant il reste entendu que depuis la crise jusqu'aujourd'hui la situation sécuritaire ne s'est pas normalisée à Kidal. Chaque fois qu'une lueur d'espoir apparait avec les différentes négociations et accords (Ouaga, Alger), il se passe un évènement qui fait peur et qui tue le désir des populations déplacées de retourner au bercail. On peut citer entre autres : les affrontements entre les groupes rebelles et l'armée régulière suite à la visite du Premier Ministre Mara à Kidal en 2014, les affrontements d'Anefis entre les mêmes belligérants, les nombreuses attaques de différentes bases militaires des régions du Nord par les islamistes. Récemment, c'est l'attaque du camp de Nampala qui a fait de nombreuses victimes et occasionné le départ de l'armée de la localité. Kidal constitue un véritable enjeu pour les rebelles de la CEMA et GATIA qui selon nos informateurs, se bagarrent pour le leadership, le trafic illicite de tout genre.

A cause de cette situation ni les réfugiés dans les pays voisins ni les déplacés à Gao et Bamako n'envisagent le retour chez eux, pas dans l'immédiat en tout cas.

> *« ... Comment retourner ? Non, il n'est pas question de retourner chez nous tant que la situation n'est pas normale. Il faut que le gouvernement et les rebelles s'entendent et que les conditions du retour soient réunies... il faut qu'on soit sûr qu'on pourra rester chez nous et qu'on n'aura plus besoins de courir encore... »* Focus groupe femmes déplacées de Koulouba.

- **'Choc de l'insécurité'** dans la dernière année a eu un impact sur leur vie, leur capacité à produire ou à acheter de la nourriture ou à aboutir à l'épuisement de l'épargne et des actifs.

Les crises ont de graves conséquences sur la vie des populations en général et celles vulnérables en particulier. L'élevage est la principale ressource vitale des Kel-tamasheq nomades. Lorsque l'animal est mal portant à cause de la rareté des pâturages ou de déplacements intensifs à la recherche d'un abri loin des zones de conflits, son rendement devient extrêmement faible. La capacité à produire ou à acheter de la nourriture dépend largement de la santé de l'animal parce que c'est avec les produits de l'élevage (vente des animaux sur pieds, du lait et ses dérivés, des peaux et cuirs) que vivent les populations. Les Kel-tamasheq dans leur culture ne thésaurisent pas. En milieu nomade aussi qu'en milieu urbain les couches vulnérables ne possèdent pas grand-chose. Les personnes qui s'occupent de petit commerce, de maraichage, de l'artisanat... voient leur activité menacée ou échouée suite à la crise.

- **Réseaux communautaires :** (connaissance de l'existence des réseaux communautaires, les membres du ménage qui ont participé à des réseaux communautaires).

Nous avons signalé que les familles des centres urbains dans la région de Kidal ne sont que le prolongement de celles de la campagne. Nous avons observé que les secteurs ou les 'tiwsaten' (fraction) ont des représentants au niveau des villes pour s'occuper de la recherche des aides (dons en vivres ou autres) ou même des financements de projets. Ces mêmes réseaux se prolongent dans les régions au sud de Kidal (Gao et Bamako) pour aider leurs parents ou ressortissants de leur région. Parmi les familles vulnérables que nous avons enquêtées, il y a par exemple des membres de ménages qui font partie de l'Association des Femmes ressortissantes de Kidal, du Collectif des Cadres Ressortissants de la Région de Kidal (COCAREK) ou de l'Association des Jeunes Ressortissants de la Région de Kidal. Collectivement ou individuellement tous se sont mobilisés pour non seulement s'entraider mais aussi aider les plus pauvres. Des soirées musicales ont été organisées à Bamako et dans d'autres villes pour la collecte des fonds pour secourir les populations victimes des inondations à Tessalit et venir en aide à des familles nécessiteuses dans la ville de Bamako.

Après cet exposé succinct des quelques indicateurs, il convient de dire qu'il y a également une série de facteurs de protection qui contribuent à la résilience des couches défavorisées.

A ce propos nous rejoignons Mangham et coll., 1995, qui ont découvert, à la suite d'une revue exhaustive de la littérature, que trois grandes catégories de facteurs de protection contribuent à la résilience des individus : les facteurs individuels, les facteurs familiaux et les facteurs de soutien.

Tableau III : Répartition des facteurs de protection à la résilience des individus.

Les facteurs individuels :	- sentiment de compétence personnelle, - capacité à planifier, - compétences cognitives - sentiment de signification - capacité de résoudre des problèmes - optimisme - locus de contrôle interne - capacité de faire face au stress - habileté à chercher un soutien (Mangham et coll, 1995, page 5).
Les facteurs familiaux :	- rapports parents-enfants propices - chaleur et affection - soutien familial solide et cohésion familiale (Mangham et coll, 1995, page 5).
Les facteurs de soutien :	- la présence de personnes aidantes comme des enseignants - des membres de la famille étendue ou des personnes se situant à l'extérieur de la famille immédiate - des milieux de soutien qui favorisent l'autonomie, la responsabilité et le contrôle "

Source : Mangham et coll., 1995, page 5[188] .

188. http://www.hc-sc.gc.ca/hppb/sante-mentale/pubs/risque/chap1-2_f.htm, consulté le 4 août 2016.

- **Autonomisation :**

Les populations kel-tamasheq de la région de Kidal ont une forme d'administration traditionnelle avec une certaine autonomie des membres de la communauté. Chacun a la liberté de ses déplacements (aller et venir), de nomadiser dans la région à la recherche des pâturages, de résider là où on veut sans avoir besoin de demander l'avis d'une autorité (Chef de fraction ou de tribu), de choisir le mode de soins de sa préférence. Nous avons observé cette même conception chez les populations déplacées pour ce qui est de leur choix préférentiel de soins.

> *« Notre vie traditionnelle est basée sur le nomadisme, nous sommes habitués à la liberté dans nos déplacements, nous soignons à base de nos plantes sauvages et des produits de notre élevage... Il arrive aussi qu'on se déplace par force à cause de l'insécurité, c'est ce qui nous est arrivé en 2012. Ce sont des déplacements forcés dans des endroits qu'on ne connait pas, mais il faut s'adapter au milieu, à la nourriture et en cas de maladie nous soigner avec nos moyens ou avec des médicaments traditionnels du milieu hôte. »* FAT, ancien garde déplacé à Bamako.

Dans le domaine de la santé, les couches vulnérables et les indigents en milieu nomade comme dans les centres urbains ont la possibilité de choisir entre les différents acteurs (guérisseurs, grands-mères, marabouts) ou de se rendre dans une structure de santé. Mais comme le montre l'étude, les malades ont, en grande majorité, la préférence pour les médicaments modernes dont ils reconnaissent la rapidité et l'efficacité. La grande difficulté réside dans l'inaccessibilité de ces produits qui sont très souvent onéreux.

> *« Entre les structures de santé et le traitants traditionnels (guérisseurs, marabouts ou grands-mères) je choisi en fonction de mes moyens, celui qui peut me guérir rapidement et moins cher... En tout cas si j'ai de l'argent je parts dans une structure de santé, c'est plus sûr et plus rapide. »*

Les pouvoirs publics, nous l'avons vu dans cette étude, ont laissé à l'abandon les couches vulnérables et les indigents marginalisés. Aucun accompagnement ne leur a été proposé, ni financier ni matériel afin de s'autonomiser, particulièrement dans la prise en charge de leur santé. Les collectivités décentralisées ont leurs propres ressources, il leur revient d'accompagner les déplacés dans leur point de chute. L'éthique veut qu'on les accompagne dans leur déplacement avec des ressources. Autrement dit, une délégation de ressources là où ils vont s'installer est nécessaire. Les collectivités sont conscientes de cette logique mais elles se plaignent du manque de moyens. Les témoignages ci-dessous illustrent ces points de vue.

> *« S'il y avait une volonté politique, l'administration ou les collectivités allaient veiller sur les déplacés, particulièrement nous les couches démunies, sans moyens... Pourquoi ne pas déléguer un élu au niveau des villes qui ont accueilli les déplacés pour les recenser et voir leurs besoins en matière d'alimentation, de logement et surtout de soins... On doit s'occuper du problème d'indigence dans leur lieu de déplacement. »* M.A.E, déplacé à Bamako

> *« Les collectivités décentralisées devaient accompagner les populations déplacées surtout les indigents. Mais le problème c'est que même en temps normal, c'est-à-dire avant la crise, ces entités manquent de ressources. Vous avez vu le problème de décentralisation, les moyens n'ont pas suivi. Les collectivités ont du mal à prendre en charge la santé de quelques personnes indigentes recensées à leur niveau, comment voulez-vous qu'elles s'occupent de tant de personnes déplacées ? Avec quels moyens ? »* E.A.M, élu de Kidal.

Dans notre pays il existe des mécanismes d'aide et de solidarité qui peuvent permettre à ces couches défavorisées d'assurer elles-mêmes leur prise en charge non seulement en matière de soins mais aussi de façon plus large de leur bien-être (alimentation, logement, habillement…)

Les décideurs doivent s'engager dans un programme d'autonomisation des populations kel-tamasheq en général et en particulier des indigents et couches vulnérables, les femmes en premier lieu, qui occupent une place de choix dans la société pour leur permettre de « compter parmi les autres » et de s'épanouir et de participer à toutes les activités socio politiques. Nous l'avons souligné dans cette étude, en milieu kel-tamasheq la femme est un maillon central, le 'pilier' de la société en ce sens que 'tout part d'elle et tout revient à elle' pourtant occultée par les décideurs.

> *« Je suis veuve, chef de famille. Je me suis déplacée avec mes enfants et petits-enfants ici à Bamako. Dieu sait comment je me bats nuit et jour pour les nourrir et les soigner en cas de maladie. Si les autorités m'avaient aidé avec même un peu d'argent, je ne demande pas des millions, j'allais continuer mon commerce que je faisais à Kidal et je n'allais jamais tendre la main à quelqu'un… J'allais pouvoir prendre en charge mes enfants (nourriture, habillement, scolarité, soins…) dans la dignité. En un mot, je serai autonome. »* RWI, veuve déplacée à Bamako.

Les populations déplacées gardent encore des séquelles de la crise (traumatisme, maladie, perte d'emploi ou de moyens de subsistance, pauvreté…) qui ont réduit de façon substantielle leur capacité à produire. Les pouvoirs publics ou toutes autres bonnes volontés devaient s'engager à apporter le soutien nécessaire pour habiliter[189] ces personnes afin de trouver des niveaux plus élevés d'autonomie. En leur apportant le soutien ou en améliorant leurs conditions cela augmenterait leurs capacités d'autonomisation.

> *« Si on aidait toutes ces femmes déplacées qui vendaient des condiments au marché de Kidal, vous ne voyez pas qu'on les réhabilite psychologiquement et matériellement ? Elles sont en mesure d'améliorer leur vie car elles sont braves et elles ont des compétences et des capacités non négligeables qu'il faut valoriser »* EAW, élu Kidal.

189. En réalité, la racine étymologique du mot anglais « rehabilitation » ou « rehabilitate » [réadaptation ou réadapter] vient du Latin habilitare, qui signifie « rendre apte » et, par conséquent, rehabilitare signifie « rendre apte à nouveau » (American Heritage Dictionary 2000).

Il faut cependant associer les bénéficiaires aux programmes initiés à leur endroit sinon ils risquent d'être voués à l'échec car comme le disait Gandhi : « *Tout ce qu'on fait pour moi sans moi est contre moi*[190]»

Les Kel-tamasheq le dissent de cette façon : « *A-s wăr hi dd-əmmerăn isălan-net wăr-ija dăɣ-derhan-in* »

VI.5. Politiques nationale et prise en charge des indigents et couches vulnérables

Les inégalités d'accès aux soins de santé en Afrique sub-saharienne et spécialement l'exclusion des plus pauvres a fait l'objet de plusieurs études depuis l'introduction du payement direct dans le cadre d'une politique de recouvrement des coûts (Gilson 1989 ; Stierle et al. 1999 ; <www.equinetafrica.org>) consulté le 18 juillet 2016.

Les mauvais résultats des mécanismes d'exemption en faveur des plus pauvres font également l'objet de nombreuses publications (Gilson et al. 1995 ; Bitrán et Giedion 2003 ; Ridde 2008). Ces exemptions étaient prévues depuis l'introduction du recouvrement des coûts (IB).

Certains pays avaient conçu au plan national un mécanisme d'exemption, d'autres en revanche, comme ce fut le cas de l'Initiative de Bamako, proposaient une redistribution entre patients payants et non-payants qui devait être gérée au niveau des structures de santé (Nolan & Turbat 1995 ; McPake *et al.* 1992). La mise en œuvre s'est révélée problématique. Dans nombre des cas, il a été observé qu'aucun système de compensation financière des prestataires n'a été mis en place au niveau national. Ceci étant, la préoccupation du financement des soins de la majorité primait sur les questions d'accès aux soins des plus vulnérables (McPake 1993 ; Ridde 2008).

Récemment, certains pays ont pris des mesures pour financer la prise en charge des indigents. Les Documents Stratégiques de Réduction de la Pauvreté (DSRP) ont joué un rôle de stimulus en conditionnant l'allègement de la dette à des mesures de prise en charge des soins de santé pour les plus vulnérables. L'initiative en faveur des pays pauvres très endettés (PPTE), le volet financier des DSRP, ouvre une source de financement privilégiée. Cependant, de nos jours encore, remarque-t-on, l'utilisation de ces fonds est insuffisamment fonctionnelle si l'on se réfère à certains exemples. On peut noter entre autres l'exemple spécifique du Burkina Faso où les principes d'équité dans l'accès aux soins sont partie intégrante des documents de politique de santé depuis

190. Nous tenons cette citation de notre Professeur S. Diop.

l'adoption de l'initiative de Bamako (Ridde et al. 2005). A cette mesure, il faut ajouter le Plan national de développement sanitaire 2001-2010 qui fait mieux en consacrant la prise en charge des indigents (Ministère de la Santé, Burkina Faso, [s.d.]), suite à l'acceptation du Document de la stratégie de réduction de la pauvreté (DSRP). Cependant comme au Mali, les termes restent vagues et les modalités de cette prise en charge ne sont pas définies. Dans la pratique, les textes du pouvoir central ne sont pas suivies et la prise en charge des indigents est rare (Ridde et Girard 2004). Citons encore l'exemple de la Guinée cité par *Sall et al.* où les ressources issues de l'initiative PPTE alimentent un fonds d'indigence étatique pour la prise en charge des soins hospitaliers.

L'existence de ce fonds est inscrite dans la loi des finances. En théorie, chaque hôpital devrait recevoir directement des transferts (Sall *et al.* 2004) mais dans la pratique il y a problème. Au Mali, il est prévu un fonds social pour aider les indigents et les démunis en cas de maladie ou de catastrophes mais nos données empiriques montrent à suffisance que ces couches n'en ont pas profité. Si à Kidal les indigents et couches vulnérables ont bénéficié d'insuffisantes allocations de la part des pouvoir publics, les déplacés par contre n'ont bénéficié d'aucune assistance dans le cadre de leurs besoins en soins de santé. L'utilisation des fonds d'indigence doit être améliorée pour assurer effectivement l'accès des pauvres aux services de santé (Bah 2006).

On retrouve des engagements similaires dans les plans sanitaires d'autres pays africains ayant bénéficié de l'initiative PPTE.

Comme dans les deux exemples ci-dessus, les modalités opérationnelles restent floues et les décisions prises au niveau central sont rarement mises en pratique. Plusieurs spécialistes des sciences sociales remarquent que les acteurs de la mise en œuvre de l'IB se sont focalisés sur les aspects relatifs à l'efficacité (l'atteinte des objectifs) de la politique au détriment des aspects liés à l'équité (l'utilisation en fonction des besoins et le paiement en fonction des moyens de payer (Nitièma, Ridde et al. 2003)

Les spécialistes du domaine révèlent que l'accès aux soins de santé des plus pauvres est au centre des préoccupations de la communauté internationale. Et, depuis des décennies le débat s'est focalisé autour des politiques de recouvrement des coûts et des mécanismes d'exemption pour les plus pauvres. L'objectif des soins de santé communautaire (OSSC) est d'offrir aux communautés des soins de qualité accessibles géographiquement et économiquement au plus grand nombre avec leur pleine participation active et volontaire. Nous pensons que cette politique ne favorise pas les couches vulnérables qui se voient frappées par des barrières financières comme dans le cas des déplacés de Kidal à Gao et à Bamako suite à la crise sécuritaire. Une étude réalisée au Bénin montre que les indigents connaissent d'énormes difficultés financières et n'arrivent pas à subvenir à tous leurs besoins, y compris ceux relatifs à la santé (Edgard-Marius Ouendo et *al.* 2004)[191]. C'est ce que nous avons observé chez nos cibles qui sont non seulement des couches défavorisées mais qui se trouvent en même temps dans une situation de détresse (déplacements forcés et sans préparation à la recherche de la sécurité).

Les tradithérapeutes, les marabouts voire les 'pharmacies par terre' ont quelque peu résolu ce problème en offrant des modalités de paiement qui vont avec les différentes situations socioéconomiques de leurs clients car comme le disent les enquêtés *'on se soigne en fonction de nos moyens'*. Les paiements - contrairement à ce qui se passe dans les centres de santé -peuvent se faire soit par compensation en nature, soit par un paiement sur la base d'un crédit (Muela H, et al 2000)[192].

De nos enquêtes, il ressort qu'aucune structure de santé n'a accepté la prise en charge médicale gratuite des cibles. Cette situation nous a fait observer qu'il n'y a pas d'équité dans l'accès aux soins comme le montre l'étude de Ridde et al. 2005

Traditionnellement, les Kel-tamasheq ont un système de soins bien structuré qui permet au malade de choisir son itinéraire thérapeutique non seulement en fonction de la confiance qu'il a en tel ou tel système mais aussi en fonction de ses moyens pour faire face aux frais des soins. Cette disposition pour la recherche de la guérison rappelle celle que décrit Janzen, J. (1995)[193]. Les données empiriques de notre recherche montrent l'efficacité des médicaments de la médecine moderne mais ce sont les moyens dont on dispose pour se soigner qui dictent l'orientation vers un médecin, un guérisseur ou un marabout ou encore l'utilisation des différentes médecines. Comme le note bien Janzen *(op. cit.)*, il y a la bonne cohabitation des différentes médecines (moderne, traditionnelle, génies et marabouts) et l'adaptation de la médecine par les populations. Nous avons observé le caractère complémentaire et non conflictuel entre les différentes méthodes thérapeutiques.

Nous avons remarqué chez les Kel-tamasheq que dans le champ de la santé il y a la coexistence de pratiques dans une société où coutumes et re-

---

191. Edgard-Marius Ouendo, Michel Makoutodé, Michèle Wilmet-Dramaix, Moussiliou Paraiso, Bruno Dujardin : Accès aux soins de santé au Bénin : indigence et réseaux d'aide communautaire, Institut régional de santé publique, Ouidah, Bénin, École de santé publique, Université libre de Bruxelles, Belgique Cahiers Santé 2004 ; 14 : 217-21

192. Hausmann Muela, S, Mushi AK, Muela Ribera J. The paradox of the cost and affordability of traditional and government health services in Tanzania.Health Policy and Planning 2000; 15: 296-302.

193. La quête de la thérapie au Bas-Zaïre, Paris : Karthala, 1995 (ed. angl. 1987), 287 p.

lations sociales sont en changement comme l'observe Janzen. Nous avons vu aussi que faute de moyens ou par contraintes sociales les couches vulnérables se livrent à un pluralisme médical, un comportement qu'explique très bien Janzen. Des études de cas (récits de maladie) et des contextes plus généraux nous ont permis de mieux comprendre les choix thérapeutiques préférentiels des malades ou de leurs aidants naturels ou sociaux comme cela a été observé chez Janzen.

Chez les Kel-tamasheq, les parents et amis se mobilisent lorsqu'un individu est attaqué par la maladie, cela nous rappelle le *'groupe organisateur de la thérapie' (Lay therapy management group)* Janzen *(op. Cite).* Il s'agit d'un groupe composé des parents et d'amis (qu'on pourrait appeler famille) mobilisé lorsque la maladie attaque un individu et qui en même temps agit pour définir la situation et lui chercher une solution. En Afrique en général et au Mali en particulier, la parenté, la solidarité et l'entraide sont des mécanismes qui se développent lorsque des individus ou des ménages sont en difficulté (Bart Criel et al. 2010)[194]. Notre étude révèle que la totalité des personnes interrogées ont bénéficié d'une aide pour faire face aux soins. Cette aide vient pour une large part des membres de leur famille et des amis. Les familles constituent alors un réseau social assez étendu pour la gestion des maladies (Muela H, 2000). De nos entretiens il ressort qu'en cas de maladie, l'assistance familiale fonctionne mais elle est souvent faible et n'est pas systématique en ce sens que dans un pays où tout le monde se dit pauvre, cela impose que l'aide dans la prise en charge des soins devient problématique. Les données empiriques ont montré l'efficacité de l'aide à travers les réseaux familiaux contrairement à l'étude de Muela H, (op. cite.) qui constate qu'en Tanzanie la solidarité familiale s'effrite car le niveau d'aide semble faible : « Une analyse des stratégies mises en place par les malades pour résoudre les problèmes de coût de leur maladie permet de douter de plus en plus de la pertinence des réseaux de solidarité pour payer les soins à l'hôpital » (Muela).

Les couches vulnérables déplacées ne sont pas à mesure de payer les soins de santé par elles-mêmes. Il était utile de mener une étude socio-économique pour mieux cerner les mécanismes développés - surtout par les cibles pour obtenir les soins.

L'aide à laquelle on devrait s'attendre, surtout pour les indigents, est celle de l'administration (Développement social) et des formations sanitaires, a été absente. Pourtant l'IB incite les États à promouvoir des politiques sanitaires qui protègent les vulnérables y compris les indigents. Il faut assurer la gratuité des médicaments ou accorder des subventions (OMS, 1988)[195]. Pour

---

194. Bart Criel, Abdoulaye Samba Bâ, Fatimatou Kane, Mathieu Noirhomme et Maria-Pia, Waelkens : Une expérience de protection sociale en santé pour les plus démunis : les fonds d'indigence de Dar-Naïm en Mauritanie, Studies in HSO&P, 26,2010.

195. Organisation mondiale de la santé (OMS). Comité régional pour l'Afrique, 38e session. Idées directrices pour la mise en œuvre de l'Initiative de Bamako. Brazzaville : AFRO,1988 ; 33 p.

une meilleure prise en charge médicale des couches défavorisées, le mieux c'est de procéder à l'identification des plus vulnérables en passant par une sélection communautaire qui comme le suggère une étude (Valéry Ridde)[196], reste la meilleure solution pour identifier les personnes les plus vulnérables et aussi une méthode qui permettrait, avec l'aide de l'État, d'améliorer très significativement l'accès aux soins des indigents.

Notre recherche a révélé la résilience des populations de la région de Kidal en général et les couches vulnérables déplacées en particulier qui ont été frappées par une série de crises et de catastrophes de 1963 à 2012.

Nous avons observé à partir de notre étude que certaines cibles ont été résilientes et s'inscrivent ainsi dans la définition du concept de la résilience : « La résilience, c'est l'aptitude des individus et des systèmes (les familles, les groupes et les collectivités) à vaincre l'adversité ou une situation de risque. Cette aptitude évolue avec le temps ; elle est renforcée par les facteurs de protection chez l'individu ou dans le système et le milieu ; elle contribue au maintien d'une bonne santé ou à l'amélioration de celle-ci.»[197]

Les populations de la région ont été exposées à la guerre, à la pauvreté et à la maladie chronique. Le choc subi par les couches vulnérables lors de la dernière crise a été d'une telle ampleur que les cibles l'ont assimilé à la 'fin du monde'. Nous avons observé que malgré les souffrances physiques et psychologiques, de nombreuses cibles ont été résilientes en ce sens qu'elles se sont dotées de la capacité de résister au choc et de reconstruire leur vie, cela grâce à leur force de caractère et à l'existence de soutien. Les spécialistes de la question disent que 'La résilience impose un équilibre entre plusieurs facteurs qui sont entre autres le stress et les difficultés, la capacité de faire face à la situation et l'existence d'un soutien'. A travers nos données empiriques, nous avons observé cette corrélation écrite par (Mangham et coll., 1995)[198]: « ... la résilience se compose d'un équilibre entre, d'une part, le stress et les difficultés et, d'autre part, la capacité de faire face à la situation et la disponibilité d'un soutien... ».

Nous avons observé qu'il existe de nombreux facteurs de protection qui contribuent à la résilience des individus (Mangham et *al.*, 1995)[199] répartis en trois grandes catégories : facteurs individuels (sentiment de compétence personnelle, capacité de résoudre des problèmes, optimisme, capacité de faire face au stress, habileté à chercher un soutien...), facteurs familiaux (soutien familial solide et cohésion familiale...) et des facteurs de soutiens (la présence de personnes aidantes comme des enseignants, des membres de la famille étendue ou des personnes se situant à l'extérieur de la famille immédiate).

196. Valéry Ridde : « Les communautés améliorent la prise en charge des indigents » Note d'Information Recherche-Action, octobre, 2010, 4 p.
197. Source : http://www.hc-sc.gc.ca/hppb/sante-mentale/pubs/risque/chap1-2_f.htm, consulté le 4 août 2016.
198. Source : http://www.hc-sc.gc.ca/hppb/sante-mentale/pubs/risque/chap1-2_f.htm, (op. Cite)
199. http://www.hc-sc.gc.ca/hppb/sante-mentale/pubs/risque/chap1-2_f.htm

La population des Kel-tamasheq de Kidal vit grâce à une économie basée principalement sur l'élevage. Dans son milieu naturel la population est confrontée à de nombreux risques (insolation, harmattan, reptiles, scorpions...) qui constituent une menace pour sa santé, en particulier pour les couches vulnérables et les indigents. A ce sujet nous nous référons à cette réflexion de Bourgeot qui a longtemps observé le peuple touareg : « L'environnement pastoral au Sahel est caractérisé par une instabilité précaire, climatique et économique, dont l'expérience des risques fait partie intégrante de la vie quotidienne à tous les niveaux. Vis-à-vis des imprévus menaçant au Sahel, la mobilité et la flexibilité sociale sont des stratégies sécurisantes qui permettent l'exploitation des ressources éphémères et d'éviter les zones défavorables notamment pour la santé de leur bétail, seul garant de la survivance d'un pasteur » (Kaspar W, et al. 2000)[200]

Notons que les populations de la région de Kidal, depuis des décennies, ont été confrontées à une série de crises et de catastrophes (sécheresses et rébellions) qui ont considérablement, de façon négative, agi non seulement sur leur environnement écologique mais aussi sur leur vie socio culturelle et économique. Il en résulte de graves conséquences qui sont entre autres la réduction du bétail, la dégradation de l'écosystème, l'exode et les déplacements forcés à la recherche de la protection, comme on l'a vu récemment avec la crise de 2012.

Dans le milieu urbain, malgré l'existence de certains dispositifs socio-sanitaires et certaines conditions économiques, ces cibles ne sont pas à l'abri du danger (mortalité infantile et maternelle, ...). Certaines valeurs traditionnelles essentielles de la société kel-tamasheq comme la solidarité, l'entraide ont permis aux personnes vulnérables et indigentes de bénéficier de l'assistance de la société (parents, amis,...) pendant les durs moments.

Le mode de soins traditionnels toujours vivants dans le milieu, les mécanismes de solidarité et l'intervention des humanitaires permettent d'assister les couches défavorisées mais pas assez pour leur créer des conditions vitales décentes.

Des conditions d'ordre économique, social et culturel sont soulignées par les enquêtés comme étant les vraies raisons qui motivent le choix préférentiel des soins de santé.

---

200. Kaspar Wyss et Jakob Zinsstag (sous la dir.) : « Réflexions pour une meilleure prise en charge de la santé en milieu nomade au Tchad », Semperivira n° 8, 2000

Les populations déplacées à Gao et à Bamako, en majorité défavorisées qui ne possèdent pas grand-chose pour survivre, ont un réel besoin d'accès aux soins de santé moderne.

L'évolution du système de santé constatée avec les différents programmes et les stratégies d'intervention en direction des populations en général, avec l'objectif d'aider singulièrement les couches défavorisées/vulnérables et indigents, constitue des avancées importantes certes, mais les concernés interrogés affirment n'avoir pas bénéficié de ces dispositions légales.

L'analyse des discours des différents acteurs sur la prise en charge et l'accessibilité des couches vulnérables déplacées aux soins de santé modernes met en exergue la résistance de celles-ci au choc de l'insécurité, des stress, de l'accès aux soins de santé moderne, au logement, à la nourriture, globalement au bien-être un ensemble de difficultés auquel il faut ajouter le fonctionnement des mécanismes traditionnels de solidarité et d'entraide qui confirme nos hypothèses de départ :
« *Le système de valeurs écosociales des nomades organise leur capacité de résilience (capabilités) en particuliers chez les populations déplacées ; le réseau social influence les itinéraires thérapeutiques des populations vulnérables* », malgré tous les efforts consentis au plan national dans le domaine de la santé.

Nos investigations ont permis de constater un certain nombre de difficultés qui constituent un frein à l'accessibilité aux soins biomédicaux des groupes cibles et leur choix des médicaments traditionnels. Nous en retenons entre autres sur le terrain :

→ la mauvaise organisation de l'Etat local en matière des services de santé[201];

→ l'insuffisance de l'appui de l'Etat aux structures de santé communautaires (CSCOM) surtout au plan financier et organisationnel ;

→ la faible implication effective de la population à la prise en charge de son destin, telle que souhaitée par la décentralisation, particulièrement dans le domaine de la santé ;

→ la faible appropriation par les collectivités décentralisées des services de santé communautaires (CSCOM) qui constituent leur patrimoine. Les populations ignorent que c'est le lieu indiqué où les couches à faible revenu ou sans revenu doivent se soigner.

Dans les régions d'accueil :

→ l'absence totale de l'Etat et des collectivités dans la prise en charge des soins de santé des populations vulnérables déplacées ;

---

201. Pour rappel, l'Etat local signifie selon Olivier de Sardan : (a) l'Etat déconcentré (les services de l'Etat) et (b) l'Etat au quotidien (le fonctionnement au jour le jour de ses services).

→ le manque de filets sociaux de prise en charge des couches les plus défavorisées en matière de soins de santé.

Il nous semble important de réfléchir sur des mécanismes réels de prise en charge gratuite des personnes les plus défavorisées victimes de catastrophe et de leur autonomisation (Empowerment).

A la suite de ces différents dysfonctionnements constatés sur le terrain dans les villes de Gao et Bamako, il convient de formuler des recommandations afin que les indigents et les couches vulnérables bénéficient d'une meilleure prise en charge, un de leur droit le plus élémentaire, si l'on se réfère à la constitution du Mali dans son article 17 : « *L'éducation, l'instruction, la formation, le travail, le logement, les loisirs, la santé, et la protection sociale constituent des droits reconnus* ».

REFERENCES BIBLIOGRAPHIQUES

Ag Assoni B., 1985, *L'Administration des populations nomades du cercle de Kidal,* mémoire Ecole Nationale d'Administration du Mali, 92 p.

Ag Erless M., 1990, « *Le dromadaire et les populations nomades du Nord du Mali. Approche socio-économique et culturelle.* » *Etudes Maliennes* n°45, Institut des Sciences Humaines, Bamako, pp. 61-79

1999, *Il n'y a qu'un soleil sur la terre. Contes, proverbes et devinettes des Kel-Adagh (Adrar des Iforas),* Travaux et Documents de I.R.E.M.A.M, n° 20, 84 p.

2000, « *Les soins de santé en milieu nomade, le cas de l'Adagh - Kidal* », *Etudes Maliennes* n° 53, Institut des Sciences Humaines, Bamako, pp. 3-19.

2005, « *Etude socio-anthropologique de la pauvreté dans la région de Kidal : acteurs et actions de développement.* » *Etudes Maliennes* n°63, Institut des Sciences Humaines, Bamako, pp. 65-109.

2007, *La grossesse et le suivi de l'accouchement chez les Touaregs Kel-Adagh (Kidal, Mali),* Diplôme de l'Ecole des Hautes Etudes en Sciences Sociales, anthropologie sociale ethnologie, 2007, 501 p.

2010, *La grossesse et le suivi de l'accouchement chez les Touaregs Kel-Adagh* (Kidal, Mali), éditions l'Harmattan et la Sahélienne, 400 p.

2013, Le patriote et le Jihadiste, la Sahélienne, Bamako, l'Harmattan éditions.

2013, L'accès des indigents et couches vulnérables aux soins de santé : cas des Kel-tamasheqs de la Région de Kidal (Mali), Diplôme d'Etudes Approfondies (DEA) Institut Supérieur de Formation et de Recherche Appliquée (ISFRA) Bamako : spécialité anthropologie sociale, 250 p.

2014, Proverbes et dictons touareg, GEORAMA, Brest, France.

Ag Hamahady EM. : « *Nosographie tamachèque des gastro-entérites dans la région de Tombouctou* », Thèse en pharmacie, Ecole Nationale de Médecine et de Pharmacie du Mali, 1988, 109 p.

Ag Foni E., 1979, *L'Impact Socio-économique de la Sécheresse dans le cercle de Kidal.* Brême, Borda, 154 p.

Ag Mahmoud M. : « *Le Haut Gourma Central* ». Montpellier, Ed. CEFE/CNRS, 1993, 133 p.

Ag Iknane A., Kadjoké M., Camara I., et Camara M., 2000, *La santé communautaire au Mali : Aspects juridiques, réglementaires et économie politique,* Ministère de la Santé du Mali, Ed. Jamana, Bamako, 249 p.

2010, *Etude pour la Définition et l'Elaboration de Stratégies Alternatives de Santé dans la zone d'intervention du PIDRK (Kidal),* 165 p.

Akory Ag Iknane et al. 2000, *La Santé Communautaire au Mali, aspects juridiques, réglementaires et économiques politique,* 250 p.

Ag Lytni I., 1993, « *La première école de l'Adagh* », *in Nomades et commandants. Administration et sociétés nomades dans l'ancienne A.O.F,* Bernus E., Boilley P., Clauzel J., Triaud J.-L 1993, Paris, Karthala, pp.145-157.
Almamy YM. et Salvaing B., 2000, *Une jeunesse sur les rives du fleuve Niger,* Ed. Grandvaux.
Alpe Y., Beitone A., Dollo C., Lambert J-R., Parayre S., 2005, *Le lexique de sociologie,* Dalloz, 329 p.
Ag Sidiyène E., 1996, *Des arbres et des arbustes spontanés de l'Adrar des Iforas (Mali),* ORSTOM, 137 p.
Atlas Eco, 2006, *Le Mali, Le Nouvel Observateur,* Média Obs, Hors série, 3e trimestre 2005.
Augé M., 1984, « *Ordre biologique, ordre social : la maladie, forme élémentaire de l'événement* », in Le sens du mal : anthropologie, histoire, sociologie de la maladie, Augé M. et Herlich Cl. (éds), Paris, Archives Contemporaines, pp. 35-91.
1986 « *L'anthropologie de la maladie* », *L'homme,* 26 (1-2), pp. 81-90
Aymar A., (capitaine) **1911,** *Les Touaregs,* Paris, Hachette, 242 p.
Ba O. 2003, *Capitalisation du programme Santé Mali-Suisse* 1978-2001, 29 p.
Badi D., 2000, *Les Touaregs de l'Adagh des Ifoghas : Etudes des histoires orales. Tizi-ouzou (Université M. Mammeri),* mémoire de Magister en civilisations du Maghreb, Département de Langue et culture amazigh.
Balandier G., 1971, *Sociologie actuelle de l'Afrique Noire,* Paris, PUF.Balique H., 1987, « Femmes et SSP dans les communautés villageoises en projet Mali-Sud », *Communautés,* 79, pp. 68-76.
Bane I, 2000 « *La politique nationale de solidarité en faveur des personnes âgées* », Forum de concertation avec la FENASCOM et les structures de santé privées, Direction Nationale de l'Action Sociale, Bamako, 23 p.
Benhazara M., 1908, *Six mois chez les Touaregs du Ahaggar,* Alger, A. Jourdan, 227 p.
Benoist J. 1996, « *Prendre soin* », *in* Benoist J., (dir.), *Soigner au pluriel : essai sur le pluralisme médical,* Paris, Karthala, pp. 491-506.
Bernus E., 1981, *Famine et Sécheresse. Les Touaregs : les nourritures de substitution.* Africa International.
1981, (1993) *Touaregs nigériens. Unité culturelle et diversité régionale d'un peuple pasteur,* Paris, L'Harmattan (1ère éd. Editions de l'ORSTOM), 507 p.
Bernus, E., 1969 : « *Maladies humaines et animales chez les Touaregs sahéliens* », in Journal de la société africaniste, 9, 1983, p. 111-137.
Bissuel H., 1888, *Les Touaregs de l'Ouest,* Alger, A. Jourdan.
Blanchet A. et Gotman A., 2001, *L'enquête et ses méthodes : l'entretien,* Nathan, 127 p.

Bokar N'Diayé 1970, les *groupes ethniques au Mali,* Collection 'HIER' Editions Bamako, 479 p.
Boubou H., 1967, *Recherche sur l'histoire des Touaregs sahariens et soudanais,* Paris, Présence Africaine.
Boutier J., 1996 « *Histoire au présent* », éditions Boutique de l'Histoire, p 57-62.
Bernus E., Boilley P., Clauzel J., Triaud J.-L., 1993, *Nomades et commandants. Administration et Sociétés nomades dans l'ancienne A.O.F,* Paris, Karthala, 256 p.
Berche Th., 1998, *Anthropologie et santé publique en pays dogon,* Paris, Karthala.
Olivier de Sardan (dir.), *Pratique de la description,* Paris, éditions de l'Ecole des Hautes Etudes en Sciences Sociales, pp. 75-111.
Blundo G. et Olivier de Sardan J.-P. 2001, « *La corruption quotidienne en Afrique de l'Ouest* », *Politique Africaine,* 83, pp. 8-23.
2001, *La corruption au quotidien en Afrique de l'Ouest.* Approche socio-anthropologique comparative (Bénin, Niger, Sénégal), Marseille, Rapport de recherche (Union européenne et DDC).
Bourgeot A. 1999, (dir.), *Horizons nomades en Afrique sahélienne,* Paris, Karthala, 481 p.
Boilley P., 1989, « *Les Kel Adagh et la colonisation : Etudes des évolutions politiques sociales et économiques du groupement touareg de l'Adrar des Ifoghas pendant la colonisation (1894-1965)* », *Islam et société au sud du Sahara,* n° 3, pp. 233-269.
1999, *Les Touaregs Kel Adagh : Dépendance et révoltes : du Soudan français au Mali contemporain,* Paris, Karthala, 644 p.
Casajus, D., 1987, « *La tente dans la solitude, La société et les morts chez les Touaregs Kel-Ferwan* », Paris, éditions de la Maison des Sciences de l'Homme, 383 p.
Cadre stratégique de Lutte Contre la Pauvreté **(C.S.L.P)** –Document final, Bamako, Mai 2002
Collectif (2009). *Annuaire statistique 2009, Région de Kidal* Page 30.
Dictionnaire Encarta 2003.
DNSP (Cellule de Planification Sanitaire), **1993,** *Rapport des journées de réflexion sur les stratégies sanitaires adaptées aux populations semi-sédentaires et nomades,* Tombouctou 9-12 juin 1993, Ministère de la Santé de la Solidarité et des Personnes Agées, 67 p. (et Annexes, 85 p.).
2005 *Politique et normes des services de santé de la reproduction,* Ministère de la Santé, Bamako, 108 p.
Direction Nationale de la Santé (DNS) **2005**, *Guide pour la mise en œuvre de la gratuité de la césarienne,* Bamako, 18 p.

D.R.P.S.K, 2004, « *Annuaire Statistique Région de Kidal* », 57 p.
Direction National de la Santé : *Entrevue de certains acteurs de la DNS sur le monitoring de la gratuité de la césarienne au Mali,* 2011, 4 p.
Direction Régionale de la Santé Kidal (DRSK) 2005, *Annuaire Statistique Système Local d'Information Sanitaire (SLIS),* Région de Kidal 136 p.
Direction Régionale de la Santé Kidal (DRSK) 2010, *Annuaire Statistique Système Local d'Information Sanitaire (SLIS),* Région de Kidal, 93 p.
Brunet-Jailly J., 1992, « *Santé : une occasion manquée ? Le Mali et l'Initiative de Bamako* », Afrique Contemporaine, n° 162, pp. 3-18.
2000, « *La politique publique en matière de santé dans les faits en Afrique de l'Ouest francophone* », in Gruénais et Pourtier (eds) la santé en Afrique. Anciens et nouveaux défis, La documentation française, numéro spécial, n° 195, pp. 191-203.
Cadre Stratégique de Lutte contre la Pauvreté, 2002, CSLP Rapport Final
Caratini S. (2000). *Les non-dits de l'anthropologie.* Paris. PUF.
Casajus D., 1987, *La tente dans la solitude, La société et les morts chez les Touaregs Kel-Ferwan,* Paris, Editions de la Maison des Sciences de l'Homme, 383 p.
Capot-R., 1942, « *Le nomadisme pastoral dans le Sahara français* », *Travaux de l'Institut de Recherches Sahariennes,* tome I, pp. 63-86.
Certeau (de) M., 1974, *La culture au pluriel,* Paris, Christian, Bourgeois.
Cortier, Lt. M., 1908 a, *D'une rive à l'autre du Sahara,* Paris, Larose, 416 p.
1908 b, « *L'Adrar des Iforas* », *la Géographie* XVII, Paris, Larose, pp. 265-280.
Clauzel J. 1962a, « *Les hiérarchies sociales en pays touareg* », *Travaux de l'Institut de Recherches Sahariennes,* tome XXI (1), pp. 120-162.
1962b, « *Evolution de la vie économique et des structures sociales du pays nomade au nord du Soudan (Mali), De la conquête française à l'autonomie interne* », *Tiers-Monde,* n° 9-10, janvier-juin, pp. 283-311.
Claudot H., 1984, « *Femme idéale et femme sociale chez les Touaregs de l'Ahaggar* », *Production pastorale et société,* n° 14, pp. 93-105.
Claudot-Hawad H., 1993, *Les Touaregs. Portrait en fragments,* Aix-en-Provence, Edisud, 213 p.
2002, *Touaregs, Apprivoiser le désert,* Gallimard, 143 p.
Coppo P., Keita A. (dir.), 1990, *Médecine traditionnelle, acteurs itinéraires thérapeutiques,* Trieste Italie, Edizioni / Editions e, 322 p.
Crossroads International-Carrefour International, www.cintl.org.
De Brouwere V. et Van Leberghe W., 1998, *Les besoins obstétricaux non couverts,* Paris, L'Harmattan.
DNSI, 2001, *Recensement de la Population et de l'Habitat.*
2002 *Enquête Démographique et de Santé (EDSM-III),* Bamako, Ministère de la Santé, de la Solidarité et des Personnes Agées, 450 p.

2006, *Enquête démographique et de santé (EDSM-IV Mali)* Bamako, Ministère de la Santé, de la Solidarité et des Personnes Agées, *(Rapport préliminaire)*, 44 p.

DRPSK (Direction Régionale du Plan et de la Statistique Kidal), 2004, *Annuaire statistique 2002*, de la région de Kidal, 57 p.

Duveyrier H. 1864, *Les Touaregs du Nord. Exploration du Sahara,* Paris. Challamel, 428 p.

Edgard-Marius, Michel M, Michèle W-D, Moussiliou P, Bruno D (2004) : Accès aux soins de santé au Bénin : indigence et réseaux d'aide communautaire, Institut régional de santé publique, Ouidah, Bénin, École de santé publique, Université libre de Bruxelles, Belgique Cahiers Santé 14 : 217-21

Fassin D., 1987, « *Pauvreté, urbanisation et santé. Les inégalités d'accès aux soins dans la banlieue de Dakar* », *Psychopathologie Africaine,* 21, 2 : 155-176.

1990, « *Maladie et médecines* » in, Fassin et Jaffré (éd.), *Société et développement et santé,* Paris, Ellipses/AUPELF, pp. 38-49.

1991, *Pouvoir et maladie en Afrique,* Paris, PUF, 368 p.

2000, « *La production de la santé reproductive* » in Fassin D., *Les enjeux politiques da la santé. Etudes Sénégalaises, Equatoriennes et Françaises,* Paris, Karthala, pp.161-174.

Foley H., 1930, « *Mœurs et médecine des Touaregs de l'Ahaggar* », in Archives de *l'Institut Pasteur d'Algérie,* 8 (2), pp. 168-281.

Foucauld Charles de, 1926, Au Sahara pendant la guerre européenne, Vermale, P, Ed.1926 – La Rose.

Foucauld Charles de, 1951 Dictionnaire abrégé Touareg-français, dialecte de l'Ahaggar, Edition Imprimerie nationale de France.

1952, Les activités sahariennes du Père de Foucauld, Edition Imprimerie nationale de France.

Gast M., 1968, *Alimentation des populations de l'Ahaggar : étude Ethnographique,* Arts et Métiers Graphiques (AMG), Paris, Mémoires du CRAP n° VIII, 458 p.

2004, *Tikatoûtîn. Un instituteur chez les Touaregs. Itinéraire d'un apprenti ethnologue.* Seyssinet (FR), Edition de la boussole, 201 p.

Gautier E., F., 1928 *Le Sahara,* Paris, Payot, rééd. 1946, 232 p.

1946, *Le Sahara.* Paris, Editions Payot.

Gullemin, M. & Gillam, L. (2004). *Ethics, reflexivity and « ethically important moments ».* Research. Qualitative Inquiry, 10 (2), 261-280.

Harrisson, D. (2000). L'éthique et la recherché sociale.) Dans T. Karsenti & L. Savoie-Zajc (Dirs), *Introduction à la recherche en éducation* (p. 33-56). Sherbrooke : CRP.

HCR, 2012, Rapport d'Evaluation.

Hausmann M., S, Mushi AK, Muela Ribera J. (2000) The paradox of the cost and affordability of traditional and government health services in Tanzania. Health Policy and Planning, 15: 296-302.

Humann J., 1933, « *Notes sur les pratiques médicales de Kel-Ahaggar* », *Archives de l'Institut Pasteur d'Algérie,* 3, pp. 465-512.

Hureiki, J. « *Enjeux sanitaire en milieu touareg et mercantilisme occidental* », in Bourgeot (dir.) « *Horizons nomades en Afrique sahélienne* », éditions Karthala 1999, pp. 184-199

2000, « *Les médecines traditionnelles touarègues* », éditions Karthala, 188 p.

Jaffré Y., 1990 « *Education et Santé* » in, Fassin et Jaffré (éd.), *Société Développement et Santé,* Paris, Ellipses/AUPELF, pp. 50-66.

1990, « *Comprendre. Les mots du malade* » in, Fassin et Jaffré (éd.), *Société, Développement et Santé,* Paris, Ellipses/AUPELF, pp. 126-133.

1991, « *Anthropologie et éducation pour la santé* » Cahiers Santé, 1, pp. 406-414.

1996, « *Dissonance entre les représentations sociales et médicales de la mal nutrition au Niger* », *Sciences Sociales et Santé,* vol. 14, n°1.

1996, « *Les traits discrets de la santé et de la prise en charge du malade dans un village du Mali* », *Prévenir,* 30, pp. 115-121.

1999, « *Les services de santé pour de 'vrai'. Politiques sanitaires et interactions quotidiennes dans quelques centres de santé (Bamako, Dakar, Niamey)* », Bulleti*n de l'APAD,* 17, pp. 3-17.

Jaffré Y. et Olivier de Sardan J.-P., 2003, (sous la Dir.) *Une Médecine inhospitalière. Les difficiles relations entre soignants et soignés dans cinq capitales d'Afrique de l'Ouest,* Paris, Karthala, 462 p.

2003, « *Un diagnostic socio-anthropologique : des centres de santé malades…* », *in Une médecine inhospitalière,* Y. Jaffré et J.-P. Olivier de Sardan (dir.), Paris, Karthala, pp. 51-102.

Jaffré Y. et Prual A., 1993, « *Le corps des sages femmes, entre identités professionnelle et sociale* ». *Sciences Sociales et Santé* 11 (2), pp. 63-80.

Jaffré Y. et Olivier de Sardan J.-P., 2003, (sous la Dir.) *Une Médecine inhospitalière. Les difficiles relations entre soignants et soignés dans cinq capitales d'Afrique de l'Ouest,* Paris, Karthala, 462 p.

Jahn A. et De Brouwere V. 2001, « *La référence pendant la grossesse et l'accouchement : concepts et stratégies* », in *Réduire les risques de la mortalité : Stratégies et évidence Scientifique,* De Brouwere V et Van Leberghe W (éds), Belgium, ITGS, pp. 239-257.

Janzen, J., (ed. angl. 1987) 1995, *La quête de la thérapie au Bas-Zaïre,* Paris, Karthala, 287p.

J. A. 2006, n°2370 du 11 au 17 juin.
J. A. 2003, *L'Intelligent,* n° 2209 du 11 au 17.
Journal, *L'Indépendant,* n° 4009 du vendredi 10 juin 2016.
J. Nicolaisen E. Bernus, 1982, *Structures Politiques et Sociales des Touaregs de l'Aïr et de l'Ahaggar Etudes nigériennes n°7.* Nouvelle éd – IRSH Niamey.
Kaspar Wyss et Jakob Zinsstag (sous la dir.), 2000 : « *Réflexions pour une meilleure prise en charge de la santé en milieu nomade au Tchad* », Institut Tropical Suisse, Sempervira n° 8, 114 p.
Kosciulek JF. 1999. The consumer-directed theory of empowerment. Rehabilitation Counseling Bulletin 42(3):196-214.
Kosciulek JF. 2005. Structural equation model of the consumer-directed theory of empowerment in a vocational rehabilitation context. Rehabilitation Counseling Bulletin 49(1):40-49.
Kosciulek JF, Merz MA. 2001. Structural analysis of the consumer-directed theory of empowerment. Rehabilitation Counseling Bulletin 44(4):209-216.
Legault, Gorges A. (1994), « *Les disciplines qui étudient l'éthique* », dans *Questions fondamentales en éthique.* Sherbrooke, service à l'édition et à la recherche, Université de Sherbrooke, pp.23-44.
Le Breton David, 2002, *La sociologie du corps.* Que Sais-je ? Paris, PUF, 127 p.
Le Saint Coran, 2003, *Chapitre 'Amma, Edition Tawhid,* Lyon, 185 p.
Léon l'Africain J., 1956, *Description de l'Afrique,* Paris, Maisonneuve, 630 p.
Malherbe J-F (2001). *Déjouer l'interdit de penser. Essais d'éthique critique.* Québec : Fides.
Malherbe J-F (2000). *Le nomade » polyglotte.* Montréal : Bellarmin.
Malherbe (1997). *La conscience en liberté. Apprentissage de l'éthique et création de consensus.* Québec. Fides.
Marty M., 1984, *Soins de santé primaires et mouvement coopératif, Gao – Mali,* diplôme des Hautes Etudes des Pratiques Sociales, Université de Lyon II, 255 p.
Moussa A. H., 2002, *Micro-Analyse des interactions autour des consultations de planification familiale dans les centres de soins à Niamey,* Mémoire de DEA, EHESS, Marseille, 123 p.
Mauss M., 1950, *Sociologie et anthropologie,* 1ère Edition, Paris, PUF, 452 p.
Médecins Sans Frontière « *Améliorer l'accès aux traitements efficaces contre le paludisme au Mali- Expérience positive de réductions de la barrière financière pour les patients dans le cercle de Kangaba* ». Résumé du rapport, Médecins Sans Frontières, Bamako, 2008, 4 p.
Moulaye H. Tall : « *La protection Sociale au Mali, Friedrich-Ebert-Stiftung (FES), Bamako,* **2013**, 54 p.
M. Crozier Erhard Friedberg 1997, « *L'acteur et le système. Les contraintes de l'action collective* », éditions du Seuil, 500 p.

Nassirou B. A., Giorgio B., Yaouaga F. K., Olivier de Sardan J.-P., Mahamane T. A., Jacob J.-P. 2006, *Projet expérimental de recherche-action : Etat local, gouvernance quotidienne et réformes du service public dans quatre pays africains (Bénin, Burkina Faso, Mali, Niger),* LASDEL, 38 p.
Nitièma, A. Ridde, V., & Girard, J. E (2005). L'efficacité des politiques publiques de santé dans un pays de l'Afrique de l'Ouest : le cas du Burkina Faso. *International Political Science Review,* 24 (2) 237-256.
MDSSPA, 2003, *Rapport National sur le développement humain durable au Mali,* (ODHD) **Décentralisation et Réduction de la pauvreté,** Bamako, 66 p.
PRODESS II 2005-2009, *composante Développement social* pp. 27-66.
O.M.S, 2006, *Directives pour le traitement du paludisme,* page 34.
1978, « *Les soins de santé primaires* », Rapport de la Conférence internationale sur les soins de santé primaires. Alma Ata (URSS), 6-12 septembre, p. 6.
OMS-Afrique, Harare, 2001, « *L'Initiative pour une Maternité sans Risque* ».
Ouattara B. 2007, *Prise en charge des cas de neuropaludisme chez les enfants de 0 à 15 ans à l'Hôpital Nianankoro Fomba de Ségou,* Doctorat en Médecine, Bamako, 99 p.
Ouattara F., 2000, « *Interactions entre populations et personnels de santé lors des consultations prénatales dans une maternité rurale (Burkina Faso)* », SHADYC, EHESS, Marseille, Bulletin n°1, pp. 111-124
2004, « *Une étrange familiarité. Les exigences de l'anthropologie « chez soi »*, *in Cahiers d'Etudes Africaines,* XLIV (3), 175, pp. 635-657.
Plan De Développement Economique Social et Culturel (PDSEC) 2016-2020 de La Commune Rurale de Kalaban-Coro, 2016.
Pisani, Lelia, Diaouré, Ramata, Walet Oumar, Fadimata, 1989, « *Grossesse et accouchement dans le Cercle de Bandiagara.* », in Coppo et Keita (eds), Edizioni / Editions, Trieste Italie pp. 107-141.
PRB 1997, *Améliorer la santé en matière de reproduction dans les pays en développement,* Washington, National Academy Press.
Primature, 2003, *Politique Nationale de Population Révision 1,* Ministère Délégué Auprès du Premier Ministre Chargé du Plan, Bamako, 70 p.
Prual A., 1999, «Grossesse et accouchement en Afrique de l'Ouest. Une maternité à haut risque», *Santé Publique,* vol. 11, n° 2, pp.155-165.
Randall, Sara C., 1993, « Le sang est plus chaud que l'eau : utilisation populaire du chaud et du froid dans la cure en médecine tamashèque », in Se soigner au Mali ;
Rochegude A., 1989, « *Gens du sable* », Paris, Nathan, 46 p.
Salamon Anne-Marie, 1990, « Le suivi médical et socio-économique d'une population nomade sinistrée et déplacée dans le Gourma malien ». Thèse de médecine, université d'Angers, 224 p.

Schoemaker-M. Camille, K. Kadidiatou, Somé P-A et Ridde V. (2010) : « Les Critères d'Indigence dans les Centres Hospitaliers Régions du Burkina Faso », Rapport de recherche, Burkina Faso, septembre 2010, 51 p.
Ridde V. 2010, « Les communautés améliorent la prise en charge des indigents » Note d'Information Recherche-Action, octobre, 4 p.
Site Internet
Kidal. Info: http://www.kidal.info/index.php
siteresources.worldbank.org/.../Resources/.../BamakoInitiativeReview.pdf de *V Ridde -2004. Depechesdumali.com/.../469-18eme-mois-de-la-solidarite-a-l-unisson-po...*
SHADYC, EHESS, 2000, *Anthropologie de la Santé en Afrique,* Marseille, Bulletin n°1, 185 p.
SEN Amartya, 1970, « The impossibility of a paretian liberal », *Journal of Political Economy,* n° 72.
1979a, « Equality of what ? », *The Tanner Lectures on Human Value,* Salt Lake City, University of Utah Press, p. 195-220.
1979b, « Utilitarianism and welfarism », *The Journal of Philosophy,* vol. 76, n° 9, p. 463-489.
1982, « Rights and agency », *Philosophy and Public Affairs,* n° 11, printemps, p. 113-132.
1983, « Liberty and Social Choice », *Journal of Philosophy,* n° 80, janvier, p. 5-28.
1984, « Well-being, agency and freedom : the dewey lecture 1984 », *Journal of Philosophy,* n° 82, avril, p. 169-221.
1985, *Commodities and Capabilities,* Oxford, Elsevier Science Publishers.
1992, *Inequality Re-examined,* Oxford, Clarendon Press.
1993, « Positional objectivity », *Philosophy and Public Affairs,* n° 22 (2), p. 83-135, reproduit et traduit dans Sen, 2005, *Rationalité et liberté en économie,* Paris, Odile Jacob.
1999, *Development as Freedom,* Oxford, Oxford University Press.
2002, *Éthique et économies et autres essais,* trad. S. Marna t, Paris, PUF (Quadrige).
2003, *L'économie est une science morale,* Paris, La Découverte.
Soumaïla I., 2003, *Synthèse des actions de Développement dans la Région de Kidal.* Programme d'Appui à la Coordination des Actions de Développement-Antenne de Kidal, 70p.
Simonsson L., 2005, Profil de vulnérabilité du Mali, Stokholm Environment Institute (SEI), 43 p.
S.Martineau, https://www.google.fr/?gws_rd=ssl#q=St%C3%A9phane+Mar-

tineau+l%27%C3%A9thique+en+recherche+qualitative, *consulté le 15 septembre 2016.*

Strauss A., 1992, *Miroirs et masques. Une introduction à l'interactionnisme.* Paris, Métailié.

UNESCO 2008 : COURS DE BASE DE BIOETHIQUE, SECTION 1 : SYLLABUS, PROGRAMME D'EDUCATION EN ETHIQUE, Secteur des sciences sociales et humaines.

Design & Production Julia Cheftel, SHS/EST/EEP/2008/PI/1, © UNESCO 2008, Version 1.0

UNICEF, 1997, *Analyse de la situation des enfants et des femmes au Mali,* Genève, UNICEF, 218 p.

1999, *L'Initiative de Bamako, plus de 10 ans après : 1987-1999,* Bamako, Ministère de la Santé, de la Solidarité et des Personnes Agées / UNICEF.

Valéry R., 2004, L'Initiative de Bamako, un agenda inachevé. *siteresources.worldbank.org/.../Resources/.../BamakoInitiativeReview.pdf*

Van Der Maren, J-M. (1999). *La recherche appliquée en pédagogie. Des modèles pour l'enseignement.* Bruxelles : De Boeck.

Vautier M., Secchi J. 2005, *Femme Touarègue,* Paris, L'Harmattan, 128 p.

Walet Faqqi F., 1993, Isefran : *soins et maladies en milieu Touareg.* CRMT/PSMTM Bandiagara, Mali, 62 p.

Wehmeyer ML, Cho H. 2010. L'autonomisation. In: JH Stone, M Blouin, editors. International Encyclopedia of Rehabilitation. Available online : *(cirrie.buffalo.edu/encyclopedia/fr/article/20/ consulté le 25 janvier 2017).*

ANNEXE DES PLANCHES PHOTOS

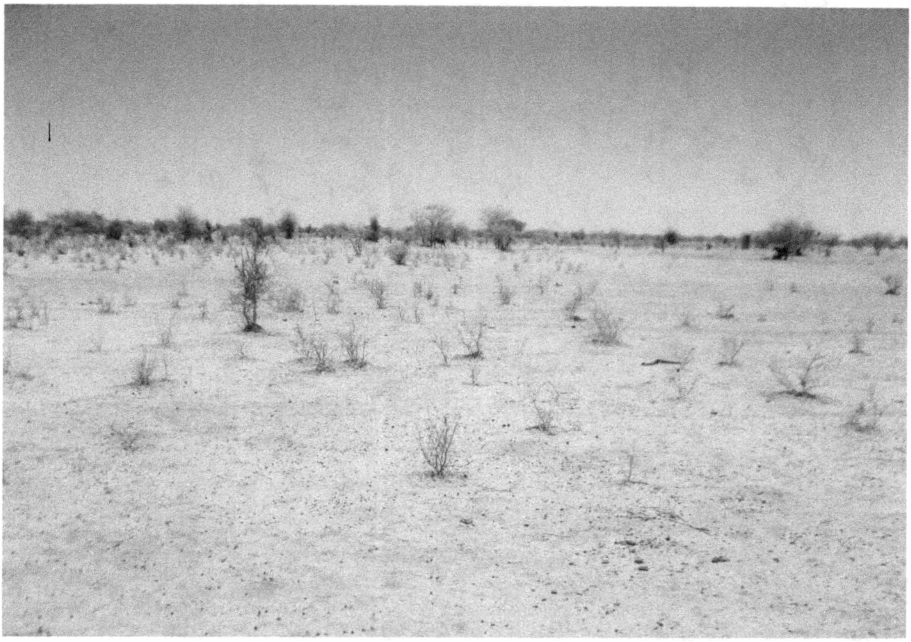

Figure 2 : Paysage de Brousse-secteur Etambar en saison sèche (Photo-Ag Erless 2016)

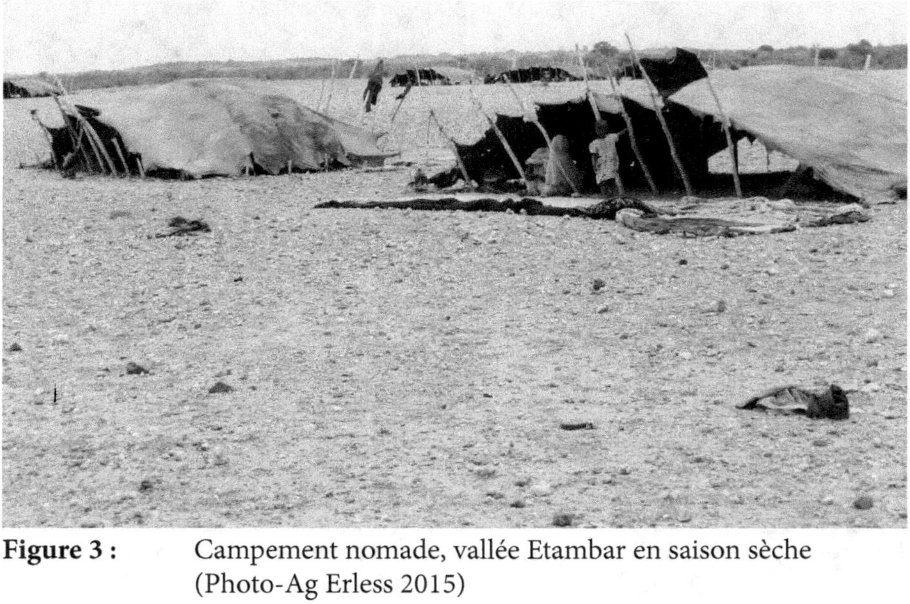

Figure 3 : Campement nomade, vallée Etambar en saison sèche (Photo-Ag Erless 2015)

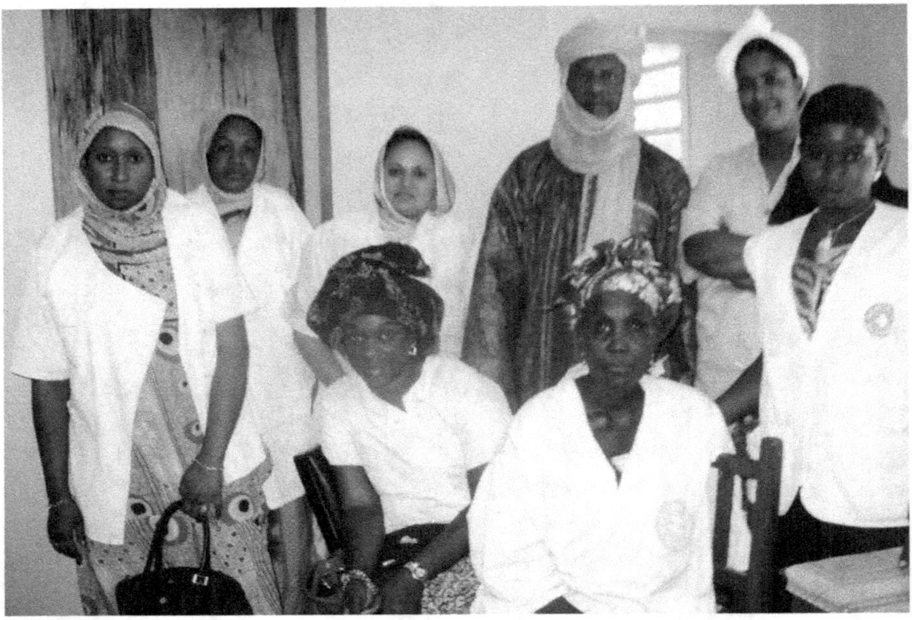

Figure 4 : Personnel soignant de la maternité CSRéf Kidal (Photo-Ag Erless 2015)

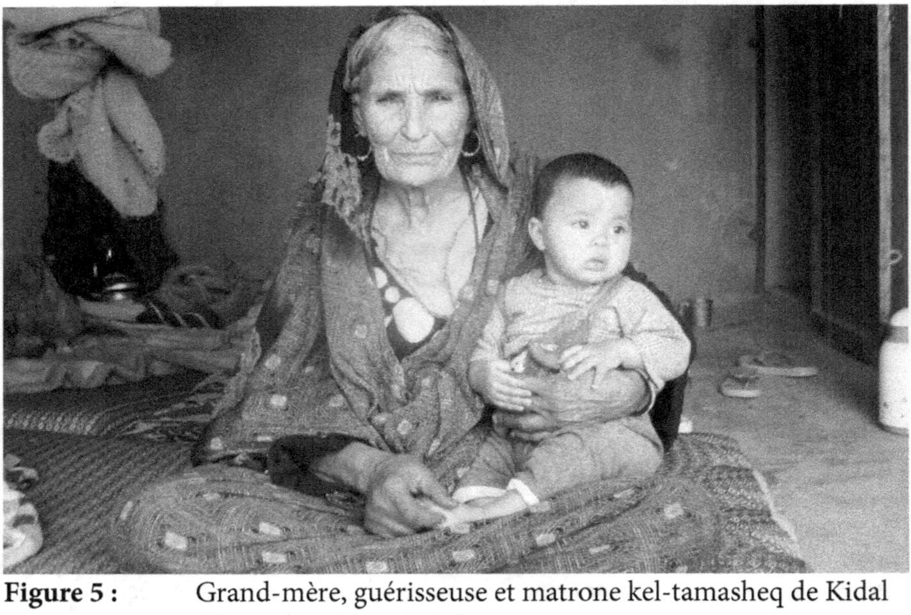

Figure 5 : Grand-mère, guérisseuse et matrone kel-tamasheq de Kidal (Photo-Ag Erless 2016)

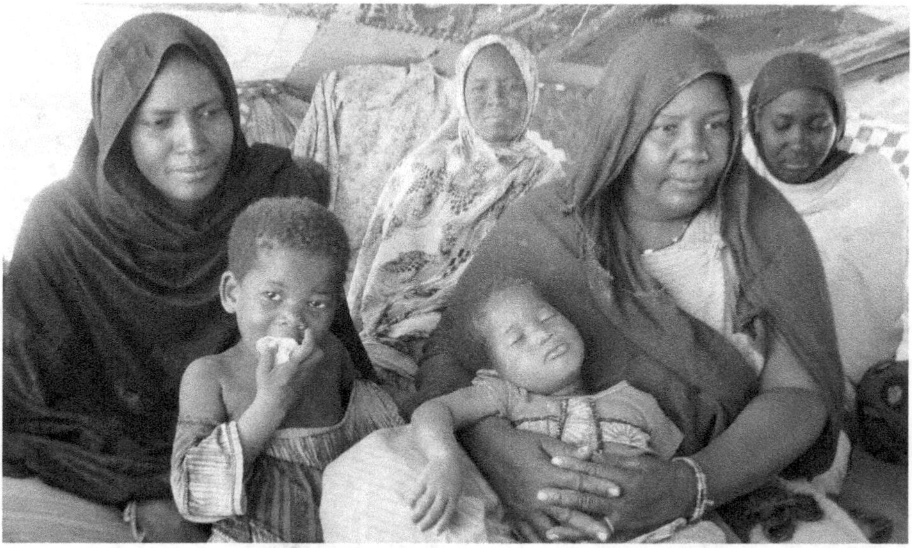

Figure 6 : Entretien avec les femmes dans la vallée d'Alkit (Kidal) sur les soins de santé traditionnelle et la fréquentation des centres de santé (Photo-Ag Erless 2016)

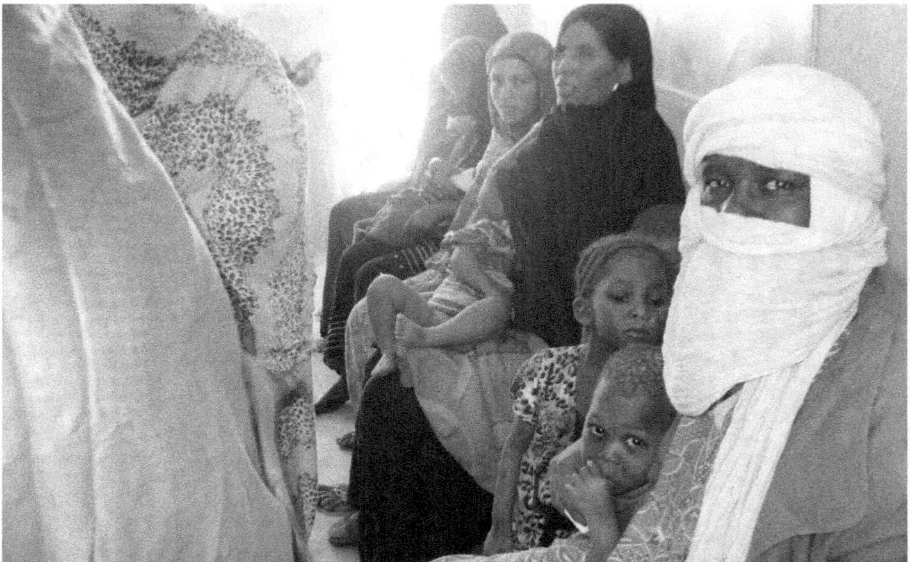

Figure 7 : Patients en attente d'une consultation médicale dans le CSCOM à ANEFIF (Photo-Ag Erless 2016)

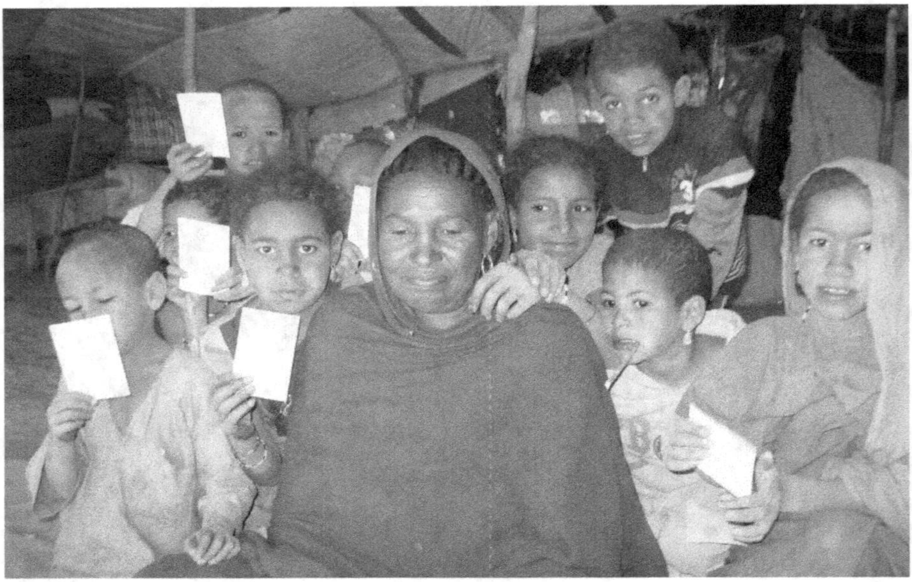

Figure 8 : Groupe d'enfants qui venaient d'être vaccinés dans un campement nomade dans la commune rurale d'Anefif (Photo-Ag Erless 2016)

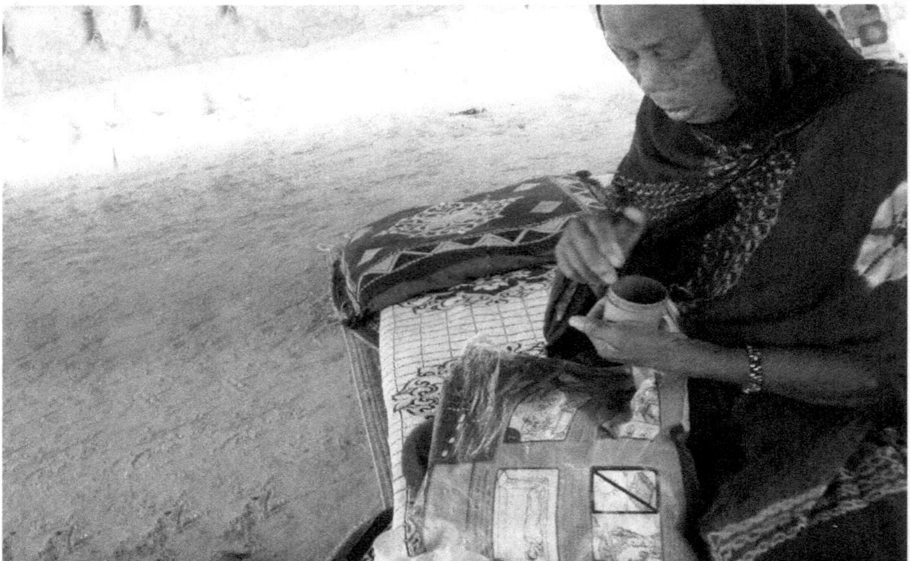

Figure 9 : Guérisseuse kel-tamasheq de Gao fabriquant des médicaments traditionnels (Photo-Ag Erless 2016)

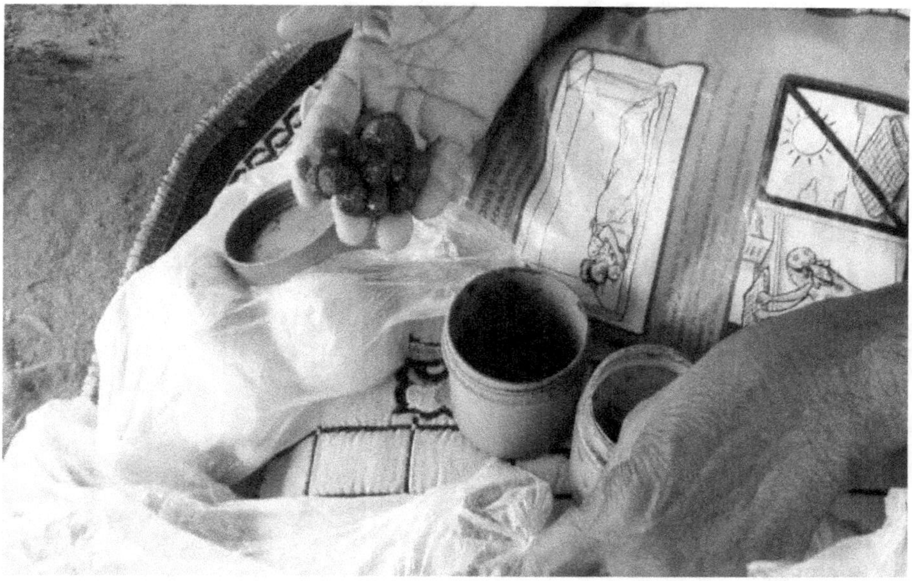

Figure 10 : Guérisseuse kel-tamasheq de Gao fabriquant des médicaments traditionnels en boules (Photo-Ag Erless 2016)

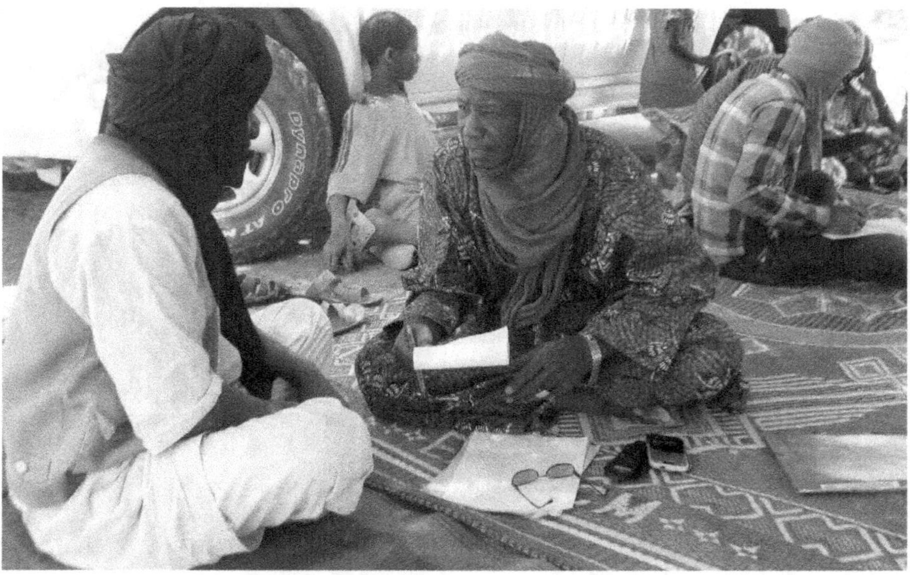

Figure 11 : Scène de sensibilisation des nomades du secteur d'Anefif sur l'importance de la vaccination et la fréquentation des centres de santé (Photo-Ag Erless 2016)

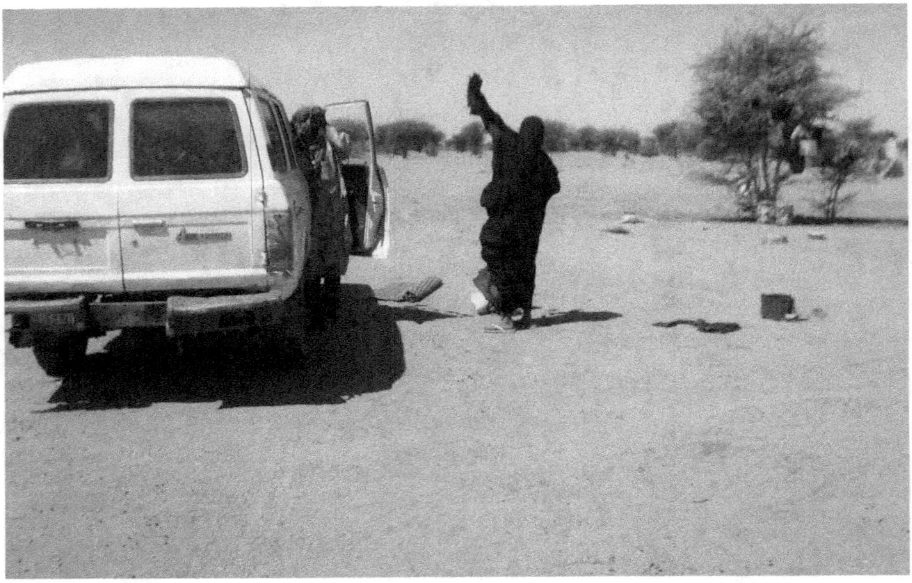

Figure 12 : Equipe mobile de vaccination dans le secteur d'Anefif (Photo-Ag Erless 2016)

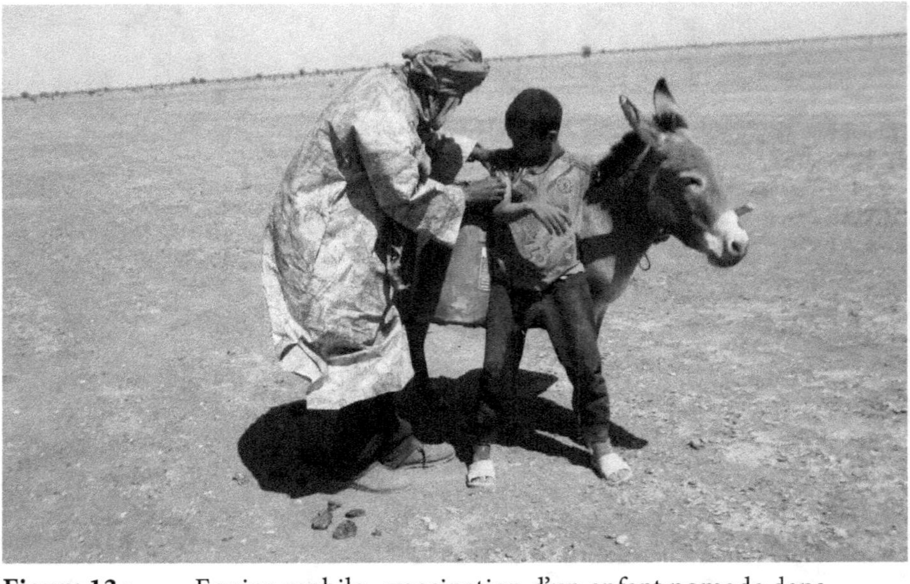

Figure 13 : Equipe mobile - vaccination d'un enfant nomade dans la vallée d'Anefif (Photo-Ag Erless 2016)

Structures éditoriales du groupe L'Harmattan

L'Harmattan Italie
Via degli Artisti, 15
10124 Torino
harmattan.italia@gmail.com

L'Harmattan Hongrie
Kossuth l. u. 14-16.
1053 Budapest
harmattan@harmattan.hu

L'Harmattan Sénégal
10 VDN en face Mermoz
BP 45034 Dakar-Fann
senharmattan@gmail.com

L'Harmattan Cameroun
TSINGA/FECAFOOT
BP 11486 Yaoundé
inkoukam@gmail.com

L'Harmattan Burkina Faso
Achille Somé – tengnule@hotmail.fr

L'Harmattan Guinée
Almamya, rue KA 028 OKB Agency
BP 3470 Conakry
harmattanguinee@yahoo.fr

L'Harmattan RDC
185, avenue Nyangwe
Commune de Lingwala – Kinshasa
matangilamusadila@yahoo.fr

L'Harmattan Congo
67, boulevard Denis-Sassou-N'Guesso
BP 2874 Brazzaville
harmattan.congo@yahoo.fr

L'Harmattan Mali
Sirakoro-Meguetana V31
Bamako
syllaka@yahoo.fr

L'Harmattan Togo
Djidjole – Lomé
Maison Amela
face EPP BATOME
ddamela@aol.com

L'Harmattan Côte d'Ivoire
Résidence Karl – Cité des Arts
Abidjan-Cocody
03 BP 1588 Abidjan
espace_harmattan.ci@hotmail.fr

L'Harmattan Algérie
22, rue Moulay-Mohamed
31000 Oran
info2@harmattan-algerie.com

L'Harmattan Maroc
5, rue Ferrane-Kouicha, Talaâ-Elkbira
Chrableyine, Fès-Médine
30000 Fès
harmattan.maroc@gmail.com

Nos librairies en France

Librairie internationale
16, rue des Écoles – 75005 Paris
librairie.internationale@harmattan.fr
01 40 46 79 11
www.librairieharmattan.com

Lib. sciences humaines & histoire
21, rue des Écoles – 75005 paris
librairie.sh@harmattan.fr
01 46 34 13 71
www.librairieharmattansh.com

Librairie l'Espace Harmattan
21 bis, rue des Écoles – 75005 paris
librairie.espace@harmattan.fr
01 43 29 49 42

Lib. Méditerranée & Moyen-Orient
7, rue des Carmes – 75005 Paris
librairie.mediterranee@harmattan.fr
01 43 29 71 15

Librairie Le Lucernaire
53, rue Notre-Dame-des-Champs – 75006 Paris
librairie@lucernaire.fr
01 42 22 67 13

www.ingramcontent.com/pod-product-compliance
Lightning Source LLC
LaVergne TN
LVHW011031061026
849535LV00006B/2062
* 9 7 8 2 3 4 3 1 8 4 8 7 6 *